Sou Professor Universitário;
e AGORA?

Sou Professor Universitário; e AGORA?

Miguel Carlos Madeira

Sarvier, 1ª edição, 2008
Sarvier, 2ª edição, 2010

Produção Gráfica/Capa
CLR Balieiro Editores Ltda.

Impressão/Acabamento
Bartira Gráfica e Editora

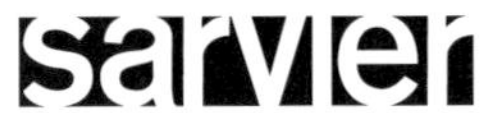

Sarvier Editora de Livros Médicos Ltda.
Rua dos Chanés 320 – Indianópolis
04087-031 – São Paulo – Brasil
Telefax (11) 5093-6966
sarvier@uol.com.br
www.sarvier.com.br

Dados Internacionais de Catalogação na Publicação (CIP)
(Câmara Brasileira do Livro, SP, Brasil)

Madeira, Miguel Carlos
Sou professor universitário; e agora?. --
2. ed. -- São Paulo : SARVIER, 2010.

Bibliografia
ISBN 978-85-7378-213-4

1. Educação - Finalidades e objetivos
2. Educação como profissão 3. Pedagogia 4. Pesquisa educacional 5. Prática de ensino 6. Professores – Formação profissional I. Título.

10-09396 CDD-371.1

Índices para catálogo sistemático:

1. Atividade docente : Ciências pedagógicas : Educação 371.1
2. Professores : Prática docente : Ciências pedagógicas : Educação 371.1
3. Trabalho docente : Ciências pedagógicas : Educação 371.1

Sou Professor Universitário; e AGORA?

MIGUEL CARLOS MADEIRA

Professor Livre-Docente e Professor Titular (Aposentado)
da UNESP – Campus de Araçatuba.
Ex-Professor de Anatomia e de Didática Aplicada ao Ensino
Superior de Cursos de Pós-Graduação da UNESP
(Faculdades de Odontologia dos Campi de Araçatuba e de São José
dos Campos e Instituto de Biociências do Campus de Botucatu).
Professor de Anatomia das Faculdades de Educação Física e
Nutrição – UNITOLEDO (Araçatuba) e de Fisioterapia e
Enfermagem – UNISALESIANO (Lins).

2ª edição

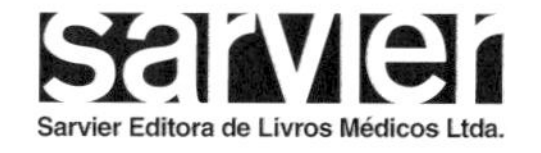

Apresentação da 2ª edição

Na Introdução (1ª edição), argumentei que professores de larga experiência têm a obrigação de se dirigir aos mais novos para expor suas ideias e experiências bem-sucedidas. Não devem se omitir, aguardando que apenas os especialistas em Educação possam nos destinar conceitos e preceitos. É o meu caso. Imagino que os originalmente não pedagogos como Dewey, filósofo, e Piaget, biólogo, tenham também pensado de forma equivalente.

Surgiu assim este livro, que parece ter sido bem aceito pelo público em geral. Esse público não é apenas docente e pós-graduando, mas inclui o profissional não professor e o estudante de graduação, que se tem interesse por alguns capítulos como "Motivação, Relações interpessoais... O porquê de ser bom... Universo cultural... Indisciplina... Capítulos dirigidos aos estudantes" e outros.

Esgotada a 1ª edição, **reformei os antigos capítulos e introduzi novos.**

O **Índice inteligente** (**comentado**) ficou mais inteligente porque resume o conteúdo de cada uma das três partes e exprime o que é novo nesta 2ª edição.

O primeiro novo capítulo esclarece porque **a aula** não pode ser "**feia, triste e desanimada**" e foi colocado de propósito logo depois do Capítulo 8, "Aulas boas, aulas más", na primeira parte do livro.

A segunda parte não foi contemplada com nenhum capítulo novo, mas a terceira parte ganhou sete, começando pela abordagem do tema "**indisciplina**", aqui encarada como um desafio à capacidade do professor de lidar com ela.

Três outros novos capítulos referem-se à "**avaliação do professor**". Um deles trata do **conceito do professor** (**em geral**) que vige no país e serve de introito aos outros dois, que se baseiam nas **respostas dadas em uma enquete**, as quais visam conhecer as características do professor universitário. O último desses capítulos cuida de uma característica especial, que é a **criatividade**, também entendida no texto como **inovação.**

A seguir, inseri "**o ensino universitário do futuro**", que revela a antevisão de alguns especialistas e a minha própria.

Com a adição de outros dois textos, que agora enfeixam o livro, organizei "**57 perguntas que incomodam**", ao mesmo tempo incômodas e instigadoras, que resumem, de certa forma, as várias abordagens contidas nesta obra e fiz uma "**brincadeira com palavras**", na tentativa de resumir as medidas a serem tomadas pelo professor iniciante (ou não iniciante) para dar rumo certo a seu ensino.

Miguel Carlos Madeira

mcmadeir@terra.com.br

madeira@anatomiafacial.com

Introdução

Não possuo educação pedagógica formal. Não sou pedagogo, o especialista em Educação, nem mesmo professor formado. Mas, como exerço o magistério, talvez possa até ser processado por exercício ilegal da profissão!

Todavia, na minha concepção, a Pedagogia não deve ser exclusiva de alguns diplomados. Ela é patrimônio de todos e todos podem dela se servir, em benefício da educação em geral. Não fosse assim, o campo de ação de cada pessoa ficaria limitado à sua especialidade, com a impossibilidade de se embrenhar em outras áreas. Ninguém se arriscaria a ampliar seu espaço de atuação. Haveria um limite intransponível entre as atividades inerentes à atuação do indivíduo, conforme sua formação específica, e o restante da ciência e da cultura.

A propósito, Villa-Lobos não tinha diploma de música, nem Assis Chateaubriand e Roberto Marinho eram jornalistas formados.

"Na verdade, o campo da educação não tem fronteiras bem definidas e, além disso, é muito diversificado" (PATRÍCIO, 2005).

Ao me aventurar pelos domínios da Pedagogia, apresento como bagagem uma vasta experiência, acumulada em 48 anos de cotidiano escolar. Este trunfo me proporciona, folgadamente, autoridade para refletir e escrever sobre Educação.

Entretanto, somente as observações do dia a dia universitário não me conferem o crédito necessário para realizar incursões dessa natureza. A essa experiência foi acrescentado um embasamento teórico adquirido por meio da leitura, da adesão a grupos de estudo liderados por especialistas em Educação, de atividades em várias comissões de ensino, de seminários, oficinas e de trocas de experiências em encontros projetados para que elas se dessem.

Mas, mesmo essa implicação teórica seria insuficiente para outorgar autoridade ao professor que deseja expor resultados de suas experiências. É preciso que estas sejam legítimas e significativas. E é preciso também que a sala de aula não seja apenas um local de exposição de conteúdos, mas a extensão da própria vida do professor, onde ele vive sua crença, seus princípios e valores. O exercício dessa relação coerente professor-cidadão alarga as possibilidades de tratar questões relacionadas com o nosso mundo e resulta na prática de uma docência mais expressiva e, consequentemente, uma educação mais completa.

Feitas estas ressalvas, fico mais à vontade para escrever sobre assuntos da profissão de professor que adotei, sem medo de entrar em seara alheia. O conteúdo a seguir é produto das ponderações que tenho feito sobre o ensino em geral e sobre meu trabalho docente, em particular. O intento é relatar um pouco das minhas ideias e experiências bem-sucedidas, socializando-as desta forma.

Ao abordar assuntos pedagógicos, que não são a minha especialidade, meu estilo de redação passa longe da linguagem do pedagogo. Dá a impressão que escrevo de maneira bastarda. Meu palavreado simples foi forjado no meio anatômico, já que Anatomia é a minha especialidade e a minha primeira linha de trabalho.

Com esta origem na área da saúde, meu olhar vasculha a literatura pedagógica, talvez com outro alcance. Esta percepção me fez julgar que esteja faltando uma publicação em linguagem direta e objetiva para os professores iniciantes da área da saúde e de outras áreas do conhecimento, que não a Pedagogia. Uma espécie de "manual de sobrevivência", como diz Mara De Sordi. Esta lacuna na literatura especializada, aliada à minha intenção de compartilhar conhecimentos, é a primeira razão para a produção de escritos sobre esse tema e sua edição. Desejo atingir, com minha pena, profissionais professores no primeiro ciclo de sua vida profissional que, segundo Huberman, inclui a fase de sobrevivência. Talvez o texto possa servir também aos veteranos.

Índice (comentado)

Primeira parte: na antessala de aula

(O primeiro alvo desta parte do livro é o professor em início de carreira e o aluno de pós-graduação. O segundo alvo é o professor mais experiente. O terceiro é o aluno de graduação, e também o profissional de outras áreas não docentes que, ao ler, deve fazer um exercício de abstração para aplicar cada texto à sua função profissional. Por exemplo, lerá o Capítulo 3 como se fosse "O porquê de ser bom profissional" e no Capítulo 8 trocará a palavra "aula" por atividade, desempenho profissional, seja qual for sua profissão).

Terceira parte: complemento (inclui mensagens aos estudantes)

PRIMEIRA PARTE
NA ANTESSALA DE AULA

1. Profissionais liberais que de repente se tornam professores

Para evitar o estilo de texto corrido, como se fosse um artigo de matéria única, fragmento meus comentários seguintes em itens, neste e nos demais capítulos.

Tornei-me professor: que faço agora?

Circunstâncias em que profissionais são selecionados ou indicados para lecionar em faculdades públicas ou privadas, sem estar preparados para isso, são muitas.

A primeira situação que me ocorre agora é a de um médico que recebeu ligação de um coordenador de curso não médico, pedindo para lecionar uma determinada disciplina que não era a sua especialidade. Meio aturdido com o inesperado, ele vê na oferta um desafio ao seu conhecimento médico e à sua intelectualidade e, quase sem raciocinar, aceita no ato. E agora? Qual é a primeira coisa que faz?

Condição semelhante é a de uma dentista que se inscreveu em prova de seleção para a contratação de docente em uma disciplina do ciclo básico, mesmo achando que não teria chance de obter a vaga. Para sua surpresa, foi a única inscrita, passou no concurso e teve de assumir a disciplina em poucos dias. Parodiando GRILLO & MATTEI (2005), dormi dentista e acordei professora. Que emoção! Mas, que fazer agora?

As situações de profissionais da saúde que se preparam para o ensino e pesquisa em cursos de pós-graduação não são muito diferentes. Confiantes de que foram adequadamente preparados para o magistério, prestam concursos e começam a lecionar. Após os primeiros dias, constatam que a teoria é diferente da prática e que as dificuldades rondam seu trabalho. Mesmo aqueles que já possuem alguns anos de exercício frequentemente se enrolam num trabalho improdutivo, fruto da deficiência de sua formação profissional.

As incertezas e inseguranças do período inicial são agravadas quando o professor atua em duas ou mais escolas.

"Não são raros os casos de professores que abandonam o magistério logo no início por não conseguirem gerenciar seus dilemas, como também não são poucos os que continuam, às vezes por falta de opção profissional, e que desenvolvem um sentimento de incompetência, ficando sua autoimagem pessoal e profissional abalada" (FRANCO, 2007).

A linguagem na literatura educacional

Tenho acompanhado o início de carreira de colegas que vieram depois de mim, desde os meus tempos de UNESP – Universidade Estadual Paulista – até o presente.

Conheço-os bem, a ponto de identificar suas preferências, suas possibilidades e quase não erro ao fazer uma análise prospectiva do sucesso ou não de suas carreiras. Refiro-me muito mais à carreira de professor que a de pesquisador, já que eles são contratados para lecionar e fazer pesquisa. As dificuldades que esses jovens professores enfrentam, em seus primeiros anos de magistério, são plurais. Tentando ajudá-los, recomendo, entre outras coisas, a lerem textos pedagógicos, mas logo noto uma rejeição: "não gosto", "é complicado", "difícil de entender".

Perdoem-me os pedagogos, mas eles têm um pouco de razão. É que na sua linguagem própria, inimitável, a impressão que dá é que escrevem para os colegas pedagogos e não para o público em geral. Entre os docentes das áreas biológicas e da saúde campeiam as reclamações sobre o estilo da escrita. Ora, seria um princípio democrático popularizar o tema educação, para fazê-lo chegar até o leigo. De um modo geral, os pedagogos brasileiros redigem seus textos naquela sua linguagem "oficial", que por brincadeira as pessoas chamam de "pedagogês".

Tomo como exemplo um livro que me caiu às mãos recentemente. Em um trecho, o autor faz fluir suas ideias com as seguintes palavras: "No fazer da ação docente, o professor, ao agir, encontra-se marcado por um contexto, no qual ele atua na prática de ser professor. Nesse sentido, o professor lança mão do seu domínio cognitivo, e pela reflexão da sua prática, como sujeito autopoiético, refaz o curso da sua ação. Aí se faz propriamente uma epistemologia da prática docente" (CAMPOS, 2007).

De outro livro, extraí o seguinte: "A análise epistemológica, assim entendida, rejeita o pressuposto positivista que, sob as diversas formas de realismo e de empirismo, aponta para a possibilidade da constituição de uma ciência inteiramente objetiva, totalmente neutra, que se constrói isenta de pressupostos extracientíficos, acima das representações puramente ideológicas das experiências vividas." (SANTOS, 2007).

As frases estão corretas e até mostram erudição, mas será que o professor novato da Fisioterapia, da Medicina, da Farmácia teria facilidade e mesmo disposição para ler redações nesse "idioma"? Quem está acostumado a ler textos de Biologia, por exemplo, estranha o palavreado típico do pedagogo. Eu próprio, mais experiente, deparo às vezes com construções de frases difíceis de decodificar. Que os pedagogos não se ofendam, não há intenção de crítica ou ironia.

Pelo contrário, aqui vai uma manifestação, a bem da verdade. Se hoje tenho algum êxito como professor, devo sobretudo aos colegas pedagogos, que me enlaçaram carinhosamente e me deram lições, conforme narro no Capítulo 8, "Aulas boas, aulas más". Abriram perspectivas à minha frente e por isso tudo eu me identifico com eles e sou-lhes grato.

Mas, a linguagem é uma das razões de eu estar escrevendo este livro, de maneira "direta e objetiva" como chamei na Introdução, querendo dizer com isso que são as particularidades da minha linguagem e a de meus colegas das áreas biológicas, da saúde e exatas. A linguagem tem a ver com o meio universitário que mais frequentamos e no qual fomos formados. Nessas áreas do conhecimento, os professores têm essa peculiaridade de serem "diretos e objetivos". Não que isto seja melhor ou pior do que as características do pessoal da área de humanidades. A objetividade, como distinção, leva as pessoas a reduzir as reflexões e as discussões e a empreender ações diretas e práticas.

Essa maneira objetiva e prática de agir leva-me, neste livro, a oferecer recomendações e opções também práticas ou utilitárias, tendo em vista o trabalho docente. Poderiam ser enquadradas naquilo que muitos pedagogos criticam e chamam de "receitas de bolo". É notória a preocupação que eles têm de evitar as "receitas" e no lugar delas preferir a reflexão sobre a prática, especialmente sobre a teoria que está atrás dela, sobre a construção do conhecimento, enfim sobre os processos e não sobre as técnicas. Para mim, essa abordagem única transformou-se em um mito que agora se desfaz com autores especialistas em Educação, que têm publicado verdadeiros manuais, com suas propostas de ação, socialização de experiências e descrição de técnicas com passos a serem seguidos.

Mas, que fazer agora?

No início do texto ficaram sem resposta as perguntas "que fazer agora", "qual a primeira coisa a fazer". Nos dois casos em questão, os profissionais da área da saúde, que se tornaram professores do dia para a noite, tomaram suas próprias iniciativas, não sei se acertadamente ou não. Mesma coisa deve acontecer com os recém-saídos do mestrado e do doutorado.

Mas, a primeira providência mesmo é ler o projeto pedagógico do curso em que vai lecionar. Outra providência imprescindível é solicitar informações sobre o curso, as disciplinas, os alunos, as regras da instituição. A partir de então, já se pode pensar em fazer novo planejamento do ensino.

O coordenador pedagógico poderá auxiliar o principiante na obtenção desses dados e a "administrar seus dilemas" e a "refletir sobre sua atividade docente" durante esse "choque com a realidade", que é o impacto sofrido por aquele que inicia a profissão (FRANCO, 2007).

Quanto à ação docente, o principiante no magistério, em suas primeiras aulas, tenderá a seguir os exemplos que conhece. Receitar-lhe isto ou aquilo, dar-lhe instruções rígidas de como conduzir o ensino seria imponderado. A didática não tem uma prescrição fixa para cada caso, invariavelmente. Ao contrário, cada situação didática, por ser mutável, requer a aplicação de medidas que dependem da conjuntura. O professor necessita ter a liberdade para decidir o que fazer, qual estratégia adotar. Mas, essa independência na decisão exigirá do jovem professor não apenas perspicácia e atitude, mas também ciência das estratégias possíveis. Por atitude entende-se certo estilo de relação com o alunado.

Início de curso: apresentações em sala de aula

Todavia, para não ficar sem fazer pelo menos uma proposta de como agir na sala de aula, vai aqui uma do velho professor: faça com que os alunos iniciem o semestre num clima cordial e descontraído. Sabe aqueles lances de primeiro amor (o grande amor), de primeira impressão que é a que permanece, coisas assim? Deve ser verdade. Pois então, no primeiro contato com os alunos, deixe-lhes uma boa impressão. Promova a apresentação dos alunos (e a sua) dando um tempo para eles conversarem entre si, de preferência em duplas, e depois fazer as apresentações de modo cruzado. MASETTO (2003) sugere uma técnica desinibidora que é a complementação de frases. As frases são escritas pelo professor em cartões para serem completadas (Vim para este curso... Meus colegas dizem que esta disciplina... Meus momentos de lazer... Minha futura profissão...). Depois de recolhidos os cartões são redistribuídos aleatoriamente e cada aluno lê uma frase, podendo haver comentários diversos, manifestação geral, extrovertida e sem bloqueios, que agrada e deixa uma boa lembrança.

Outra interessante dinâmica de apresentação é lembrada por GUIMARÃES & VILLELA (2007) e pode ser assim resumida. Numa sala de 40 alunos, dispostos em círculo, o professor distribui duas séries de números de 1 a 20, de maneira que cada dois alunos tenham um número igual. O colega de mesmo número olha para o outro e, imaginando como ele é, a partir da primeira impressão, passa a descrevê-lo, por escrito. Depois, cada um apresenta seu colega e ouve dele se as impressões iniciais foram adequadas ou não. O choque entre a apresentação e a correção feita pelo apresentado "costuma ser divertido e rico".

Se na véspera os alunos utilizaram o mesmo procedimento na apresentação do grupo com outro professor, que seja proposta outra técnica.

> Nesses primeiros dias de cada ano, costumo encontrar a nova turma de alunos, carregado de expectativas e de intensa ansiedade. Uma turma é sempre diferente da antecessora e traz muitas novidades. O início é desafiador e realmente mexe com as emoções da gente. Quem leciona em mais que uma escola, como eu, tem vida nada monótona devido à constante variação de ambientes e de alunos e colegas diferentes.

Este livro poderia ajudar a tomar decisões nessas circunstâncias de início de carreira? Não sei, talvez, um pouco. Não tenho a ousadia de afirmar que ele proporciona respostas precisamente adequadas para esses casos, mas, de qualquer forma, os próximos seis capítulos contêm considerações que têm a ver com essas situações de começo. Quase todos os outros capítulos concernem à prática de ensino. Algum benefício trará.

Não obstante encontrar-me avançado em idade, ainda quero ver entre nossos professores um aumento substancial dos "altamente capacitados e plenamente envolvidos".

2. Os percalços do professor universitário no início de carreira

As dificuldades técnicas encontradas pelo professor universitário da área da saúde no exercício de sua profissão são plurais. De acordo com BRITTO & SIQUEIRA (1993), muitos dos professores das escolas médicas "não possuem nenhum preparo didático-pedagógico". BATISTA (1998), ao citar o relatório geral de 1997 da CINAEM (Comissão Interinstitucional de Avaliação do Ensino Médico), faz a seguinte ponderação: "A política de incentivo à capacitação profissional e à carreira docente é deficiente. Assim, os professores apresentam qualificação técnica e pedagógica insatisfatória. Suas atividades são avaliadas de forma inadequada. São mal remunerados, dedicam pouco tempo à escola médica e mostram-se pouco motivados". GORDAN (2004) assevera que "Historicamente, a grande maioria dos docentes ligados aos cursos de medicina tem pouca ou nenhuma capacitação pedagógica e baseia sua prática educacional em modelos profissionais encontrados durante sua formação, além de emular e perpetuar os processos educativos correntes em sua instituição".

Não creio que nestes últimos anos tenha havido mudança significativa para melhor. Certamente, essa deficiência não se restringe à Medicina dentre as profissões da saúde. Por extensão, pode-se afirmar que nos demais cursos dessa área seus professores são, da mesma forma, carentes de habilidades didáticas.

Neles são encontrados grandes profissionais, clínicos e cientistas de renome que, entretanto, ao lidar com estudantes na sala de aula, não se sentem à vontade e ficam embaraçados. Por quê?

Talvez porque sua formação não tenha incluído didática, a arte de ensinar. Faltou pedagogia universitária, como aquela das licenciaturas humanas e exatas. Faltou, por conseguinte, uma formação técnica mais completa tanto na graduação quanto na pós-graduação.

Logicamente há mestres autodidatas notáveis, assim como há atores e artistas famosos que nunca frequentaram escola de arte dramática ou de artes plásticas. Mas, esses são exceções.

Motivos

Vamos ao ponto. Os cursos de graduação da área da saúde priorizam a ciência e não preveem, em seus projetos pedagógicos, disciplinas obrigatórias ou optativas voltadas para a prática de ensino. Os cursos de pós-graduação senso estrito, especialmente o mestrado, reservam alguns poucos créditos para a formação de um provável futuro professor. Por vários anos, eu próprio preparei (mal) mestrandos e doutorandos com a insuficiente (72 horas) disciplina de "Didática aplicada ao ensino superior". Meus apelos de ampliar a carga horária e criar outra(s) disciplina(s) do gênero nunca foram atendidos. Passados 18 anos, continua tudo como antes.

A Universidade é sabidamente científica. As oportunidades que o aluno tem de se tornar um cientista começam com projetos oficiais de iniciação científica estimulados por entidades de fomento à pesquisa, com estágios extraoficiais em laboratórios de pesquisa, com a orientação de trabalhos a serem apresentados em congressos e publicados em revistas científicas. Depois de formado, o ex-aluno continua a ter essas chances de desenvolvimento na pesquisa, até mesmo obtendo bolsas de pesquisa.

De repente esse ex-aluno é admitido em uma faculdade. Para dar aula! Foi preparado para fazer pesquisa, mas agora a sua atribuição maior será o exercício da docência. Nesse momento ele passa a deparar com as dificuldades mencionadas no título deste artigo. Diz ele: "sou professor, mas não aprendi a ser professor" ou "vou dar aulas sem saber como". Corresponde a remover cirurgicamente a tonsila palatina sem ter estudado a teoria e a prática da tonsilectomia. E agora? Agora é que começa de fato este capítulo.

Início de carreira

Depois desses prolegômenos necessários, entro no cerne da questão.

Nada indica que a política de formação do profissional da saúde vá ser alterada. Os que se dedicam ao ensino continuarão órfãos. Assim também os profissionais de outras áreas, como os arquitetos, engenheiros e geólogos.

O novo docente, sem alternativas, inspira-se (imita?) nos professores marcantes, geralmente seus mestres, mas também os mais antigos da própria disciplina na qual atua. Felizmente existe tolerância com os novatos e, mais que isso, solidariedade. Sempre há um veterano sugerindo ou aconselhando. Esse tipo de apoio lhe dá segurança e o guia em suas tarefas didáticas.

Antigamente, os colegas de disciplina reuniam-se no fundo da sala durante a aula de um deles, assistiam e depois comentavam, expressando suas críticas e seus elogios, que eram sempre bem-vindos porque visavam ajudar. Na atualidade, o sistema de vida utilitária e apressada impede aquele belo exercício solidário de apoio mútuo. Se ainda persiste essa prática docente tutelada é uma praxe isolada.

Note-se, entretanto, que os professores veteranos não estão perfeitamente preparados para julgar e para orientar porque eles próprios são autodidatas. Alguns se sobressaem, seja por terem maior conhecimento do conteúdo, seja por terem aptidão para o ensino, com boa presença e palavra fluente. Porém, de modo geral, cada corpo docente é como uma corrente de elos todos iguais, quando muito, uns mais velhos que os outros.

Ensino *vs.* pesquisa

Com o passar do tempo, o novel professor julga-se em condições de aprofundar seus conhecimentos e pleiteia um estágio, amparado por uma bolsa de estudos, no país ou no exterior. Seu estágio será de atividade científica e a bolsa será de pesquisa. Instituições especializadas outorgam essas bolsas e aguardam, como retorno, o melhoramento da massa crítica em pesquisa do país. Que é o que interessa. Ensino não interessa; ou pelo menos não é prioritário. Simplesmente não existem instituições de fomento ao ensino, com bolsas de ensino para estágio didático ou atividade similar.

> Faço um parêntese para comentar algo que está acontecendo em relação aos concursos de ingresso ou provas de seleção docente nas universidades públicas. Devido à valorização da pesquisa em detrimento do ensino, a preferência na admissão de um professor reside em sua qualificação científica, seu perfil pesquisador. Tanto é verdade, que o currículo do candidato, que demonstra isso por meio da produtividade científica, pesa mais que provas didáticas ou de conhecimento do conteúdo da disciplina em concurso. Aquele que mostra bom potencial docente perde para o de bom potencial de pesquisa, porque esta é computada nas avaliações dos cursos, sejam de graduação sejam de pós-graduação.

Dos docentes e das universidades, principalmente as públicas, é cobrada produção científica. Um pouco de atendimento à comunidade também, mas aulas de boa qualidade não. "Dê péssimas aulas, mas publique; seu crescimento depende de suas publicações". Por esta razão os congressos são puramente científicos, sem espaço (ou muito pequeno) para se discutir o ensino de uma determinada disciplina ou especialidade.

Para minimizar o problema, algumas instituições de nível superior mantêm "núcleos de apoio pedagógico" ou "centros de atendimento ao ensino", como são chamados. São unidades auxiliares compostas por um número variável de profissionais da educação, que se dispõe a atender o professor e também o aluno, nas suas necessidades relacionadas com o ensino e a aprendizagem. Ótima iniciativa que, no entanto, não vejo proliferar como deveria. Nas escolas públicas ainda são escassas e nas particulares, além de escassas, entraram em gradativo decréscimo a partir das dificuldades financeiras que se alastraram em muitas delas, a partir da década passada.

Outras oferecem cursos de pós-graduação *lato sensu* em Metodologia do Ensino Superior, geralmente para qualificar os próprios professores (GIL, 2008).

Abro um parêntese para registrar e louvar a bela iniciativa da UNIFESP – Universidade Federal de São Paulo – que mantém o Centro de Desenvolvimento do Ensino Superior em Saúde (CEDESS), com atividades de formação docente dirigidas a seus pós-graduandos e docentes de graduação de diferentes cursos da área da saúde, constituindo o curso de especialização Educação em Saúde, com a carga horária de 400 horas (BATISTA et al., 2004).

Claudia Costin, ex-ministra de estado e ex-secretária do governo paulista, preocupa-se com a dificuldade das IES em preparar professores para ensinar e propõe uma parceria entre as universidades e as redes estaduais e municipais de educação, instituindo assim um programa de "residência pedagógica", como já ocorre com a carreira médica (Folha de S. Paulo, 05/11/2008, p. A3).

LOWMAN (2007) faz uma proposta semelhante, ao recomendar o "estágio pedagógico", no qual um instrutor experiente dá uma assessoria (do latim, "sentar junto a") individual para o professor novato, como uma atividade preparatória ao ensino.

Crescimento profissional

Neste ponto, alguém poderia argumentar que o bom trabalho do professor depende dele mesmo. Diria que o bom jornalista, que não estudou Jornalismo, não é reconhecido apenas por ser culto, bem relacionado e por conhecer idiomas. Mas também por saber contornar as suas deficiências de formação com esforço e dedicação. O professor que não se formou em Pedagogia, da mesma forma, teria de cuidar de si, buscando nas leituras, nos cursos e seminários de estudo adquirir novos conhecimentos para exercer bem o magistério. Além da iniciativa individual, deveria formar grupos de colegas interessados em realmente assumir a docência como profissão, de preferência com a participação de colegas experientes dispostos a narrar e demonstrar suas experiências bem-sucedidas, a fim de socializá-las.

Uma das formas de envolvimento é a participação em atividades que ensejam encontros e reencontros, intercâmbios e confraternização, como nos ambientes de congressos, cursos, seminários e outros. Ao adentrar diferentes ambientes as oportunidades de crescimento vão surgindo naturalmente e novos horizontes vão se descortinando. O contato com pessoas diversas e com novas ideias dilata as possibilidades. Retira o indivíduo de um insulamento massacrante, para um convívio saudável e estimulante.

Permutar conhecimento ou ideias é melhor do que permutar objetos. Se moedas são trocadas, um entrega a sua e fica com a do outro e cada um continua com uma moeda; se a troca for de ideias, cada um ficará com duas – a antiga e a nova.

Pessoas que se fecham em seu pequeno mundo, sem novos relacionamentos, ficam embutidas em si mesmas. A isso se pode dar o nome de "endogenia" ou, melhor ainda, *inbreeding*, à semelhança das famílias pródigas em casamentos consanguíneos, que não se misturam com outras.

> O insulamento me faz lembrar o personagem de um dos livros de Jorge Amado, que vivia em um grotão do sertão nordestino com sua família. Nada conhecia do mundo a não ser o pequeno espaço que habitava e uns poucos vizinhos. Seu vocabulário não passava de algumas poucas centenas de palavras. Um dia resolveu (ou foi obrigado, não me lembro) viajar para o sul e ficou atônito com a cultura até então ignorada. Espantou-se com as multidões, com as novas palavras e frases e tantas coisas desconhecidas. Pode-se dizer, descobriu o mundo.

Esforçando-se ou não, isolada ou coletivamente, a verdade é que a situação do novato é reconhecidamente desconfortável. Urge, portanto, dar atenção a ele e subsídio ao seu trabalho de professor. Minha contribuição será a indicação de algumas alternativas para tal. Vamos a elas.

Alternativas

1. **Professor** – Cônscio do seu trabalho, o professor principiante deve buscar meios de iniciar bem a sua carreira, realizando estágio de observação por algum tempo em uma disciplina congênere, que seja bem organizada e tenha bom corpo docente. Se da pura observação passar a receber algum tipo de treinamento, maior aproveitamento tirará do estágio. Nesta fase de preparação, o docente deve explorar ao máximo suas possibilidades, permutar ideias com colegas, entrar em contato com técnicas variadas de ensino, gravar em áudio ou filme suas aulas para reconhecer defeitos e corrigi-los, treinar o uso da lousa para escrever e desenhar, interessar-se por tecnologia educacional, preparar material audiovisual e outras providências mais.
   Faculdade – Deve facilitar o deslocamento do docente se o estágio for programado em outra cidade e conceder-lhe uma "bolsa de docência" ou "bolsa de ensino" (o nome que se quiser dar, conquanto que exista) para cobrir despesas.
2. **Professor** – Ao término do primeiro semestre ou de seu primeiro ano letivo, instituir algum tipo de avaliação para conhecer a opinião dos alunos a respeito do seu trabalho. De posse do resultado, analisá-lo e tomar decisões para melhorar sua ação docente.
   Faculdade – Promover constantes avaliações da atuação de seus docentes e dar conhecimento a cada um deles, seguido de comentários e até de aconselhamento caso seja necessário. Verificações de pontualidade, assiduidade e cumprimento de exigências burocráticas são vazias. O que realmente interessa verificar é o desempenho do professor conjugado com o real aprendizado discente.
3. **Professor** – Ter a consciência de que haverá (e estar atento para) mudanças em seu trabalho, não espontaneamente ou por acaso, mas como decorrência de um amadurecimento, um processo de crescimento do próprio professor. Tal como as fases de um artista. Na realidade, as mudanças devem ser planejadas. A ordem é inovar sempre, com imaginação e disciplina. Persistir na mesmice é burrice. Iniciativas de transformação não são exclusivas do professor, mas de todos os profissionais que prezam o que fazem.
   Faculdade – Proporcionar meios para a capacitação docente, com "núcleos de apoio pedagógico" e de "tecnologia de ensino", promoção frequente de seminários, cursos, palestras e viagens de observação em centros de excelência. Esses centros devem ser catalogados e disponibilizados para receber estagiários, que farão a escolha ante uma relação de nomes.

4. **Professor e Faculdade** – Formar grupos de cooperação mútua para estudo, pesquisa (se for o caso) e treinamento em didática. Compartilhar e discutir sua prática e a reflexão sobre a prática com o grupo. IMBERNÓN (2009b) dedica o capítulo 9 de seu livro a este assunto e lembra que a participação de "um grupo de professores que intercambiam, refletem e aprendem mutuamente sobre sua prática" pode ser presencial ou virtual. É bom recomendar que haja a participação de especialistas em educação e que sejam convidados palestrantes, com frequência. Para maior abrangência e diversificação, preferir que o grupo seja interfaculdades. Quanto mais heterogêneo, melhor. Entre as ações do grupo devem figurar o intercâmbio de ideias e a troca de experiências docentes, porque é importante conhecer o pensamento e o trabalho do outro e ficar por dentro do que está acontecendo nas salas de aula por aí. Um bom ambiente para iniciar entendimentos sobre esses grupos de ação conjunta é o "conselho de classe", que é a reunião de um conjunto de professores de uma classe de alunos para tratar de grade curricular, ementas, horário, problemas discentes e, por que não, problemas docentes.
5. **Professor** – Em termos da relação professor-aluno, atentar para que seja de alto nível. Relações interpessoais de qualidade elevada favorecem a aprendizagem.
   Faculdade – Zelar pela manutenção de um clima ameno nas relações pessoais dentro das seções, departamentos e diretorias. Um bom relacionamento interpessoal, que deve envolver todos os atores universitários e até mesmo os pais de alunos, propicia ambiente de trabalho adequado.
6. **Faculdade** – Incrementar as abordagens sobre ensino nos cursos de pós-graduação, seja aumentando cargas horárias, seja criando novas disciplinas.
   Professor – Trabalhar para que isto aconteça, enviando proposituras bem fundamentadas para comissões, conselhos, congregação e diretorias.
7. **MEC e/ou Secretarias de Educação** – Melhorar as condições didáticas do professor de nível superior do Brasil por meio de campanhas educativas ou programas de aperfeiçoamento bem planejados. Protocolo dessa natureza é inerente às funções dessas instituições oficiais. Do enorme número de técnicos e funcionários contratados, cuja produção laboral é discutível, alguns poderiam ser escalados para fazer parte de um projeto desse tipo. Iniciativa assim abrangente já ocorreu no Estado de São Paulo, envolvendo professores da rede pública, numa campanha de caráter preventivo contra drogas ilícitas. Foi oferecido treinamento e produzidas publicações, com dados científicos e enfoques psicológicos, para orientar o professor na sua argumentação com os alunos. Talvez no momento seja prioritário um projeto voltado para o ensino inicial, que em avaliações recentes revelou dados desesperadores e ficou classificado como um dos piores do mundo. Mesmo assim, entidades que regem o ensino superior no estado ou no país deveriam pensar em deflagrar um plano de capacitação docente, que viria em boa hora.

Professor e Faculdade – Propor, solicitar e engajar-se num movimento nacional ou estadual que visasse proporcionar meios de engrandecimento pessoal e profissional e melhor condição de trabalho ao professor do ensino superior.

8. **Congresso** – De área ou de especialidade, poderia colaborar ao incluir em sua programação temas de ensino, para fugir da ideia monolítica da apresentação de trabalhos científicos. Frequento desde 1968 os congressos da Sociedade Brasileira de Anatomia e, nestes últimos anos, vi com alegria que começaram a aparecer, ainda que de maneira acanhada, temas de educação.
   Professor e Faculdade – As instituições de ensino também organizam congressos, jornadas ou semanas de estudo científico, nos quais assuntos educacionais estão quase sempre ausentes. Suas revistas científicas também deixam de destacar esses assuntos. É papel dos professores propor e estimular essa mudança.
9. **Sociedade ou associação** – Científica ou de especialidade, também poderia voltar suas vistas para o aspecto em questão. Uma ideia que ora me ocorre é criar dentro da associação comissões de ensino com espaço para apresentação e discussão do resultado de suas atividades. Seria muito útil, por exemplo, um grupo de colegas atuar nesse sentido dentro da já mencionada Sociedade Brasileira de Anatomia. Poderia ser encargo de o grupo produzir (ou nortear a produção de) material instrucional e indicar professores, laboratórios e disciplinas que poderiam orientar colegas menos experientes na tarefa de bem ensinar. A Abem – Associação Brasileira de Ensino Médico, a Aben – Associação Brasileira de Ensino em Enfermagem e a Abeno – Associação Brasileira de Ensino Odontológico, entre outras, promovem fóruns de discussão de temas educacionais em suas áreas. A Abeno, particularmente, tem discutido grandes temas, como currículo odontológico, projeto pedagógico como um todo, diretrizes curriculares. Nas reuniões anuais, dedica seções de pôsteres e apresentações orais ("Seminário ensinando e aprendendo") para um exemplar intercâmbio de ideias dentro do ensino. Contudo, espera-se que uma "associação de ensino" desse porte chegue também até as bases para tratar do que interessa mesmo: como, quando, por que, para quê, para quem ensinar e os meios possíveis e disponíveis para tal. Atingiria desta forma o professor em seu local de trabalho, dando-lhe um atendimento grupal ou individual, seja presencial seja por meio de filmes, publicações ou *on line*.
   Professor e Faculdade – Filiar-se a sociedades de ensino, participar das reuniões, ler publicações, fazer solicitações.
10. **Professor e Faculdade** – Minha décima proposta é sair do marasmo, da apatia, agitar-se. Buscar, realizar, pedir apoio, formar grupos, exigir mudanças e não se conformar com o pouco que sabe.
   "Ao persistirem os sintomas, um especialista deve ser consultado".

Concluindo

O que me moveu a discorrer sobre este tema foi a imagem que tenho guardada de jovens professores, inquietos, entrando pela primeira vez na sala de aula, como se estivessem caminhando para uma jaula cheia de feras. Achava cruel deixá-los assim, praticamente sem saída, cheios de barreiras, expostos à sanha dessas feras. Quem já passou por isso sabe que não estou exagerando. Pode até se lembrar desse passado com boas risadas, mas na ocasião não foi tão engraçado assim.

Para muitos, o início de carreira incerto perdura, a ponto de os obstáculos acompanharem-nos por muito tempo. Isto quer dizer que não é somente o novato que precisa ser tutorado. As sugestões que dou neste capítulo podem ajudar, de alguma forma, a melhorar essa conjuntura.

3. O porquê de ser bom professor

Modificação de artigo inicialmente publicado como um dos capítulos do livro "Educação odontológica" (PERRI de CARVALHO & KRIGER, 2006).

Para saber por quais motivos, o candidato ao vestibular de cursos superiores escolhe uma instituição para tentar a seleção, fiz um levantamento informal (sem rigor ou controle científico) entre estudantes.

É certo que vários fatores determinam a escolha do curso, tais como: a "marca" da instituição, localização geográfica, facilidade de ingresso no processo seletivo, possibilidade de obtenção de bolsa de estudos, baixa mensalidade, propaganda na mídia, em *outdoors*, folhetos, divulgação em escolas de 2º grau e cursinhos, programas de visitas às faculdades etc.

Entretanto, há um grande fator que verdadeiramente influencia e motiva a postulação de um determinado curso da área de seu interesse, que atinge de 60 a 70% dos vestibulandos. Trata-se do *marketing* ocasional, conhecido como propaganda boca a boca, feito pelos alunos daquele curso, por ex-alunos, por seus pais, por professores e funcionários do curso. É certamente um *marketing* despretensioso e espontâneo, porém sincero, em que nunca há a intenção de passar informações enganosas. Os aspectos positivos (e negativos) do curso são ressaltados com naturalidade pelo interlocutor durante o diálogo. Essa sinceridade pesa muito na decisão do vestibulando e de seus pais, ao selecionar o curso para o vestibular.

Tendo em vista este fato, julguei que seria relevante investigar qual é o motivo principal da recomendação de uma faculdade a outra pessoa. Em outras palavras: qual é o argumento mais forte que é levado em conta ao se indicar um curso universitário a um vestibulando.

Para cristalizar a ideia, fiz uma arguição a alunos ingressantes de faculdades privadas das áreas de Odontologia e Fisioterapia. Na enquete realizada para identificar o motivo principal da indicação de um curso a ser seguido, propus duas situações reais para facilitar a resposta. Primeira, que procurassem se lembrar qual foi a maior alegação usada pelo interlocutor para apoiar sua indicação. Segunda, que se hoje fossem argumentar favoravelmente sobre o curso que estão fazendo, qual seria o maior destaque a ser considerado, para informar que o curso é bom e deve ser procurado por outras pessoas.

As respostas revelaram que o grande destaque, a evidência que pesa mesmo na hora de valorizar a boa escola, é seu corpo docente. Ainda que alguns tenham realçado as boas clínicas de atendimento e as boas instalações e equipamentos, a grande maioria colocou os "bons professores do curso" como o grande móbil para a recomendação do curso.

Para confirmar, refiro a recente pesquisa de Gilson Borda com 351 alunos de duas instituições privadas do Distrito Federal, citada na revista Ensino Superior (edição 137, de fev/2010). Em sua síntese, o pesquisador realça que "um bom professor vale mais do que instalações luxuosas" e que "a qualificação dos professores é o principal fator de atração de uma instituição". É ele quem consolida a confiança dos alunos na credibilidade da instituição. Mas, voltemos ao questionário.

O que é ser bom professor

A partir desse dado seria necessário aprofundar a questão para entender como o aluno define o bom professor e as suas características. Ainda no início do ano letivo fiz nova enquete, com os mesmos alunos, pedindo a eles uma resposta tríplice: apontar três características de um bom professor.

O resultado apurado foi basicamente o mesmo entre os alunos dos dois cursos. Prevaleceu, como faceta mais importante do professor, o seu lado humano (perfil humanista). Cerca de metade dos alunos valoriza em primeiro lugar o professor "amigo", "que mantenha bom relacionamento com todos", "que saiba ouvir", "conselheiro", "paciente", "educado", "bem-humorado", "descontraído" e "que gosta do que faz".

A segunda resposta mais frequente do interrogatório voltou-se para a característica técnica profissional. Para 40 a 45% dos alunos pesquisados, ser bom professor é "expressar-se com clareza", "ser competente", "criativo", "sábio", "moderno" e "motivador".

Uma minoria entende que ser bom professor é ser "exigente", "disciplinador" e "ter voz ativa".

Após um semestre letivo, realizei a mesma pesquisa com a intenção de comparar as respostas do início com as do final do semestre e saber se os alunos mudaram suas opiniões depois de ter convivido pela primeira vez com professores universitários. Verifiquei que as mesmas três respostas exaradas anteriormente foram repetidas, na mesma ordem de preferência, atingindo 77 a 82% do total de respostas.

No entanto, várias novas respostas foram introduzidas depois que o trabalho dos professores ficou conhecido. O trabalho de alguns, cheio de características positivas, levou os alunos a responder que ser bom professor é "interagir com o aluno", "buscar sua participação", "ajudar no crescimento do aluno", "conferir se realmente aprendeu" e "dar aulas dinâmicas".

SANTOS (2005b) aplicou um questionário semelhante a 33 alunos do último ano de Odontologia e, da mesma forma, concluiu que a característica mais importante do bom professor é de longe o "bom relacionamento interpessoal (motivador, prestativo, compreensivo, humano e atencioso)". Na continuação, foram apontados os termos "alto domínio do conhecimento" e "boa didática". "Ser exigente, rígido nas cobranças e detalhista foi considerado como característica menos importante."

Portanto, é falsa a premissa que para ser bom professor basta conhecer bem e ensinar com clareza o conteúdo.

Mais que isso, "o bom professor não é apenas preocupado com a formação cognitiva dos alunos, mas também é hábil na educação de valores, ensinando atitudes diante da vida. Ele se torna eficiente no ensinar, competente em fazer aprender e habilidoso no que diz respeito à relação interpessoal" (NOSSA, 2005).

CUNHA (1997) inicia o capítulo "Características principais" (do bom professor), de seu livro, relatando que as justificativas dadas por alunos para a escolha do bom professor, entre outras, estão ligadas a aspectos afetivos, como a relação professor-aluno. Repetem-se aqui termos equivalentes: "amigo", "compreensivo", "é gente como a gente", "se preocupa conosco". Notou também que: "as atitudes e valores dos professores que estabelecem relações afetivas com os alunos repetem-se e intrincam-se na forma como eles tratam o conteúdo e nas habilidades de ensino que desenvolvem."

CASTANHO (2006) coleciona relatos de professores sobre lembranças de professores marcantes, sendo que sempre se destaca a característica "profunda inter-relação entre aspectos profissionais e pessoais". Resume ela: "os bons professores são descritos como aqueles que estimulam a independência dos alunos; são cordiais e amistosos em classe, criam condições para uma visão crítica da sociedade e da profissão, demonstram segurança e domínio de si, estimulam a participação, valorizando o diálogo, organizam o ensino sem se considerarem os 'donos do saber', são autênticos e verdadeiros etc. De fato, o ensino se exerce num terreno humano, vale dizer, prenhe de ideias, sentimentos, percepções e emoções".

Voltando aos alunos que responderam à enquete, eles nos deram uma pista do que considerar a mais na docência, que bate com o que disseram esses autores. Eles nos disseram que é necessário trabalhar o lado técnico-pedagógico, mas que é necessário também, e talvez mais ainda, cuidar do aspecto ético, comportamental e relacional, em que ser humano e profissional se fundem. Ora, se a Educação se assenta nos três domínios, cognitivo, psicomotor e afetivo, por que o professor não se desenvolve igualmente nos três? Inclusive no negligenciado aspecto afetivo, essa dimensão emocional da inteligência. Aliás, o professor que mantém um bom relacionamento com todos, com compromisso e afetividade, e tem um comportamento ético facilita o entendimento dos assuntos ministrados, pelo fato de estabelecer na sala de aula uma atmosfera socioemocional favorável à aprendizagem.

Críticas ao professor

Na enquete, foram também salientadas características negativas detectadas no comportamento de outros docentes. Os respondentes tiraram proveito da oportunidade para opinar que ser bom professor é "não amedrontar o aluno", "não tratar com indiferença", "não tentar prejudicar" etc. Essas manifestações anônimas (respostas sem identificação do autor) soaram como um desabafo de quem quer valer-se da ocasião para denunciar um fato, mesmo sem especificar o sujeito.

Alunos são muito observadores. Nós, professores, somos constantemente vigiados por eles. Conhecem-nos muito mais do que imaginamos e vivem trocando impressões sobre nós. Quando são chamados a responder questionários de avaliação, apontam com a maior naturalidade as falhas do corpo docente ou mesmo de um professor específico. E mais: costumam ser sinceros ao emitir juízo sobre algo ou alguém.

Avaliações que indicam que muitos professores "apresentam qualificações técnica e pedagógica insatisfatórias" não são incomuns. Em uma delas, alunos responderam que faltam excessivamente às aulas porque elas "não são motivadoras".

Isto é conosco! Fica aqui um ponto para nossa reflexão.

Entretanto, dentro da nossa realidade docente, é inconteste que ensinamos sem ter tido formação específica para tal. Que a disciplina de Didática dos cursos de pós-graduação é insuficiente para a formação do docente é fato sabido. Que a pesquisa é mais valorizada que o ensino, pelo menos nas universidades públicas, também é algo assente.

E assim seguem os professores em sua práxis, principalmente os novatos: sem a atenção da instituição, sem grandes investimentos institucionais em seu trabalho, sem um controle de qualidade, sem assessoria pedagógica e, muitas vezes, sem uma tutoria ou ajuda dos colegas mais experientes. Não há estímulo para a educação continuada nem intenções que visem ao aprimoramento para que o professor seja levado à competência e se transforme em bom professor.

Só a experiência em sala de aula não basta; é preciso educação!

A inserção do docente no novo paradigma da Educação

Hoje, deparamo-nos com novas diretrizes curriculares oficiais para todos os cursos universitários.

É grande a insistência na observação do paradigma educacional emergente (MORAES, 2000; BEHRENS, 2005), o qual exige mais conhecimento e dedicação às novas pautas do ensino (atendimento ao aprendiz e não ao público, aprendizagem ativa com complexidade crescente, ensino com pesquisa para a produção do conhecimento, interdisciplinaridade, variabilidade de técnicas pedagógicas, maior abordagem do domínio afetivo, problematização da ética). Fala-se em aprendizagem adequada por prazer (agradável de entender e de estudar) e por necessidade (ensino instrumental). Como garantir esse ensino prazeroso? E para completar, o jovem da era da informática exige mais dinamismo e agilidade nas aulas.

Ante tudo isso, como fica a posição de um novel docente ou de um docente não atualizado em sua prática nos dias de hoje? Qual é a sua qualificação para cumprir bem as tarefas? Até que ponto vai sua competência? Para atacar esses problemas todos, vejo dois caminhos.

O principal é a vontade, a suprema decisão do próprio professor de promover abertura para o enriquecimento, de cultivar talentos pessoais, de acalentar o sonho de ser melhor em alguma coisa, de aprimorar suas formas de trabalho, de viver uma vida ética, de incorporar novos valores, enfim de se preocupar com o crescimento pessoal.

O outro caminho é a atenção e o investimento que as instituições e as associações de classe, de professores em geral e de especialidades em particular, que tanto postulam um ensino de qualidade, devem oferecer aos seus docentes, oportunizando meios para o desenvolvimento profissional.

Bom professor: por que se tornar um deles?

Há muitas definições e exemplos de bom professor. Sathya Sai Baba dizia: "há três tipos de professores – aqueles que sempre se queixam, aqueles que se limitam a explicar e aqueles que inspiram".

É isso. Os que nos inspiram são os que, ao ensinar, marcam a nossa vida (*insignare* significa marcar com um sinal). São os que nos acompanham como companheiros. MORAIS (1986) afirma que só há ensino quando há companheirismo entre ensinante e ensinando, o que faz mudar a condição da simples coexistência para uma condição superior de convivência, que verdadeiramente caracteriza o bom ensino.

São os que nos amam, como o italiano Vittorino, célebre mestre, que quando morreu, foi cunhada em sua homenagem uma moeda comemorativa com a figura de um pelicano, que arrancava com o bico carne de seu próprio peito para alimentar as crias, em momentos de escassez!

As boas universidades querem contratar bons professores, porque eles são o óbvio na educação. Boas escolas são sinônimas de bons professores. O professor é o ator mais vital no complexo universitário. Mas, ele tem de *estar* bom professor. Há bons professores desanimados, cansados, mal pagos, que não produzem mais como deveriam. Peguemos uma semente. Não basta que ela seja boa. O que interessa é que ela germine bem e não fique dormitando. Está claro que ela precisa de terra, umidade, adubo, para brotar e crescer, tal como o professor que também precisa de apoio e condições de trabalho para educar bem.

Vejamos agora se há vantagens em se tornar bom professor. Alguém poderia dizer: "por que se preocupar com isso se o salário continua o mesmo?" Nada disso! Há muitas razões. Uma delas é fazer bem alguma coisa do que se resignar à mediocridade.

Mas, já que mencionei o lado imediatista (salário), vamos a alguns argumentos pertinentes a ele. O bom professor encontra trabalho com mais facilidade. Tem maior mobilidade horizontal e vertical, com possibilidades de escolher onde trabalhar. Não entra na lista de cortes de docentes, se o critério da demissão incluir a competência. Quando aposentado, tem melhores chances de voltar ao ensino, com novo contrato de trabalho. Recebe ofertas para trabalhar em horário especial (tempo integral e outros). É sempre lembrado para ocupar postos altos ou desempenhar funções diferenciadas ligadas à Educação.

É pensamento de lowman (2007) que os professores devem buscar a excelência na sala de aula para atrair os melhores estudantes para seu campo. Cursos estimulantes dados por professores virtuosos podem ajudar a aliciar o melhor talento para um departamento. É um modo de investir no futuro de suas disciplinas. Docentes sem inspiração têm menos chances de aliciar os melhores estudantes para trabalho subsequente de curso.

Outros motivos, muito simples e objetivos, podem ser resumidos em cinco itens: ganhar respeito; atingir um *status* mais alto; aumentar a autoestima, alcançar um sentimento de vencedor; ficar em paz consigo mesmo.

Há, no entanto, razões mais nobres para se pleitear aprimoramento e se tornar um bom professor. Fomos feitos para avançar com o Mundo. Devemos ter a noção de que somos seres não acabados, um protótipo, e a consciência de que precisamos progredir para acompanhar o desenvolvimento geral. Ainda dentro desse patamar elevado de razões, entra também aquela da ética de sentimento à necessidade, dentro da qual vislumbramos que progredindo ajudamos melhor a sociedade.

4. O grande professor que há dentro de você

> Nas minhas andanças pela didática aprendi um dito, oportuno de ser lembrado: "ensina melhor quem aprendeu por último". Realmente, as aulas dos professores novinhos costumam ser vibrantes. São as primeiras aulas, cheias de novidades e de surpresas. Alguns enganos ou deslizes podem ser debitados à falta de experiência.
>
> Atentemos para as seguintes palavras: "...ninguém melhor que o professor iniciante para dar a largada, uma vez que possui uma carreira inteira pela frente, muitos ideais a serem conquistados e muita energia para investir. Podemos afirmar que o professor iniciante é a argamassa do ensino, é a cultura docente em ação, em movimento. Nele estão as esperanças da melhoria do ensino (...) a etapa inicial do professor é a etapa dos sonhos, do desejo de saber fazer: desejo de se realizar profissionalmente, de acertar, de mudar, de aprender a aprender e de investir em seu fazer pedagógico. É uma etapa repleta de possibilidades de alterar a formação inicial" (MARTINS, 2006).

Reflexão, reflexão, transformação

A partir do início da carreira, o professor deve começar a construir seu caminho, suas habilidades pedagógicas, de acordo com seu próprio estilo, sem cópia ou imitação. Isto se chama autenticidade.

A busca desse rumo deve começar pela reflexão sobre si mesmo: quem sou, o que estou fazendo, o que posso fazer, para onde vou, qual é meu verdadeiro papel? Essa introspecção (de sua vida) acaba coincidindo com a reflexão sobre sua ação docente porque a docência é parte de sua própria vida. Enquanto pensa em si o indivíduo está pensando em seu trabalho, pois sua individualidade não implica uma dicotomia de comportamento na sala de aula e fora dela. Ao refletir mais especificamente sobre seu ensino, imagina o trabalho do dia seguinte: qual será minha conduta na sala de aula? Como vou agir? Será que vou continuar a imitar meus antecessores? Não haverá algo que possa ser explorado para apurar meu ensino? O que posso fazer?

Assim como as pessoas jovens afeiçoam-se rapidamente aos procedimentos da informática, deixando os velhos *analfabytes* boquiabertos, também os novos professores teriam mais facilidade para lidar com máquinas e meios de comunicação hodiernos, de seu tempo. O mesmo deve acontecer com técnicas pedagógicas modernas. Cito o PBL (Aprendizagem Baseada em Problemas), por exemplo, que, apesar de ter uma longa história com origem no final do século XIX, recomeçou a ser aplicado em tempos recentes e hoje faz parte de moderna metodologia usada principalmente no campo da saúde. Para os mais velhos constitui uma novidade, mas não para o jovem iniciante, porque, para ele, em termos de metodologia, tudo é novidade. Ele nunca usou o PBL como também nunca usou o estudo dirigido ou a dinâmica de grupo. Fazendo tábula rasa de todas as técnicas, não importa começar usando esta ou aquela. O velho, que tem mais dificuldade com a informática e com as novas máquinas, também pensa duas vezes antes de enveredar por novas técnicas de ensino, como o PBL. De passagem, aproveito para valorizar a citada técnica, muito apropriada para ser desenvolvida em cursos da área da saúde, notadamente a Medicina.

Mas, ser professor não é ter técnicas; é conhecer. E conhecer é mais que obter informações. É desenvolver capacidades intelectuais, habilidades humanas e profissionais. É uma mudança que busca o enriquecimento intelectual e o cultivo e acionamento dos dons. Essa mudança requer comprometimento, o que exige, por sua vez, abrir mão da pretensão de vida fácil, sem esforço, fazendo concessões e renúncias dentro do próprio comportamento para iniciar uma etapa de renovação na vida.

Para isso a palavra é transformar-se, abrir mão de certas comodidades e facilidades. Transformação é uma questão de autoeducação. Educar-se é muito e muito mais importante do que ser educado e depende muito mais de cada um do que de outro qualquer.

Aí, sim, verá o grande profissional que há dentro de si próprio!

Sobre o significado de abrir mão ou de fazer concessões, lembro-me de uma história interessante dos indianos, que conseguem capturar macacos colocando alguns amendoins dentro de uma cumbuca de gargalo apertado, por onde mal passa a mão de um macaco. Se ele enfia a mão e agarra o alimento que tanto adora, não consegue tirá-la fechada. Somente liberta a mão se puxá-la aberta para fora. Como ele não quer renunciar ao amendoim, fica com a mão fechada e, portanto, presa, podendo ser pego com facilidade. Se ele abrisse a mão, se abdicasse do alimento, não provaria o gosto do amendoim, mas preservaria a liberdade. Por isso é que se diz que macaco velho não põe a mão em cumbuca; porque a experiência lhe ensinou (educação) que há maneiras de preservar sua integridade, mesmo que isso lhe custe.

Conselhos aos novos mestres

Passo agora para outra parte, relacionada com a profissão de professor, e composta de uma série de conselhos úteis. Se eu não achasse que fossem úteis, não os daria. Dizem que a palavra conselho está desgastada. Num puro eufemismo, alguns preferem substituir por sugestão, recomendação, mas é a mesma coisa. Enquanto o dicionário trouxer o vocábulo conselho eu vou usando-o. E dando.

- Atente para os saberes do campo específico: aprofundar sempre; não assumir aulas de outras áreas, ninguém é sabe-tudo. Há muitos cirurgiões lecionando Anatomia! Tem gente lecionando Bioquímica sem estar preparado para isso! Eu soube que um diretor perguntou ao professor, que ele pretendia admitir, que disciplina ele poderia lecionar. A resposta foi mais ou menos esta: "bem, o que está sobrando?"
- Não redija o plano de ensino como se fosse um formulário que atendesse a um pedido da administração. Que ele seja real, isto é, que realmente seja um guia para si e para os alunos, que contenha a previsão de todas as atividades a serem realizadas e seus objetivos. Para reelaborá-lo, à medida que as aulas vão se sucedendo, vá registrando as novas experiências, as novas estratégias que vão sendo testadas e aprovadas, vá tornando o plano cada vez mais voltado para sua índole, o que quer dizer: criar sua própria didática. Sobre plano de ensino, leia os Capítulos 5 e 7.
- Se os colegas lhe propuserem encontros entre professores das disciplinas do mesmo semestre (Conselho de Classe ou similar) ou de semestres anteriores e posteriores para trocar experiências, debater problemas e analisar possibilidades de integração de seus ensinos, veja na proposta uma perspectiva boa, a ser levada em conta. ABRAMOWICZ (2006) afirma que "Só é possível refletir sobre a prática docente e debatê-la, no coletivo, por meio da partilha de saberes. É em comunhão com os outros seres humanos, professores, que nos desenvolvemos e nos formamos, fazendo-nos e refazendo-nos. O professor se constrói em um processo coletivo, educando-se com os parceiros de atividade docente no seu espaço de trabalho, na interação com os outros. No coletivo se desenvolvem vínculos de confiança e solidariedade, contribuindo para um clima de convívio rico e estimulador."
- O trabalho em equipe integrada, dentro da disciplina, é melhor que o trabalho solo. Sendo uma equipe forte, os resultados da empreitada serão bem apreciados. Os colegas de disciplina são seus aliados e não seus concorrentes ou adversários. Os técnicos de laboratório, preparadores de aula e auxiliares são imprescindíveis e merecem sua atenção e seu apoio. Os estagiários e monitores completam a equipe. O monitor é um colaborador que ajuda no estudo dos colegas mais novos e faz uma ponte entre eles e o professor, expondo problemas e facilitando a comunicação. MACHADO (2009) é categórico ao afirmar: "Nada há de mais incongruente, inconcebível e contraditório do que um indivíduo competente absolutamente isolado de seus pares. (...) Ninguém se constitui como pessoa sem os outros (...) Perseguimos projetos pessoais, mas partilhamos projetos coletivos..."
- Adote um livro de texto, no qual possa basear suas aulas e os estudantes busquem conhecimentos para resolver suas questões. Fica sendo a bibliografia básica, que pode ser complementada por outras obras.
- Domine um repertório básico de técnicas de ensino e aos poucos vá aumentando-o. Ao utilizá-las procure trocar bastante para permitir ao aluno diferentes ma-

neiras de aprender e para estimular a curiosidade e a atenção. "O professor lembrado como marcante geralmente trabalha com variadas técnicas em sala de aula. Não dá exclusivamente às aulas expositivas, embora também delas se utilize" (CASTANHO, 2006). Sobre técnicas de ensino, leia os capítulos da Segunda Parte.

- Eleja as técnicas de ensino com critério e não de maneira anárquica. É de especial importância a análise a respeito de quando utilizá-las e como se dará tal utilização, se serão efetivas em situações específicas de ensino, se elas vão de encontro ao seu estilo de ensino e se atenderão aos objetivos da aula (GODOY, 1988).
- Dê aulas expositivas curtas, dialogadas, com exemplos (peça exemplos aos alunos), enriquecidas com resultados de pesquisa. Mais que isso, a aula tem de ser elaborada de modo a estar comprometida com a aprendizagem, senão não faz sentido. Você pode até ter escrito a aula, treinado em voz alta, gravado, decorado, mas esforce-se para dar a ela uma característica de espontaneidade.
- Use a pedagogia *power point* com parcimônia. Acredite mais na sua própria capacidade de comunicador-educador do que na tecnologia de ensino.
- Desenvolva seus saberes pedagógicos para utilizar várias formas de elaborar provas. Avaliações de tipos diversificados permitem que o aproveitamento escolar seja medido de diferentes maneiras. Essa variação evita beneficiar ou prejudicar sempre um aluno que se afeiçoe ou que não se identifique com certo tipo de prova.
- Corrija as avaliações o mais rápido possível. O aluno espera ansiosamente pelo momento da entrega das provas. Promova discussão geral sobre as provas corrigidas e informe as respostas corretas. Discussão individual somente quando for imprescindível. LOWMAN (2007) sugere circular as respostas corretas dos itens de múltipla escolha e passar cópias das duas ou três melhores dissertações, removendo o nome dos alunos, para fornecer uma base mais objetiva de comparação.
- Faça com que seus alunos iniciem o período de aulas, num clima descontraído. No primeiro dia, promova a apresentação dos alunos (e a sua) dando um tempo para eles conversarem entre si e depois se apresentarem e fazerem comentários, desembaraçadamente. Zele para que o ambiente seja extrovertido e sem inibições. A primeira aula é cheia de excitação e ansiedade e uma ação desse tipo serve para quebrar o gelo. Verá que, na sequência, a comunicação entre si e os alunos será fácil. No Capítulo 1 foram sugeridas duas técnicas adequadas para a apresentação.
- Evite situações confusas e conflituosas nas aulas. Seja calmo com os alunos e os trate com lhaneza. Substitua frases no imperativo e verbos que denotam poder e autoridade como mandar, ordenar, controlar, vigiar, punir, e outros que trazem ameaça em seu bojo. Em seu lugar, passe para uma nova linguagem: recomendar, sugerir, decidir coletivamente, negociar, aderir, fazer acordo, cooperar, acolher.
- Chame os alunos pelo nome (examine suas fotos, esforce-se para decorar) e tenha com eles bom relacionamento, sem exageros. Mas, cuidado, você pode ser alvo de assédio de várias naturezas. Sobre relacionamento interpessoal, leia o Capítulo 10.

- Ao atender o aluno ou grupo de alunos em aula, ou fora da sala de aula, não privilegie ou dê prioridade aos mais inteligentes/esforçados/bonitos/simpáticos/ricos/patricinhas e mauricinhos. Dê a mesma atenção aos fracos, feios, pobres, sujos e malvados.
- Cuide de sua aparência, de seu traje (o traje branco tem de ser limpíssimo, principalmente o sapato) e de seu linguajar. Os alunos ficam atentos no seu comportamento e notam detalhes de seu aspecto exterior. Sobre você será feito um dossiê que será repassado, verbalmente, a cada ano. Os novos alunos tratarão de atualizá-lo para fornecê-lo aos alunos do ano seguinte. Em resumo: "sorria: você está sendo filmado". Qualquer escorregadela é queda na certa.
- Não tenha pressa em deixar a sala ao término da aula. Permaneça por mais tempo para dar chance aos alunos, principalmente os tímidos, aproveitarem-se dessa hora para falar consigo. É a hora de passar-lhes um *feedback* construtivo. Este tipo de atenção com o aluno e também o atendimento extraclasse são deveres do professor.
- Depois de alguns meses, avalie o seu ensino: suas atitudes em aula, a metodologia, as formas de avaliação e o seu desempenho como professor. Veja o final do Capítulo 21 e os Capítulos 31, 32 e 33 sobre avaliação do professor.

5. Planejamento de ensino

No Capítulo 1 mencionei casos de não professores que assumiram, às pressas, disciplinas em faculdades públicas e privadas e passaram a lecionar sem terem conhecimento de sua nova profissão.

À semelhança desses casos protagonizados por inexperientes, há outros em que professores de um Departamento ou de um Instituto de Química, por exemplo, são indicados pelo Chefe ou pelo Conselho do Departamento para lecionar neste ou naquele curso da Universidade. "Este ano, pela primeira vez, você vai dar Bioquímica na Veterinária e fulano na Medicina". Pronto; está consumada uma nova estreia, quer queira quer não.

Episódios dessa natureza demandam uma primeira medida. O professor principiante opta por solicitar informações sobre o curso com o qual vai envolver-se, sobre as disciplinas correlatas, sobre o alunado, sobre as regras da instituição. De posse desses dados indispensáveis, começa ele a pensar em que mudanças poderá esperar de seus alunos. Isto é o mesmo que traçar objetivos para seu ensino. Pretender que os objetivos da Bioquímica no curso de Farmácia sejam iguais aos do curso de Nutrição ou de Fisioterapia é um contrassenso. Cada curso tem suas especificidades, que exigem diferenças no enfoque e na profundidade.

A partir daí, poderá determinar o que ensinar (conteúdo) e como ensinar (estratégia). Começa assim um processo de tomada de decisão, ou seja, o processo mental de planejamento daquilo que deverá acontecer e que irá culminar com a preparação completa de um plano de ensino, que servirá como um guia (mas não inflexível) e evitará a improvisação ou o amadorismo.

As escolas decretam que cada disciplina tenha seu plano de ensino construído com engenho e arte pelo professor responsável por ela. A exigência é sensata, já que esse plano é uma fração do projeto político-pedagógico do curso como um todo, incluindo suas diretrizes curriculares, e tem de estar articulado com ele. Se os objetivos educacionais de uma disciplina não se harmonizam com os objetivos maiores da instituição, não há coerência; alguma coisa requer mudança: ou lá ou cá. Além do mais, o plano será o conjunto de decisões preparatórias do próprio professor para a ministração da disciplina, ou seja, uma carta de intenções a ser seguida.

Infelizmente, a rotina administrativa é massacrante e reduz a cobrança do plano de ensino a um aspecto apenas burocrático. Em muitas escolas ficará empilhado com os outros, das demais disciplinas, e nunca serão examinados, quer pela secretaria, quer pela coordenadoria. Correndo na mesma trilha, o professor entregará, anualmente, o plano de sua responsabilidade com uma única modificação: a data.

Alguns reclamam que a elaboração e a reelaboração do plano de ensino desgastam o professor ao consumir horas de trabalho extra. Mas, na realidade, o texto guardado no computador pode ir sendo alterado à medida que nas aulas do ano em curso novos assuntos vão sendo incorporados, novas estratégias vão sendo testadas e aprovadas, novos livros vão substituindo outros na bibliografia básica ou complementar e novos tipos de avaliação, que estão dando certo, também podem ser juntados àquilo que será o plano de ensino do ano seguinte. Quando for solicitado, é só mandar por e-mail, minutos depois.

As adaptações devem ser feitas durante o processo de ensino e não no início de outro ano letivo, quando as aulas já foram longe e já se esqueceu das mudanças que poderiam aprimorar o documento. Tanto as grandes, significativas, quanto as pequenas modificações, que afinal de contas também pesam porque são modificações.

Enfim, por ser um instrumento de trabalho, deve ser "pregado na parede" (local de passagem de alunos também) e verificado constantemente.

Apesar das insistentes recomendações de discutir com os alunos os planos de ensino, prefiro apenas apresentá-los, deixá-los à disposição dos possíveis interessados (nunca há) e evitar um debate sobre eles. Mesmo por que os alunos não se sentem cativados por planos de ensino, não importa quanto empenho tenha sido consagrado a eles e quanto esmero contenham.

Passos de um plano de ensino

1. Identificação dos objetivos

Refiro-me aos objetivos gerais, do curso, e aos objetivos específicos, da disciplina (este é o tema do próximo capítulo).

Os primeiros dizem respeito à relação entre as disciplinas do currículo da escola e a integração entre elas. O aluno vai formar-se naquele curso e não naquela disciplina. Esta faz parte de um conjunto e contribuirá para a formação profissional do aluno.

Os objetivos da disciplina são enunciados tendo em vista o comportamento terminal, qual seja, o que se espera que o aluno chegue a atingir ao final da disciplina. Somente depois disso é que se vai selecionar o conteúdo. Mas, para declarar esses objetivos é necessário ter conhecimento das habilidades do aluno. Nas disciplinas profissionalizantes é razoável testar as habilidades psicomotoras, além das intelectuais; nas básicas, apenas as intelectuais. Um bom vestibular seria o pré-requisito para alunos ingressantes cursarem as disciplinas do ciclo básico. Seria o passaporte para assegurar a aprendizagem eficaz da disciplina. Alguns professores fazem uma avaliação diagnóstica para conhecerem as possibilidades de seus novos alunos. Esta avaliação é também chamada pré-teste.

Conheço casos, principalmente em cursos de pós-graduação, em que os alunos não mostraram grande conhecimento e, por isso mesmo, tiveram de frequentar um curso preparatório para depois iniciarem o curso normal. Em um desses casos, houve avaliação ao final do curso preparatório e cerca de metade dos alunos não superou suas deficiências: foram sumariamente dispensados. Em outros casos, foi prescrito um programa de estudo para um ou mais alunos que mostraram insuficiência no pré-teste. O tempo consumido nessas ações é muitas vezes determinante na utilização ou não desse expediente.

Finalmente, os objetivos devem ser formulados ordenadamente e essa formulação é explicada mais detalhadamente no capítulo correspondente ("Objetivos").

2. Seleção do conteúdo

Uma vez determinados os objetivos, fica mais fácil selecionar o conteúdo programático. São os assuntos que serão estudados na disciplina. É claro que o professor de Bioquímica (volto ao exemplo) não selecionará o mesmo conteúdo para cursos diferentes, como os de Farmácia e Odontologia.

Os assuntos compreenderão a área de conhecimento, mas se forem definidos objetivos da área afetiva é natural que também apareçam assuntos que digam respeito a valores e princípios.

Eu, particularmente, prefiro não relacioná-los, mas faço abordagens intercaladas sobre esses assuntos, extraoficialmente, e os enquadro como componentes do currículo oculto. Aquele que fica subjacente: existe, mas não aparece.

Após a seleção, os assuntos devem ser ordenados numa sucessão lógica. Geralmente as bases do conteúdo já estão assentadas pelo Departamento, pela Congregação ou seja lá o que for. O novato vai encontrar algo pronto, porém passível de modificação. Contudo, deve evitar enxertar excesso de temas que mais gosta ou sabe com os que mais se identifica ou que mais estudou na pós-graduação. Se, por um lado, pode facilitar o seu trabalho, por outro, pode prejudicar os alunos.

Determinado o conteúdo, três outras providências seguintes podem ser tomadas: a composição da ementa e a escolha de estratégias de ensino e a confecção do cronograma de aulas. Costuma-se recomendar a apresentação do plano de ensino com os alunos, seguida de discussão, no início do curso. Em decorrência disso, a classe teria participação e eventual colaboração. É comum aparecer pergunta deste tipo nas avaliações da instituição e seus professores com discentes: "o professor discute o plano de ensino com a classe no início do ano?"

Na resposta a esta pergunta eu tiro zero, porque, repito o que escrevi mais atrás, eu não discuto. Posso apresentar o plano, falar que está disponível para ser consultado, mas esperar de um aluno grandes considerações ou argumentos a ponto de acrescentar, mudar ou tirar alguma coisa é uma esperança pueril.

Como conclusão, assevero que o professor calouro tem de construir seu plano de ensino e se envolver com projeto pedagógico, diretrizes curriculares e o curso como um todo. Não é só dar aula. E não adianta reclamar porque será falta de sensatez.

Aqueles que quiserem aprofundar-se neste tema devem procurar bibliografia para conhecer um instrumento que alia conteúdo à taxonomia de objetivos, chamado "tabela de especificação".

3. Composição da ementa

Ementa significa sumário, súmula, lembrança. Nos livros de José Saramago, ementa aparece como sinônimo de cardápio dos restaurantes. Porque é um resumo das comidas (e seu conteúdo, acompanhamento ou modo de preparo). Em educação significa o resumo do conteúdo programático e dos objetivos. Em outras palavras, corresponde à estrutura basilar da disciplina.

A ementa é tirada do conteúdo e dos objetivos e geralmente colocada entre eles na sequência do plano de ensino. Ao ler a ementa, tem-se a noção do que será o conteúdo (a ementa desdobrada).

A ementa está para o plano de ensino, assim como o resumo está para o trabalho científico.

Os resumos contêm a estrutura basilar do trabalho e são apresentados em congressos em substituição ao trabalho completo, para facilitar e simplificar a leitura e a discussão. O mesmo deveria acontecer com as ementas, que dão uma noção bastante boa dos componentes estruturais da disciplina e como ela é organizada e orientada. Numa reunião de coordenador e professores, é mais fácil ler e discutir as ementas (e não o conteúdo todo) e os objetivos para dar um sentido de organização global do curso.

4. Metodologia (estratégias e técnicas de ensino)

Em seguida, após ter sido decidido para que ensinar e o que ensinar, o próximo passo é programar como ensinar. Para atingir os objetivos traçados, elege-se a melhor maneira de ensinar cada tópico ou um conjunto de tópicos do conteúdo. Para isso são propostas técnicas variadas, as que mais se ajustam à eficácia do ensino dos tópicos em questão, segundo o juízo do próprio professor.

5. Avaliação

A avaliação discente ou avaliação do rendimento escolar deve ser entendida como momentos de reflexão sobre os objetivos educacionais e sobre os conhecimentos adquiridos, de forma a possibilitar a adequação ou não do processo relativo ao ensino e ao aprendizado. Os erros e os acertos individuais e grupais permitirão não apenas classificar os alunos segundo seu aproveitamento, mas também avaliar a eficácia das aulas ministradas. Esta constatação possibilitará manter a estratégia de ensino ou replanejá-la, procurando corrigir pequenos desvios e até mudar rumos se for o caso.

Com relação ao aproveitamento do aluno, parto da concepção que tudo o que é ensinado deve ser avaliado. Se ele demonstrar domínio dos conhecimentos elencados no conteúdo programático, por meio das atividades propostas, deverá ser aprovado com mérito (nota ou conceito alto), pois atingiu todos ou quase todos os objetivos. A simples aprovação (nota ou conceito razoável) significa que o aluno atingiu os objetivos mínimos necessários (ou pouco mais que isso), considerados essenciais para o prosseguimento do curso. Não demonstrar domínio desses objetivos essenciais leva-o à reprovação (nota ou conceito baixo). Quando houver dificuldade para a atribuição precisa da nota (ou conceito), poderá ser feito um julgamento de qualidade, paralelo e adicional, baseado na frequência (e permanência) às aulas, no envolvimento com as atividades, na colaboração com os colegas em seus grupos cooperativos de estudo e nas leituras e trabalhos extras ou adicionais.

Avaliações numerosas e de tipos diversificados têm o duplo intuito de oportunizar a recuperação durante o semestre/ano e oferecer ao aluno meios de se expressar de formas variadas.

Pode-se programar avaliações formativas e somativas. As formativas são mecanismos de informação usados durante o processo de ensino, visando controlar o alcance dos objetivos. Quando é detectada falha no aproveitamento do aluno, há tempo suficiente para a promoção de ajustes ou medidas corretivas. Se a deficiência é geral, o professor opta por interromper o curso e promover a sua revisão ou dar prosseguimento ao mesmo com alternativas de ajuste. Em síntese, serve como *feedback* ao professor. As avaliações formativas são corrigidas, mas não recebem notas. Um belo exemplo são os estudos dirigidos (Capítulo 13).

As avaliações somativas são realizadas ao final de uma unidade ou de um conjunto de unidades, ao final do semestre, com a finalidade de atribuir notas classificatórias. Sua função é verificar a consecução dos objetivos da disciplina, assim como a eficácia da própria disciplina, e determinar as atividades de recuperação (ver Capítulo 22).

6. Bibliografia

Neste item são incluídos os livros que efetivamente se relacionam com os assuntos do conteúdo e que poderão ser consultados durante o curso. O chamado livro adotado fará parte da bibliografia básica. A bibliografia complementar, de utilização eventual, constará de dois, três ou quatro livros, a critério do professor.

7. Cronograma

O cronograma de atividades correspondente aos meses e dias do período letivo poderá constar do plano de ensino, como parte integrante dele, ou poderá ser feito à parte, depois que o calendário escolar e o horário de aulas estiverem prontos. Os dias destinados à avaliação constarão do cronograma, mas o professor tem de estar atento para a norma da escola que tanto pode estabelecer os dias em que as provas serão realizadas (semana de provas), como pode deixar a critério do professor a marcação dos dias que mais lhe convenham.

Grande utilidade do cronograma é comprovada pelo professor no momento do registro das atividades do dia em folhas próprias, exigência de todas as instituições. Neste caso, é mais eficiente consultar o cronograma do que o plano de ensino.

6. Objetivos

Como estou escrevendo para professores e não para alunos de graduação, não vou me ater a questões básicas. Creio ser notório que os objetivos educacionais correspondem ao que se espera que o aluno seja capaz de desenvolver após o curso. São determinados previamente e sua consecução é avaliada posteriormente. Objetivos atingidos geram novos comportamentos.

Usa-se o termo meta como sinônimo de objetivo, mas há quem prefira (eu sou um deles) usá-lo para significar resultados gerais da formação do profissional, portanto a longo prazo. Assim, objetivo é da disciplina e meta é da escola. A escola tem uma meta geral em seu programa de desenvolvimento do aluno (GRONLUND, 1979).

Na Universidade, a todo o momento se fala em objetivos da instituição, do curso e da disciplina (gerais e específicos), que devem estar articulados e coerentes uns com os outros. Todo plano de ensino compõe-se de objetivos, além de ementa, conteúdo etc. Nas avaliações dos professores pelos discentes, organizadas pela instituição, sempre consta a pergunta se o professor explicita os objetivos no início da aula/unidade de ensino/disciplina/curso. Nas aulas de metodologia de ensino dos cursos de pós-graduação, o tema objetivo é um capítulo obrigatório do programa.

Nas avaliações institucionais, externas, também são levados em conta os objetivos.

A propósito disso, quando eu era verificador das condições de oferta de faculdades, ligado à SESu/MEC, apreciava muito insistir em duas perguntas (oportunas e inteligentes) do formulário de verificação, para aquilatar o cumprimento de objetivos:

1ª) "Os planos das disciplinas atendem aos objetivos do curso? ( ) sim ( ) não. Exemplifique".

2ª) "Descrever os principais resultados positivos e negativos alcançados em relação aos objetivos do curso. Como foram obtidas as informações?"

As respostas à primeira pergunta eram invariavelmente vagas: "nossos alunos estão se saindo bem na vida profissional"...."passam em concursos...", coisas assim. Assisti a um diálogo desse tipo entre dirigentes de uma faculdade:

– Qual é mesmo o nome daquele ex-aluno que passou em primeiro lugar na prova de seleção para...

– Fulano de tal.

– Então; eu não disse? É isso aí, os nossos passam em concursos...

Em relação à segunda questão, o espaço para a resposta ficava sempre em branco. Sempre!

É mais lógico que as instituições tenham um serviço de acompanhamento de ex-alunos para receber seu *feedback*. Informações assim obtidas já chegaram a mudar radicalmente o currículo de pelo menos um curso da área de Engenharia que estava competindo com cursos similares que possuíam outra denominação. MAGER & BEACH (1979) propõem uma constante investigação com o ex-aluno para saber se os objetivos do curso realizado estão de acordo com sua vida profissional. Perguntas sobre o que está fazendo e em que condições, sobre os tipos de tarefa no trabalho, seu desempenho, problemas enfrentados podem ser feitas por telefone, por questionário, por meio de visitas para entrevista *vis-a-vis* com ele e com seu chefe/superior/supervisor/colega.

Objetivos-conteúdos-métodos: uma tríade articulada

Está provado que os objetivos somente ajudam, não atrapalham. Mas não se trabalha com eles! Por quê?!

Realmente, não sei por que os professores universitários, de modo geral, não se alicerçam nos objetivos educacionais para imprimir força e coerência ao seu trabalho!

O ensino se funda em uma tríade articulada: objetivos-conteúdos-métodos. Na ministração de uma disciplina, só conteúdo e método não bastam; deixa o processo de ensino mutilado.

> Lá vai a opinião de um professor com 48 anos de experiência. Formulo objetivos educacionais adequados às minhas disciplinas, explicito-os, calco minhas aulas em cima deles e os cobro dos alunos. É o que se espera do aluno após o estudo e é uma maneira objetiva de declarar o que deve ser estudado e o que será cobrado nas avaliações, porque estas são planejadas de conformidade com os objetivos. Se assim não fosse, as avaliações seriam vagas, irreais e surpreendentes.
>
> Em meus livros sobre Anatomia, os objetivos são inseridos no início de cada capítulo e indicam o que o aluno estará apto a realizar após a leitura e estudo do texto, de modo integrado com as aulas.
>
> Para mim, tudo isso é muito claro. Racionaliza e simplifica o trabalho docente.

Gente, deixe-me repetir. O ensino se funda em uma tríade articulada: objetivos-conteúdos-métodos.

Redigir objetivos requer conhecimento, criatividade e dispêndio de tempo. Quem quer moleza não redige objetivos porque dá trabalho. Preparar aula também dá trabalho. E arquitetar um estudo dirigido então? E corrigir provas? E preparar um plano de ensino? E atender alunos fora da sala de aula? Tudo dá trabalho. Aquele que se propõe a realizar tarefas que não exigem esforço intelectual e horas de atenção, que não vá para o magistério.

Se o professor não quer desenhar o desempenho que aguarda de seu aluno depois que ele sai da sua guarda ou projetar a sua conduta a partir da formatura, é porque ele não se interessa pelos propósitos de seu ensino.

Um exemplo de quem não tem objetivo pode ser dado com um trecho da letra da antiga e conhecida música "Caminhemos", do cancioneiro popular: "...Vou indo, caminhando, sem saber onde chegar; quem sabe na volta eu te encontre no mesmo lugar."

MAGER & BEACH (1979) expressam-se do mesmo modo, com outras palavras: "A não ser que saibamos exatamente onde queremos ir, podemos chegar em algum outro lugar... e nem sequer perceber o fato".

A hierarquia dos objetivos

Costumam-se instituir objetivos somente da área (ou domínio) cognitiva, que podem ser assim classificados conforme seu grau de complexidade (em ordem crescente): 1. conhecimento; 2. compreensão; 3. aplicação; 4. análise; 5 síntese; 6. avaliação. O conhecimento está relacionado com a memória e demanda uma conduta simples, como conhecer nomes, datas, classificações, dados específicos. Os demais se relacionam com habilidades intelectuais, sendo que os objetivos de compreensão são os mais simples desta segunda categoria (tradução, interpretação, resumo de texto). A aplicação já exige conduta um pouco mais complexa, como a de resolver problemas diferentes daqueles que já conhece, aplicação de métodos para a elaboração de um projeto ou de uma regra/princípio para resolver um problema. A análise refere-se à divisão ou decomposição não memorizada de uma obra de arte, de um organismo, de um exame laboratorial, de uma máquina, a relação entre seus elementos, para mostrar como o conjunto está estruturado ou organizado e como funciona; para isso ele tem de reunir conhecimento, compreensão e aplicação como base para seu trabalho de análise. A síntese requer a habilidade de criar meios para reunir e combinar partes que podem formar uma unidade ou um todo (um parecer, uma campanha de saúde, um dispositivo que ajude a realizar um procedimento) que não existia antes. Dominando todas as categorias hierarquicamente mais simples, o aluno realiza condutas próprias da avaliação que julga com critérios apropriados, por exemplo, o valor de um material, de uma técnica como no caso do julgamento da coerência entre um exame clínico e um diagnóstico ou o julgamento do melhor medicamento para ser usado diante de determinada moléstia.

Os objetivos da área afetiva da educação são classificados nestas categorias: 1. acolhimento; 2. resposta; 3. valorização; 4. organização; 5 caracterização.

> Estes, eu próprio não formulo e não cobro ostensivamente no meu ensino. Mas, os considero. Veja: entre os ideais educacionais de uma escola encontram-se sempre objetivos que dizem respeito a ética, cidadania, princípios e valores. Ora, os minutinhos que uso em cada aula para destacar (quando oportuno, num encaixe lógico, sem forçar) esses aspectos, eu estou agindo de acordo com o ideal da instituição. Assim, minha disciplina está contribuindo para a formação do profissional que a instituição deseja. Isto faz parte de um currículo oculto que não precisa ser explicitado com objetivos próprios.

Com relação à área psicomotora, que também inclui categorias de objetivos, não tenho experiência com a operacionalização deles.

Explicitação dos objetivos

Usei o termo operacionalização logo atrás para lembrar que os objetivos, quando definidos com clareza, podem ser operacionalizados, isto é, orientam a aquisição de conhecimentos e habilidades que levam a um novo comportamento que poderá ser medido e ser avaliada a sua proficiência. Em outras palavras, orientam o trabalho do professor e quando comunicados aos alunos orientam seu estudo porque eles estarão cientes do que o professor espera deles, atentarão para os aspectos fundamentais do conteúdo e entenderão que a avaliação é simplesmente a verificação ou checagem do grau de alcance desses objetivos. "Um objetivo refere-se a fins e não a meios. Descreve o produto e não o processo (...) refere-se ao desempenho final e não ao conteúdo do curso" (MAGER & BEACH, 1979).

Uma redação mais completa do objetivo aumenta a possibilidade de sua operacionalização. Neste caso podem-se especificar as condições e os critérios em que ocorre o aprendizado para que o objetivo seja alcançado. Condições referem-se a técnicas, materiais ou equipamentos utilizados, local ou ambiente onde é operacionalizado o objetivo e assim por diante. Critérios referem-se ao padrão do desempenho: um desempenho de bom nível será considerado aceitável. Referem-se também à especificação do tempo em que o desempenho seja realizado ou o número de tentativas. Exemplos: Classificar..., sem erro nem omissão. Conversar com o paciente usando um tom de voz... Identificar em três minutos pelo menos quatro medicamentos que se aplicam a... Realizar, numa única tentativa, os passos da técnica... Dar a sequência exata...

Desta forma, agregando condições e critérios, o objetivo é descrito totalmente ou "da maneira mais exaustiva possível" (MAGER & BEACH, 1979).

Sempre se usam verbos para traçar objetivos. Se esses verbos são "fechados", como identificar, reconhecer, construir, enumerar, comparar, a interpretação do objetivo não dá margem à ambiguidade e seu acompanhamento pode ser observado e avaliado. Se, ao contrário, forem usados verbos "abertos", como entender, saber, conhecer, compreender, fica extremamente difícil a especificação porque esses verbos dão margem a mais do que uma interpretação e podem significar várias coisas.

Exemplos do primeiro caso: Realizar uma osteotomia em... Explicar a influência do... Prever as possíveis consequências do uso do... Enumerar os sinais da síndrome... Comparar as teorias...

Exemplos do segundo caso: Entender a teoria do... Saber a diferença entre... Ser capaz de compreender o que está... Assistir a uma aula sobre...

Objetivo e conteúdo

Se o professor de Histologia básica deseja que, ao término do curso, seu aluno seja capaz de manusear o microscópio e nele reconhecer determinadas células, os tecidos básicos do corpo, o revestimento de alguns órgãos, a constituição de outros, irá selecionar um conteúdo referente a isso, usará estratégias de ensino apropriadas e, no final, providenciará a avaliação. Sendo orientado devidamente dentro deste processo, o aluno fica sabendo o que o professor espera dele. Digamos que o mesmo professor acumule a função de lecionar um curso avançado em Histologia. Aí terá de selecionar outro conteúdo de maior profundidade e complexidade e, possivelmente, optará por outras estratégias. Neste caso seus objetivos também serão outros.

Um curso que se atém apenas a noções gerais não pode ter os mesmos objetivos de um curso adiantado. Da mesma forma, e isto serve de alerta aos professores calouros, não se pode conceber que nas ciências básicas o capítulo articulações seja lecionado da mesma maneira para o ortopedista e para o fisioterapeuta, que a disciplina Biofísica seja igual nos cursos de Farmácia e de Enfermagem e que o estudo do sistema digestório tenha os mesmos objetivos em Nutrição e em Educação Física.

Nem todos concordam com objetivos

A formulação de objetivos não é tranquilamente adotada por todos. Há quem argumente contrariamente. GIL (2008) relaciona os argumentos pró e contra que julga serem os mais expressivos e encerra o capítulo sobre objetivos, alertando para o seguinte: "As objeções (...) não são suficientes para invalidá-los. Servem, no entanto, para mostrar (...) que o valor dos objetivos é relativo e que sua formulação não pode ser entendida como uma prescrição fundamentada num dogma. Cabe, pois, ao professor refletir acerca de sua concepção de educação e determinar então o papel que devem desempenhar os objetivos no contexto de sua atuação em sala de aula".

7. Modelo de plano de ensino

Sem a mínima intenção de ditar normas, apresento um protótipo de plano de ensino, que é o projeto de programa de uma disciplina a ser cumprido no semestre/ano letivo, idealizado pelo professor e desenvolvido pelo professor e pelos alunos. Dentro da disciplina que leciono, a Anatomia humana, escolhi a fração "Anatomia odontológica" como modelo. Alguns tópicos deste modelo são apresentados com mais de uma alternativa de redação e enfoque.

Muito mais importante que redigir o plano é cumpri-lo. Usá-lo como um guia para as aulas.

PLANO DE ENSINO

Curso: Odontologia

Disciplina: Anatomia (um plano à parte para a Anatomia Dental, se esta for outra disciplina)

Ano:........

Série (semestre, termo): primeira

Carga horária anual (semestral):..... horas

Aulas semanais (carga horária semanal):..... horas

Professor responsável:........

Outros professores:........

Introdução (opcional: se for o caso, se houver necessidade)

Esta disciplina destina-se ao estudo anatômico do corpo humano. O escopo é obter conhecimentos sobre denominação, forma, tamanho, posição, relações e funções das formações anatômicas que compõem os sistemas orgânicos. Realiza estudo mais detalhado de conceitos morfofuncionais relativos à face, com ênfase ao aparelho mastigador, tendo em vista a necessidade desses conhecimentos específicos por parte do futuro dentista.

Área de conhecimento – aplicação no currículo (opcional)

A disciplina Anatomia contempla a área das ciências morfológicas, voltada para a macroscopia. Tanto no primeiro quanto no segundo semestre, aborda conceitos anatômicos fundamentais e descreve as partes dos sistemas orgânicos do corpo humano. É, portanto, uma ciência essencialmente básica, cujo conhecimento oferece suporte a, praticamente, todas as demais disciplinas, mantendo com estas grande proximidade durante todo o curso. Para facilitar essa proximidade, a disciplina direciona boa parte de seu conteúdo para a aplicação prática. Dessa maneira, o estudante é preparado, mais eficazmente, para novas abordagens curriculares.

Categorias conceituais (opcional)

A Anatomia possui conceitos e fundamentos, sem os quais é impossível entender a constituição, a forma e o funcionamento do organismo. Há um plano geral de construção do corpo humano que define a sua organização geral e a sua estruturação. A estratificação e a metameria são exemplos de organização. Os componentes ósseos com sua arquitetura especial, que dão resistência (ao mesmo tempo dureza e flexibilidade) ao osso, são exemplos de estruturação.

Sem o entendimento prévio desses conceitos e fundamentos, o aluno faria apenas um estudo "descritivo-decorativo" das formações anatômicas que integram os vários sistemas orgânicos. Consequentemente, chegaria mal preparado cientificamente para o estudo de novos componentes curriculares.

Exigências prévias de conhecimentos e habilidades (opcional)

Como disciplina "básico-básica", a Anatomia não necessita de pré-requisitos dentro da organização curricular. Como já foi mencionado, dentro da própria disciplina a abordagem consciente de seu conteúdo depende da compreensão de seus conceitos básicos e fundamentos anatômicos, sem os quais o estudo se torna capenga. Entretanto, é pré-condição que o estudante traga do colegial um bom "enxoval científico", essencial para a sequência de sua formação. Os conceitos vindos de lá, quando falhos, serão eventualmente retomados.

Os quatro tópicos iniciais acima não são indispensáveis. Podem ser ou não redigidos pelo professor. Em modelos de plano de ensino de alguns cursos, alguns destes tópicos são exigidos. Se o professor tem liberdade para escolher todos os tópicos que deverão compor o seu plano, ele optará por um ou por alguns deles aqui sugeridos, por nenhum deles ou até por outros que não foram apresentados.

Em seguida devem ser definidos os *objetivos de ensino*, não como um ritual ou como o simples cumprimento de uma tarefa exigida pela escola, mas para orientar a execução e a avaliação do ensino por parte do professor. Para o aluno, os objetivos deixam claro o que o professor espera dele. Deste modo, partirá para um estudo utilitário dos aspectos fundamentais a serem dominados e terá mais clareza do processo avaliativo, que deve ser formulado em concordância com esses aspectos.

Ao enunciar objetivos da disciplina, o professor deve dividi-los em gerais e específicos (ou terminais). Os específicos correspondem àquelas mudanças particulares e gradativas do comportamento e atingíveis em curto prazo, dentro da disciplina. Em outras palavras, respondem ao professor sua pergunta: qual o desempenho desejado do aluno ao sair da minha disciplina? Portanto, refere-se a fins e não a meios.

Os gerais devem estar coerentes com (e fazer parte dos) os grandes objetivos educacionais da instituição, que se referem a comportamentos amplos a serem alcançados na área de saúde, ao longo da formação profissional.

Assim sendo, dos objetivos gerais da disciplina que estou propondo neste exemplo de plano de ensino, quatro são voltados para a Anatomia (conceitos, componentes dos sistemas orgânicos e elementos anatômicos da cabeça e pescoço funcionando como um todo), como se pode ver mais abaixo. Mas, na certeza que a disciplina de Anatomia pode contribuir não apenas para a formação científica do alunado, mas também para a formação humanística, proponho outros dois objetivos gerais voltados para ações neste sentido.

Não creio que trabalho docente dessa natureza seja atributo exclusivo das disciplinas de cunho social e de cunho profissionalizante. Creio, porém, que seja uma obrigação de todo o corpo docente, em um esforço conjunto. Mesmo que essa contribuição não apareça sob algum título no conteúdo programático, ela estará presente em momentos, ainda que curtos, de reflexão (e até de problematização) sobre cidadania e ética durante as aulas. Esta inserção de conotação humanística, que transcende o campo do saber técnico para alcançar o domínio afetivo da educação, com ênfase nos valores éticos e morais, certamente estará coerente com os objetivos da instituição e com os objetivos do curso.

A partir deste raciocínio, são traçados os objetivos gerais da disciplina.

Objetivos gerais da disciplina

1. Levar o ensino além da dimensão técnica, mantendo assim compromisso com a cidadania e com a ética.
2. Contribuir para a formação da consciência crítica do aluno em relação ao contexto social e científico.
3. Fornecer elementos para o aprimoramento da cultura geral do aluno.
4. Orientar, incentivar e ajudar o aluno a aprender, preparando-o para o estudo de outras ciências, sejam de base, sejam aplicadas.
5. Manter relações entre o conteúdo da disciplina e do curso como um todo.
6. Explorar os conceitos anatômicos básicos ou fundamentais, tendo em vista a necessidade de conhecimentos sobre denominação, constituição, forma, tamanho, posição, relações e funções das formações anatômicas do corpo humano.
7. Reconhecer os componentes dos sistemas orgânicos e descrever seu funcionamento geral.
8. Identificar e descrever, estabelecendo relações, os elementos anatômicos da cabeça e pescoço, com ênfase ao aparelho mastigador.
9. Demonstrar em peças anatômicas o conteúdo anatomotopográfico das grandes cavidades do corpo e particularmente os da cabeça e porções anterior e lateral do pescoço.

Objetivos específicos da disciplina

Do ponto de vista da eficiência e da técnica espera-se que, ao término da disciplina, os alunos adquiram os seguintes comportamentos para a continuidade do seu curso:

1. Explorar o significado da Anatomia e seus fundamentos em relação ao estudo dos sistemas orgânicos.
2. Conceituar osso dos pontos de vista químico, anatômico e biomecânico.
3. Reconhecer os ossos humanos, analisando sua forma, tamanho, número, tipo morfológico e posição.

4. Identificar os detalhes dos ossos do crânio pelas normas frontal, lateral, superior, posterior, inferior e pela vista interna.
5. Analisar detalhadamente maxila e mandíbula dentadas e desdentadas, inclusive a topografia dentoalveolar.
6. Descrever detalhadamente os músculos faciais e, particularmente, os mandibulares.
7. Analisar o comportamento dos músculos na movimentação da mandíbula e nas expressões faciais.
8. Conceituar articulação, discriminando seus tipos e definindo os componentes de uma articulação sinovial.
9. Identificar os elementos anatômicos da articulação temporomandibular (ATM) e discutir sobre aspectos funcionais da ATM e suas relações com os movimentos e posições da mandíbula.
10. Especificar as partes constituintes do sistema digestório, do ponto de vista morfofuncional.
11. Descrever detalhadamente a boca e suas estruturas limitantes. Descrever detalhadamente a língua e as glândulas salivares.
12. Caracterizar as partes constituintes do sistema circulatório, do ponto de vista morfofuncional.
13. Denominar as porções do coração e os principais vasos do corpo.
14. Descrever detalhadamente artérias, veias e linfáticos da cabeça e pescoço.
15. Caracterizar as partes constituintes do sistema nervoso do ponto de vista morfofuncional, inclusive o sistema nervoso autônomo.
16. Identificar as partes do sistema nervoso central e seus núcleos principais.
17. Identificar os principais nervos do corpo.
18. Descrever detalhadamente o nervo trigêmeo.
19. Relacionar anestesias odontológicas com as ramificações do nervo trigêmeo.
20. Descrever os nervos facial, glossofaríngeo, vago e hipoglosso.
21. Caracterizar as partes constituintes do sistema respiratório, do ponto de vista morfofuncional.
22. Caracterizar as partes constituintes do sistema genital masculino e feminino, do ponto de vista morfofuncional.
23. Caracterizar as partes constituintes do sistema urinário, do ponto de vista morfofuncional.

Antes de apresentar o conteúdo programático é aconselhável expor a *ementa*, vocábulo que significa apontamento, resumo, lembrança. Como item mandatório do plano de ensino, a ementa entra para "descrever sucintamente do que possa expressar a disciplina sob o enfoque para esta ser lembrada, poder ser evocada (...) é elaborada em termos de uma descrição analítico-sintética de um 'recorte' de um campo de conhecimento, por meio do qual seja possível apreender a estrutura básica do que constitui a disciplina que se quer apontar" (trecho de uma palestra da Profª Rosália de Aragão). Segundo outras autoridades no assunto, a ementa deve ser apenas uma relação dos principais itens do conteúdo da disciplina ou um rol resumido do programa de ensino que vai ser ensinado.

Deixo aos leitores essas duas formas de ementa como opções.

Ementa (1ª opção)
Aborda conceitos anatômicos fundamentais e descreve, na teoria e na prática, os componentes dos sistemas orgânicos/as partes dos sistemas do corpo humano e seu respectivo funcionamento. Proporciona conhecimentos básicos em relação ao aparelho locomotor, com os tópicos: generalidades sobre os sistemas esquelético (e anatomia do esqueleto humano), articular e muscular. Visa oferecer um estudo mais aprofundado sobre a segunda parte do aparelho locomotor, com os seguintes tópicos: craniologia, anatomia do crânio aplicada à Odontologia, articulação temporomandibular e músculos da cabeça e supra-hióideos. Na sequência, aborda o sistema digestório, estudando aspectos gerais e aspectos específicos, como anatomia da boca, língua e glândulas salivares. Proporciona apenas noções sobre os sistemas respiratório, genital (masculino e feminino) e urinário, mas oferece um estudo mais aprofundado sobre os sistemas circulatório e nervoso, com os seguintes tópicos: Generalidades sobre o sistema circulatório. Anatomia das artérias, veias e linfáticos da cabeça e pescoço. Sistema nervoso (neuroanatomia). Nervo trigêmeo. Nervos facial, glossofaríngeo, vago e hipoglosso. Para facilitar a aproximação com disciplinas clínicas, direciona boa parte de seu conteúdo para a aplicação prática.

Ementa (2ª opção)
Considerações gerais sobre Anatomia. Sistema esquelético. O esqueleto humano. Craniologia. Anatomia do crânio aplicada à Odontologia. Sistema articular. Articulação temporomandibular. Sistema muscular. Músculos da cabeça e supra-hióideos. Sistema digestório. Boca, língua e glândulas salivares. Sistema circulatório. Artérias, veias e linfáticos da cabeça e pescoço. Sistema nervoso (neuroanatomia). Nervo trigêmeo. Nervos facial, glossofaríngeo e hipoglosso. Sistema respiratório. Sistema genital masculino e feminino. Sistema urinário.

Na fase de planejamento do ensino, o professor já pesquisou a realidade na qual vai atuar, que tipo de aluno vai ter, já situou sua disciplina em relação às outras disciplinas do curso, já apontou objetivos e agora, ao perguntar-se "o que ensinar?", vai selecionar os *conteúdos* a serem aprendidos pelos alunos e organizá-los numa sequência lógica, do geral para o particular, com conexão entre suas partes, a fim de que as mudanças comportamentais se produzam. Mais tarde ele pensará em "como ensinar".

Conteúdo programático
(conteúdos, habilidades, práticas que serão desenvolvidos no ano)

Tópico 1: Generalidades sobre Anatomia
Objetivo específico: Explorar o significado da Anatomia e seus fundamentos em relação ao estudo dos sistemas orgânicos
Assuntos: 1.1. Anatomia: considerações gerais
1.2. O corpo humano: conformação, divisão, planos, nomenclatura, biotipologia

Tópico 2: Sistema esquelético

Objetivos específicos: Conceituar osso dos pontos de vista químico, anatômico e biomecânico. Reconhecer os ossos humanos, analisando sua forma, tamanho, número, tipo morfológico e posição. Identificar os detalhes dos ossos cranianos pelos aspectos frontal, lateral, superior, posterior, inferior e interno do crânio. Analisar detalhadamente maxila e mandíbula dentadas e desdentadas, inclusive a topografia dentoalveolar. Distinguir as partes do crânio em radiografias panorâmicas, AP e lateral. Discutir sobre análise funcional (biomecânica) do esqueleto facial.

Assuntos: 2.1. Osteologia: considerações gerais
2.2. Esqueleto humano
2.3. Crânio: estudo em conjunto dos ossos componentes
2.4. Maxila e mandíbula
2.5. Aspectos radiográficos e biomecânicos do crânio
2.6. Aspectos sexuais, etários e antropométricos do crânio

Tópico 3: Sistema muscular

Objetivos: Conceituar músculo, explorando seus aspectos morfofuncionais. Identificar os principais músculos do corpo humano. Descrever detalhadamente os músculos faciais e, particularmente, os mandibulares. Analisar o comportamento dos músculos na movimentação da mandíbula e nas expressões faciais.

Assuntos: 3.1. Miologia: considerações gerais
3.2. Principais grupos musculares
3.3. Músculos da expressão facial
3.4. Músculos da mastigação
3.5. Músculos supra-hióideos
3.6. Músculos do palato e da língua

Tópico 4: Sistema articular

Objetivos: Conceituar articulação, discriminando seus tipos e definindo os componentes de uma articulação sinovial. Identificar os elementos anatômicos da articulação temporomandibular (ATM). Discutir sobre aspectos funcionais da ATM e suas relações com os movimentos e posições da mandíbula.

Assuntos: 4.1. Artrologia: considerações gerais
4.2. ATM
4.3. Dinâmica da ATM

Tópico 5: Sistema digestório

Objetivos: Especificar as partes constituintes do sistema digestório, do ponto de vista morfofuncional. Descrever detalhadamente a boca e suas estruturas limitantes. Descrever detalhadamente a língua e as glândulas salivares.

Assuntos: 5.1. Sistema digestório: considerações gerais
5.2. Boca
5.3. Língua e glândulas salivares

Tópico 6: Sistema circulatório

Objetivos: Caracterizar as partes constituintes do sistema circulatório, do ponto de vista morfofuncional. Denominar as porções do coração e os principais vasos do corpo. Descrever detalhadamente artérias, veias e linfáticos da cabeça e pescoço.

Assuntos: 6.1. Sistema circulatório: considerações gerais
6.2. Coração e grandes vasos
6.3. Artérias da cabeça e pescoço
6.4. Veias da cabeça e pescoço
6.5. Linfáticos da cabeça e pescoço

Tópico 7: Sistema nervoso

Objetivos: Caracterizar as partes constituintes do sistema nervoso do ponto de vista morfofuncional, inclusive o sistema nervoso autônomo. Identificar as partes do sistema nervoso central e seus núcleos principais. Identificar os principais nervos do corpo. Descrever detalhadamente o nervo trigêmeo. Relacionar anestesias odontológicas com as ramificações do nervo trigêmeo. Descrever os nervos facial, glossofaríngeo e hipoglosso.

Assuntos: 7.1. Sistema nervoso: considerações gerais
7.2. Sistema nervoso central
7.3. Sistema nervoso periférico
7.4. Sistema nervoso autônomo
7.5. Nervo trigêmeo
7.6. Nervos facial, glossofaríngeo, vago e hipoglosso
7.7. Anatomia e anestesias odontológicas

Tópico 8: Sistema respiratório

Objetivo: Caracterizar as partes constituintes do sistema respiratório, do ponto de vista morfofuncional

Assunto: 8.1. Sistema respiratório: considerações gerais

Tópico 9: Sistema genital

Objetivo: Caracterizar as partes constituintes do sistema genital masculino e do feminino, do ponto de vista morfofuncional

Assuntos: 9.1. Sistema genital masculino: considerações gerais
9.2. Sistema genital feminino: considerações gerais

Tópico 10: Sistema urinário

Objetivo: Caracterizar as partes constituintes do sistema urinário, do ponto de vista morfofuncional

Assunto: 10.1. Sistema urinário: considerações gerais

Na subsequência, costuma-se preparar o *cronograma* das aulas que serão ministradas, conforme o calendário do semestre ou do ano. Este procedimento permite também prever os dias de prova. As instituições ou os coordenadores de curso estão habituados a solicitar esta tarefa de cada professor responsável por disciplina, anexado ou não ao plano de ensino. O grande problema são os "furos" devido a suspensões de aulas por greve, luto, feriados inesperados, faltas coletivas etc., que comprometem o cronograma. É aconselhável supor contratempos.

Seria prolixidade preparar um modelo de cronograma completo e por isso indico um cronograma genérico ou abreviado, que pode servir ao propósito de distribuir as atividades de acordo com os bimestres letivos.

Cronograma (opcional)
1º bimestre: tópicos 1, 2 e parte do 3
2º bimestre: tópicos 3 (parte restante), 4 e 5
3º bimestre: tópicos 6 e parte do 7
4º bimestre: tópicos 7 (parte restante) a 10.

Creio ser muito útil a determinação dos chamados *objetivos essenciais*, extraídos dos objetivos específicos, que correspondem ao menor conhecimento a ser exigido do aluno, para a atribuição de uma nota mínima para a sua aprovação. É o núcleo duro do programa da disciplina. De certa forma, esse é o fragmento prioritário da lista completa dos objetivos. Sem esse conhecimento imprescindível, não será possível a promoção do aluno.

LOWMAN (2007) também é adepto dos objetivos essenciais, chamados por ele de "padrões mínimos ou objetivos que devem ser alcançados por todos". Mas, faz uma advertência interessante: o que é designado como expectativa mínima para todos pode facilmente se tornar realizações máximas para os melhores.

Conhecimentos mínimos necessários e indispensáveis (objetivos essenciais)

1. Sistemas orgânicos (reconhecer os órgãos de todos os sistemas orgânicos, indicando suas funções)
2. Anatomia dos ossos do aparelho mastigador (identificar detalhes da maxila, mandíbula e palatino, bem como aspectos da topografia dentoalveolar)
3. Aspectos radiográficos do crânio (distinguir as partes do viscerocrânio em radiografias panorâmicas, AP e lateral do crânio
4. Músculos da mastigação, supra-hióideos e da expressão facial (distinguir os músculos mandibulares e peribucais e reconhecer suas origens, inserções e funções)
5. Anatomia e dinâmica da ATM (especificar detalhes anatômicos da ATM e relacionar ações musculares com a sua movimentação)
6. Boca, língua e glândulas salivares (descrever detalhes anatômicos da boca, língua e seus músculos, músculos do palato e glândulas salivares)
7. Vascularização da cabeça e pescoço (esquematizar a circulação sanguínea e linfática como um todo e nomear os principais vasos arteriais, venosos e os linfonodos da cabeça e pescoço)
8. Sistema nervoso (caracterizar os principais componentes do sistema nervoso e indicar seus aspectos funcionais básicos)
9. Nervo trigêmeo (identificar as ramificações dos nervos maxilar e mandibular e relacioná-las com as anestesias odontológicas).

Em seguida, o professor concebe quais serão os melhores meios para facilitar ao aluno a aprendizagem dos tópicos do conteúdo. Irá pensar em "como ensinar", selecionando e organizando procedimentos de ensino, o que corresponderá à sua *metodologia ou estratégia de ensino.*

Poderá também, na fase de planejamento, ir selecionando e organizando recursos de ensino, sem que isto necessite ser detalhadamente explicitado.

Metodologia (ou Estratégia de Ensino ou Sistemática de Trabalho)
O ensino da disciplina será desenvolvido por meio da oferta de atividades diversificadas, que asseguram um aprendizado mais eficaz e aumentam as possibilidades de entendimento do aluno. Serão usadas as seguintes estratégias:
1. Aulas expositivas, com ou sem auxílio de imagens
2. Aulas demonstrativas de laboratório para pequenos grupos
3. Leituras e estudo laboratorial supervisionados
4. Seminários
5. Dinâmicas de grupo
6. Estudo dirigido.

Haverá sempre a tentativa de se evitar a pura coleção de dados e a sua memorização. Não é a simples presença e a denominação de um músculo o que interessa, mas a interpretação do seu desempenho, o qual depende do número e direção de seus fascículos, além de sua origem e inserção.
Os aspectos biomecânicos e funcionais serão valorizados para um melhor entendimento da origem embriológica, da localização, do contorno, da morfologia e das relações das diversas formações anatômicas.

Chega agora o momento de selecionar e organizar procedimentos de *avaliação*, utilizando diferentes instrumentos para verificar o progresso do aluno, desde a sua entrada até a saída da disciplina. A cronologia das avaliações deve ser providenciada se for solicitada; uma alternativa é mesclá-la com a cronologia das aulas.

Avaliação (ou Critérios de Avaliação)
Serão usadas as seguintes estratégias:
1. Provas discursivas ou questões não estruturadas
2. Testes objetivos ou questões estruturadas
3. Provas práticas em laboratório
4. Provas orais (usadas mais para pequenos grupos, como substitutivas ou de segunda chamada)
5. Atribuição de nota ou conceito pela qualidade da participação em seminários ou outras atividades

Cronologia das avaliações
(de acordo com as necessidades, os requisitos ou as exigências administrativas)

Finalmente, o plano de ensino é completado com a lista das obras adotadas como *suporte bibliográfico*. Costuma-se relacionar um ou dois livros de primeiro apoio e indicar mais dois, três ou quatro como bibliografia complementar. Lembro que a compra de livros, pela biblioteca, é geralmente baseada na indicação dos professores, por meio de seus planos de ensino.

Bibliografia
Básica:...(um ou dois livros, a critério do professor)
Complementar:...(dois, três ou quatro livros ou atlas).

Espero que esta proposta de plano de ensino ofereça contribuição para professores iniciantes, que estão ou estarão planejando o seu ensino. Conheço a limitação e a falta de informação dos menos iniciados para realizar o seu planejamento de ensino.

Os professores mais experientes, ao ignorarem ou rejeitarem as sugestões aqui enunciadas, por não necessitarem delas, devem saber que elas são bem-vindas aos novatos. Sua concepção não coincidente a respeito de plano de ensino (e opiniões específicas sobre os itens componentes) será bem aceita, se for a mim enviada a título de correção ou de atualização.

Adaptações para a semestralidade (Anatomia I e Anatomia II) ou a inclusão de Anatomia Dental no mesmo programa são fáceis de ser feitas.

8. Aulas boas, aulas más

Aulas de ontem e de hoje

Já foi meu costume fazer gravações sonoras das primeiras aulas do ano e deixá-las à disposição dos alunos de minha disciplina. Visava beneficiar principalmente aqueles que eram chamados com atraso para a matrícula, por estarem em lista de espera do vestibular ou em processo de transferência. Posteriormente, gravei em filme outras aulas, não obrigatoriamente as primeiras.

Pois bem, pouco tempo atrás acionei ambas as gravações e não gostei do que vi.

Eram exposições longas, cheias de detalhes, com terminologia excessiva e com o uso abusivo de recursos audiovisuais. Assistindo a essas aulas, fiquei mal impressionado com as estranhas preocupações que tinha de não desviar nunca do eixo condutor da aula, de preencher com exatidão o tempo previsto e de não deixar de abordar *todos* os tópicos do tema em questão. Era um convite aos alunos a permanecerem calados, sem perguntas e comentários, para não "atrapalhar" a exposição do professor burocrata.

Lembro-me que alguns me davam retorno: eram aulas importantes, porém "pesadas". Eles queriam dizer com isso que, por serem extensas e exageradas nos pormenores, provocavam cansaço. E o pior: o aluno sabia que não aconteceria nada de novo nas minhas preleções: eram padronizadas no tempo e no estilo.

Presentemente, meu desempenho na sala de aula é outro. Ainda conservo aquele jeitão antigo e continuo dando muitas preleções teóricas, mas evito velhos vícios e erros técnicos. Consigo abreviar o tempo de exposição sem comprometer o conteúdo e já aprendi a variar as formas de comunicação e as técnicas de ensino.

Julgo que os estudantes atuais aproveitem melhor minhas aulas e não se cansem tanto. E quanto a mim, ao sair da estereotipia, trabalho com mais prazer e encerro o dia com uma boa sensação de realização.

A mudança

Vamos então analisar o que aconteceu nesse período de mudança.

As gravações mencionadas ocorreram nos anos 1970 e início dos anos 1980. Nessa época eu não era um iniciante, mas era o que se pode chamar de professor em formação. A equipe docente a que eu estava vinculado tinha a constante preocupação de se aprimorar. Habitualmente, cada aula era acompanhada por alguns colegas que faziam anotações e depois comentários, na tentativa de ajudar o parceiro. Recebíamos com avidez os conselhos e orientações dos mais experientes e assimilávamos bem as críticas que vinham.

Pena que essa prática saudável, de ajuda mútua, quase não ocorre entre os professores apressados (e sobrecarregados) de hoje. Também, raramente as faculdades disponibilizam especialistas em educação ligados a possíveis "núcleos de apoio pedagógico", para auxiliar os docentes. Definitivamente, os novatos estão desamparados.

Mas, o que realmente provocou a mudança foi o contato que tive com a Pedagogia, por meio de cursos e leituras e da participação em um grupo *intercampi* da Unesp, interessado em didática. As líderes eram as Professoras Thereza Marini e Josefa Aparecida Gonçalves Grigoli. O grupo da "ação conjunta de cooperação", como foi apelidado, visava ao melhor desempenho de cada participante no seu trabalho docente. Para isso, promoveu, por vários anos, encontros em que eram estimulados a leitura, o estudo, o debate e a troca de ideias sobre prática de ensino. Mas, não se tratava de adotar, de forma acrítica, a prática do outro: o exercício da reflexão e o constante questionamento recuperavam os fundamentos teóricos dessa prática.

Outro fator desencadeante foram as oficinas do NUTES/CLATES (Núcleo e Centro Latino-Americano de Tecnologia no Ensino Superior), ligado à UFRJ, na Ilha do Fundão. Essas experiências foram fundamentais para resolver problemas de indefinição na prática docente e para o meu crescimento na profissão de professor.

Naquela época, a aula expositiva era incontestavelmente a técnica de ensino de primeira escolha. Como todos a adotavam, nosso grupo cooperativo decidiu aprimorar a sua prática por meio de leituras, discussões e de "treinamento em serviço", usando a técnica do "microensino". Foi a primeira iniciativa do grupo, uma ação prática e objetiva que empolgou a todos. O bom resultado teve o dom de estimular a busca por novos conhecimentos pedagógicos, que permitiu a abordagem dos temas planejamento, objetivos, avaliação, relações interpessoais, seminário, leitura, dinâmica de grupo, módulos de ensino etc. Variávamos o local (o Campus da Unesp), os coordenadores, os expositores. A participação era grande e o benefício trazido maior ainda. Realmente, os ganhos foram visíveis.

A aula expositiva

Interessante é que a aula expositiva corresponde até hoje à opção didática predominante. O professor gosta dela porque se comunica com todos os alunos de uma só vez, economiza tempo, fala de si e de suas convicções, injeta exemplos, explica a seu modo, dá *show* de oratória. O aluno também gosta porque não é exigido, escolhe entre prestar atenção e dormir, ler, conversar, arriscando apenas uma pequena admoestação.

Desde há muito, tem sido considerada técnica ultrapassada. Foi seguidamente proposto em seu lugar um ensino que desse prioridade à formação da mente do aprendiz, por meio de técnicas que permitissem maior reflexão, criação e crítica. Mas, apesar de não ser um ensino formativo como se pretende, a aula expositiva permanece com seu prestígio inabalável e continua sendo a técnica de preferência dos professores.

Não substituída, o melhor que se tem a fazer na atualidade é criar meios de aprimorá-la. No Capítulo 12, indico vários procedimentos que podem ser usados para aperfeiçoar a aula expositiva. Dentre eles: 1. evitar o ensino autoritário, tentando obter participação do aluno, porque o ensino dialógico (aulas dialogadas) estimula o pensamento crítico do aluno; 2. dinamizar a aula, construindo algo com as mãos enquanto desenvolve a sua explicação; 3. dar aulas curtas; não invadir o cérebro dos alunos com muitas informações; 4. dar exemplos para ilustrar e até esclarecer o que foi ensinado antes (método dedutivo) ou para iniciar a aula e a partir do(s) exemplo(s) dirigir o pensamento para o assunto da aula (método indutivo); 5. enriquecer a aula com resultados de pesquisa, fazer analogias, contar histórias, apresentar casos; 6. fazer pausas durante a explanação para ajudar a captar a atenção do aluno, para passar de um tópico a outro, para digerir o que foi há pouco ensinado, a fim de haver sedimentação das ideias.

Estes são expedientes que tornam a aula mais atraente, assegurando maior participação do aluno. Porém são expedientes relacionados apenas com a arte de expor bem.

Mais que isso, a aula tem de ser elaborada de modo a estar comprometida com a aprendizagem. Muito mais do que aulas reprodutivas elas têm de encerrar reconstrução do conhecimento e não simplesmente uma série de informações (DEMO, 2004). O autor é enfático ao afirmar que antes de a aula ser um *show* de retórica e comunicação, e cheia de "enfeites" por meio de truques motivadores, para ser boa ela tem de estar associada a outros procedimentos voltados para a elaboração e a pesquisa em que o aluno constrói o próprio conhecimento. Portanto, deve fazer parte de um conjunto que propicia a verdadeira aprendizagem. Para ser boa tem também de ser dada por professores preparados pedagogicamente e que sejam especialistas no assunto que ministram.

Alternativas à aula expositiva

Do ponto de vista tático, um bom expediente é associar a aula expositiva a outras estratégias de ensino, variando assim as formas de comunicação com o aluno. Um bom exemplo é intercalar a exposição com tarefas manuais, com estudo dirigido, com uma grande pergunta que deverá ser respondida no sistema de dinâmica de grupo e outras opções possíveis.

Mas, sem pensar em associação, há muitas alternativas de substituição completa da aula teórica. Algumas delas não são muito conhecidas, mas outras sim (seminário, trabalho prático, pesquisa, desempenho de papéis, discussão ou debate, demonstração prática). Todas devem ser testadas para ver se combinam com o estilo do professor e para que seja verificada sua eficácia. As múltiplas opções de estratégia didática ensejam um processo de escolha, que é feito a poder de muita imaginação. Cada procedimento deve ser selecionado em função dos objetivos e conteúdos de ensino, considerando o grupo de alunos com que o professor trabalha e o momento do processo ensino-aprendizagem que desenvolve. Assim não há como postular vantagem de um sobre o outro, de modo genérico. E, nesse sentido, será necessário que o professor conheça e saiba utilizar diferentes procedimentos de ensino (CARLINI, 2008).

Imaginação com autenticidade e planejamento

Mas, na realidade, só imaginação não basta. Seria uma reflexão mais ou menos inconsequente. A imaginação deve interligar-se com pelo menos dois outros pressupostos, formando uma tríade a ser seguida: autenticidade, imaginação e planejamento.

A *autenticidade* está em criar nossa prática de acordo com o nosso próprio estilo. O segredo de um bom trabalho docente é exatamente este: criar ou construir caminhos novos, mas com legitimidade, reflexão e sobretudo com entusiasmo. Não se deve imitar ninguém. Nem os grandes mestres do passado, nem os professores bem-sucedidos do presente. Eles podem servir de inspiração, mas cada um tem de impor seu próprio estilo.

A *imaginação* afiança o comprometimento com o trabalho. Se em minha casa estou imaginando como trabalhar, significa que sou dedicado (compromissado) e levo a sério minha profissão. Imaginar é o mesmo que inovar, inventar, ser engenhoso. Em outras palavras, é sair da rotina. O que evita a rotina impede a monotonia. Sem monotonia não há cansaço.

Evita-se a rotina variando as formas de comunicação com o aluno, com estímulos e estratégias diversificadas. Como foi dito mais atrás, é aconselhável combinar estratégias ou técnicas de ensino. Por que não iniciar uma aula com uma "tempestade cerebral", seguida de uma preleção breve, e findar com uma discussão em grupo, por exemplo? Ou então principiar com a leitura e interpretação de um texto (pode ser também uma foto/desenho), passar para uma técnica de grupo para aprofundar o assunto, e abrir espaço para o próprio professor fazer a consolidação e a conclusão? O aluno viverá momentos diversos com os diversos meios de aprendizagem e se manterá interessado e atento.

O *planejamento* é essencial e deve ser fundamentado teoricamente. Isto significa que a autenticidade e a imaginação não são pressuposições vagas, meramente intuitivas. Elas precisam ajustar-se a uma metodologia que permita planejar o início, meio e fim da aula. O professor decide de que forma lidará com o conteúdo para atingir os objetivos e até mesmo os detalhes devem ser programados com antecipação. No espaço de aula o professor e os alunos podem relacionar-se como quiserem, podem rir juntos, podem cantar, mas a aula tem de ter uma organização.

A aula que o aluno prefere

O item 8 do questionário do Capítulo 33 revela que o aluno elege como boa aula aquela da qual ele participa efetivamente, como personagem e não como figurante. Como sujeito e não como objeto.

E quando a aula é expositiva, o aluno, jovem que é, quer assistir a aulas vivas, animadas, formosas, faceiras, calorosas, luminosas, tal como ele próprio.

Nós mais velhos, já não tão formosos e faceiros, também preferimos aulas vivas e animadas porque a tristeza e o desânimo nos derrotam e derrotam qualquer um.

Um grupo de canto coral imóvel e cabisbaixo no palco faz reinar melancolia no ambiente; os coralistas talvez achem que o público esteja ali somente para escutar e não para ver e sentir. Conjunto de música caipira não profissional ou de folia de reis (apesar do palhaço) também é mais ou menos assim: o semblante triste de cada um deixa a plateia também triste, porque tristeza passa de um para outro. Com aula desanimada é a mesma coisa: desânimo pega. Entre o conhecimento e o desânimo, este ecoa mais e é facilmente transmitido.

9. Aulas bonitas, alegres e entusiásticas

"Ensinar exige estética e ética (...) uma rigorosa formação ética ao lado sempre da estética. Decência e boniteza de mãos dadas."

As frases em epígrafe foram tiradas da extensa obra de Paulo Freire (FREIRE, 2001). Sim, a aula precisa ser decente ou honesta, correta, valorosa, mas o autor completa o valor da aula com outra propriedade: a beleza. A própria dimensão estética, também citada, focaliza a sensibilidade e a beleza.

Terezinha RIOS (2008) diz que "a ação docente competente, portanto de boa qualidade, é uma ação que *faz bem* – que, além de ser eficiente, é *boa e bonita*. O ofício de ensinar deve ser um espaço de entrecruzamento de *bem e beleza*".

Laurinda ALMEIDA (2004), ao refletir sobre "*As seis propostas para o próximo milênio*", de Ítalo Calvino, 1995, interpreta que a proposta "leveza tem tudo a ver com alegria; o formador pode levar o formando a vivenciar a escola como um lugar de alegria".

O professor deve atinar com as formas da beleza que quer introduzir em sua classe de alunos. Mais ainda, se forem conjugadas com manifestações de alegria e entusiasmo, a beleza ganha realce.

Não é por acaso que, à página 80, o autor (Freire) preceitua que "Ensinar exige alegria e esperança" e, à página 108, que "Ensinar exige comprometimento", vocábulo que para mim tem, de certa maneira, uma acepção de entusiasmo.

Por conseguinte, aulas belas, vivas e calorosas agradam e atraem. Sim, que sejam coloridas e não em branco e preto. É como diz Highet, citado por LOWMAN (2007), "A pesquisa acadêmica deve ser precisa, seja ela interessante ou não. Mas o ensino tem que ser interessante, mesmo que não seja 100% preciso". Se a forma da aula agrada, o conteúdo será mais bem aproveitado.

Com tudo isso há o perigo de escorregar para o lado do espetacular, da grandiloquência desatrelada porque ensinar não é uma questão de *mise-en scène*. É preciso estar presente o cuidado de não transformar a sala de aula em local de exibição e o professor em simples animador (MEIRIEU, 2008). "Muitas vezes a exuberância da forma camufla a pobreza do conteúdo" (PREDEBON, 2009).

Beleza e alegria no espaço de aula

Beleza (alegria acompanha a beleza) pode ser implantada no próprio ambiente, ou seja, no espaço de aula, como algo material. Mais adiante veremos que pode também ser introduzida na conjuntura da aula, como algo de criação intelectual.

Afora alguns recintos, como os laboratórios exclusivos de algumas disciplinas, o local de trabalho do professor é impessoal por ser de uso geral. Isto não impede, no entanto, que o(s) professor(es) introduza(m) algumas modificações para deixar o ambiente mais aprazível.

Se os bibliotecários podem transformar, com seu toque, o espaço obscuro que herdaram dos antecessores, em uma verdadeira biblioteca bela e funcional, por que os professores não podem fazer o mesmo com a sala de aula? Uma floreira, uma escultura, um quadro, uma cor nova tornam o ambiente agradável.

O dono de uma farmácia sem atração alguma/feinha de dar dó contou-me que ia reformá-la e deixá-la bonita. Investiu em espelhos e prateleiras novas, aumentou a iluminação, pintou-a todinha com cores claras, renovou os móveis, mudou o caixa, criou pequenos ambientes com cadeiras, revistas, água e cafezinho. A partir de então, a farmácia tornou-se atraente e passou a ganhar novos clientes a ponto de o faturamento crescer em 30%!

Na década de 1970, se bem me lembro, foram pintados dois painéis nas paredes do Laboratório de Anatomia da Escola Paulista de Medicina, pelos professores Smith e Mano. Os colegas, alunos e funcionários acompanhavam todos os passos do processo criativo dos dois artistas, fazendo comparações e traçando elogios. O Prof. Valdemar de Freitas também ofertava seus quadros artísticos para adornar o Laboratório de Anatomia da Unesp de Botucatu. Fora dos espaços de aula, mas dentro das faculdades, a Unimep também faz tentativas de educação do olhar por meio de frequentes exposições de arte.

Por falar em arte, minha filha Renata, artista plástica e professora de Artes, mantém em seu ateliê um clima de tranquilidade e paz, com música de fundo, imagens nas paredes, queima de incenso, água quente na garrafa e sachês de chá, frutas cortadas em pedaços, flores e... silêncio. Alguns de seus alunos sentem-se tão bem lá dentro que fazem ou pedem para suas mães fazerem o mesmo em casa.

Na década de 1970, a faculdade na qual eu trabalhava inaugurou um novo e amplo laboratório de Anatomia. Sem consultar ninguém que lá iria atuar, o arquiteto resolveu revestir as paredes e o piso com placas cinzentas de um material emborrachado que se chamava paviflex. Deste modo, o local que abrigava cadáveres para estudo recebeu a cor cinza, que é ainda mais funérea que a negra. Que gosto lúgubre! Mas, as correções logo vieram: nós, que lá trabalhávamos, enchemos o espaço com plantas ornamentais em vasos, alguns pendurados nas paredes e no teto e outros sobre suportes no chão. Para completar, introduzimos um aquário em local de boa visibilidade. Ficou lindo!

Lembro-me que no início eu levava um gravador, com fitas de música suave, que era acionado durante o trabalho prático de dissecção. Também era meu feitio pregar no mural um pequeno artigo de revista ou jornal, uma frase, uma notícia, uma crônica e deixar à disposição dos alunos revistas já lidas. Ainda hoje faço sorteio em classe de algumas revistas que me chegam às mãos.

Pois bem, você não gosta de ter seu canto bonito e confortável dentro de casa para sentir o prazer aumentado de ler, estudar, escrever? Por que não fazer o mesmo fora de casa para os alunos e para você também?

Tudo isso tem a ver com o que escrevo no Capítulo 23, "Motivação", ao me referir à "sedução" e à "prosa-poesia", porque o dever, o trabalho, o compromisso, a prática podem e devem entrelaçar-se com a beleza, a alegria, a imaginação, o sonho.

Beleza, alegria e entusiasmo no contexto (na aula)

Beleza, alegria e, conforme foi anunciado, entusiasmo podem fazer parte da conjuntura, como algo de criação intelectual. Concordo com MACHADO (2008), que reconhece no professor eficiente um bom contador de histórias, porque "preparar uma aula é construir uma narrativa pertinente" e porque "o significado, em qualquer tema, sempre é constituído por meio de uma história, de uma narrativa bem arquitetada".

Do alto de seus 82 anos, Guilherme S. Gomes dizia que "os professores mais velhos têm mesmo de contar histórias", socializando assim sua vasta experiência de vida, de profissão, com seus testemunhos e seus exemplos. Digo eu que os mais novos também têm o que contar e, à medida que envelhecem, vão aumentando o seu repertório. Os depoimentos tornam a aula enriquecida de fatos e exemplos ricos e interessantes. Eventualmente, pode-se permitir que alunos contem suas histórias também.

Descrever suas próprias passagens e observações e oferecer exemplos tirados de sua própria vida significam autenticidade. Narrar somente fatos acontecidos com outros ou observados por outros significa cópia, reprodução.

Naturalmente essas histórias não são fragmentos introduzidos na aula, sem conexão com o assunto central. Necessita ter uma associação com ele, como se fosse sua base, sua introdução ou mesmo a sua conclusão.

É a maneira de abordar o assunto proposto no plano de ensino, embalado por uma simbologia, por um acontecimento, um ponto de vista, que venha realçar a narrativa e dar maior significação ao conhecimento. É associar a sua crença/filosofia/valores ao tema nuclear para incrementar a compreensão, dar mais brilho à exposição e relevo ao ponto crucial da questão, que é o que MACHADO (2008) chama de "a semente de algum recado, de algum ensinamento" ou então "a moral da fábula".

De acordo com o exposto, a aula sai de sua rigidez, deixa de ser convencional (aquela que se atém ao tema específico, sem variações) e torna-se mais leve. "Leveza tem tudo a ver com alegria (...) é possível, sim, uma escola risonha e franca". (ALMEIDA, 2004).

Ao rechear sua aula com observações paralelas inteligentes, exemplos apropriados e casos bem encaixados, todos, portanto, com pertinência, o professor estará exercendo a magistralidade e conseguirá colocar nas abordagens sua emoção. Isto por que estará lidando com algo real e que lhe é próprio, bem conhecido por si. É justamente esse lado sentimental autêntico que lhe permite dilatar a comunicação, dando a ela maior beleza, veemência e empolgação.

"Difusão por inveja"

Professores animados, com suas belas aulas, cuja voz ressoa nos alunos, devem ser copiados. Não vou nem usar o eufemismo "servir de inspiração". É imitar mesmo. Se ele tem sucesso no trabalho, e sucesso é coisa boa que deve ser postulada pelos outros, por que não copiá-lo? Não um arremedo todo de detalhes, um plágio sem-vergonha de termos e de exemplos, mas uma cópia em linhas gerais adaptada ao estilo do copista.

No campo, quando um proprietário se sai bem no manejo de animais ou na colheita de grãos, devido a alguma técnica inovadora, desperta curiosidade (inveja, no bom sentido) nos vizinhos, que pedem informações sobre o trabalho vitorioso e passam a adotá-lo também. Essa difusão por inveja, termo que ouvi de um agrônomo, passa a beneficiar a produção de toda aquela área rural.

Os bons professores que despertam "inveja" nos colegas devem compartilhar suas formas de sucesso. Dará a ele satisfação própria pela difusão do benefício.

Ao profissional iniciante

Reparem que desta vez não me referi ao professor iniciante, e sim ao profissional iniciante, porque agora me dei conta que a consideração a seguir e tantas outras anteriores podem ajudar no trabalho dos profissionais em geral e não apenas no do professor. Portanto, *mutatis mutandis*, neste livro alguns assuntos podem beneficiar pessoas representantes de cada profissão.

Assim sendo, caro iniciante, vamos mais atrás para entender o que se espera de você. É como recuar para tomar impulso e avançar. As palavras já usadas (assim no plural) *casos, observações, exemplos, passagens, acontecimentos, fatos, pontos de vista, valores* não se relacionam exclusivamente com maior vivência. Dependem, igualmente, de uma assunção própria que resulte na vontade consciente de se desenvolver. Assim, quanto a *pontos de vista* desde cedo é necessário formá-los por meio de contatos com ideias variadas que serão por si cotejadas. Essa análise atenta demanda estudo. Mas, não é só dispor de pontos de vista; é saber sustentá-los armando-se com argumentos.

A argumentação deve ser fundada em um sistema de *valores* que você adotou após reflexão. Não é apoiar um princípio vagamente tal como se tem simpatia por um time esportivo. É reflexionar profundamente sobre ele.

Como você leu, estudou, refletiu, cotejou, argumentou, está preparado para *observar* o mundo e tirar *exemplos* do cotidiano. Entenderá com profundidade os *casos* e *passagens* de sua vida e da vida de outrem para depois aplicá-los à máxima do tema da aula ou do seu trabalho e não contá-los superficialmente como uma curiosidade a mais. Dos *fatos* importantes ocorridos no mundo (dos quais terá conhecimento porque permanecerá sempre bem informado) tirará ilações e fará as conexões devidas.

Concluo asseverando que o profissional, seja ele professor ou não, deve, necessariamente, ser um bom espectador do cotidiano.

Adquirindo por si próprio, é claro, essa consciência, estará no caminho de realizar desempenhos vivos, belos, entusiásticos e animados. Tão animados quanto a atuação performática do subcapítulo abaixo.

Minhas aulas de francês

Aviso prévio: performático sim, mas sem exagero. Dar vida, ação e movimento à aula ajuda a entender o que é conveniente e útil. Se mal usado o recurso, a aula será inconsequente e incoerente. O professor não é um *entertainer*. Não se trata de uma atividade lúdica – o que interessa, em primeiro lugar, é ajudar o aluno em sua tarefa de aprender.

> Tive três professores de francês no ensino médio. O último deles era inexperiente e suas aulas eram insossas; mas, ele era inteligente, simpático e dono de grande energia. Tinha potencial para se tornar um professor de sucesso.
>
> Por simples intuição, resolveu um dia pedir à classe que cantasse em francês. Naquele tempo, aqui no Brasil, o idioma francês tinha tanto prestígio quanto o inglês. Todos os jovens da classe média e alta conheciam canções francesas, uma que fosse.
>
> Daí, que nós alunos passamos a cantar na primeira parte da aula, tendo o professor a corrigir pronúncia e a escrever parte da letra da música e outras anotações na lousa e, às vezes, a cantar também. Findo o concerto, ele explicava o significado das palavras, a construção das frases, a conjugação dos verbos de cada estrofe, expressões nominais, gírias, enfim tudo que era conexo e que a gente queria saber.
>
> O interesse pela aula redobrou e para o resto dela, a segunda parte, que era dada no molde tradicional, o professor ganhava mais atenção do alunado.
>
> Aulas assim não têm nada a ver com feiura, tristeza ou desânimo. Foram nessas aulas bonitas, alegres e com vida, ação e movimento que incrementei meu aprendizado de francês. E de canto.

Volto a insistir que o professor performático ensina enquanto faz cena. Professor cenográfico não ensina; só faz cena.

"O caso do dia"

Continuando no meu propósito de ilustrar os capítulos com narrativas ligadas ao assunto, que brotam de minha memória, julgo que tenha pertinência uma atividade organizada por professores, fora das aulas, porém associada a elas.

> Ao visitar uma faculdade em Gainesville, EUA, vi na área frontal do prédio principal um grupo agitado de pessoas em torno da fotografia de um paciente doente. Sua pato-

logia estava exposta e uma segunda foto exibia o exame anatomopatológico. Anexa, vinha a pergunta principal em relação à patologia, seguida de outras perguntas também vinculadas ao caso. O alvoroço que o teste provocava era muito saudável. Cada um dava seu diagnóstico e suas opiniões sobre os exames subsidiários, tratamento, prognóstico etc.

Nos quatro dias seguintes, logo cedo, lá estava eu tentando decifrar o caso do dia e observando o comportamento das pessoas. Estas andavam ansiosas e apressadas em direção ao teste, o qual não era sempre de Patologia. Cada dia havia algo diferente, como uma lâmina histológica, um caso de saúde coletiva, uma radiografia, uma opção de cirurgia, uma peça anatômica. Cada professor dava sua contribuição sob a forma de rodízio durante o ano. Ninguém entrava na faculdade sem passar pelo local do "caso do dia". Alunos e professores. Assim começava o dia naquela parte da Universidade.

Lembro-me também do interesse despertado pela "piada do dia", sempre de autoria do desenhista Vinício Aloisi, do Instituto de Biociências de Botucatu/Unesp. Não tinha nada de científico, mas também agregava pessoas, que se deliciavam com alusões a ocorrências do(s) dia(s) anterior(es), que envolviam os atores da universidade, retratados com caricaturas, desenhos e um pequeno texto (piada).

Essas atividades extraclasse são muito envolventes por aproximarem pessoas, despertarem curiosidade, desafiarem o raciocínio e provocarem discussão. Constituem um motivo a mais para se sentir bem dentro da escola.

E, no final de contas, ficam bem integradas ao trinômio beleza, alegria, entusiasmo.

SEGUNDA PARTE
NA SALA DE AULA

10. Relações interpessoais na sala de aula (e fora dela)

As relações pessoais podem ser avaliadas de acordo com a sua intensidade. Se forem ocasionais, correspondem a pessoas apenas conhecidas, que se cumprimentam e eventualmente mantêm uma pequena conversa. Quando íntimas podem denotar coleguismo de longa data, amizade e amor.

A relação professor-aluno

No caso da dupla professor-aluno, o relacionamento vai desde a total ausência de ligação até a demonstração de grande afeto (algumas duplas formam até mesmo casais perenes).

Mas, por se tratar de pessoas assimétricas, uma relação muito estreita chama a atenção pela sua particularidade. Realmente, há professores que se aproximam demais dos alunos e mantêm com eles uma convivência extraclasse típica de companheiros que compartilham grande afinidade. No outro extremo, há os que ignoram seus alunos e fazem questão de não conhecerem seus nomes e suas necessidades. A relação é então apenas fortuita e, portanto, indesejável.

A meu ver, desejável seria que fosse equidistante desses dois polos, digamos, equilibrada. Todavia, mesmo nesta condição intermediária, as relações interpessoais podem ser mais ou menos ricas. Há fatores que contribuem para dificultá-las, dentre eles o autoritarismo docente, a incompetência profissional, a comunicação deficiente, a falta de atenção ao aluno. Mas, fatores facilitadores também estão presentes quando há no professor capacidade técnica, confiabilidade, valores pessoais nobres, boa comunicação.

O relacionamento do professor iniciante

Até agora, foi focado apenas o aspecto socioemocional da interação professor-aluno na escola. Mas, LIBÂNEO (1998) lembra que há outro aspecto, o cognitivo, "que diz respeito às formas de comunicação dos conteúdos escolares e às tarefas escolares indicadas aos alunos", e que transcorre, portanto, durante o ato de ensinar e aprender.

Com esta conotação, vemos que o relacionamento interpessoal tem facetas que se interpenetram, de tal modo que o professor competente e capaz de ensinar bem o cognitivo não é muito valorizado pelo aluno se não cuida também do lado afetivo. Mas, por outro lado, o profissional amigo e prestativo que, entretanto, mostra constantes falhas na sua formação e no seu ensino sofre outro tipo de crítica. Logo, aqui também tem lugar a prudência do equilíbrio.

Autores nos alertam que para ser bom professor não basta conhecer bem e ensinar com clareza. É também necessário cuidar do aspecto afetivo da educação, que inclui as relações afetivas.

De acordo com DEMO (2002), a "sala de aula não é só exposição de conteúdos". "É também a vida de cada um. É falar sobre o mundo."

ROSA (1998), do mesmo modo, assevera que "é na relação professor-aluno que se instaura, de fato, o processo ensino-aprendizagem" (...) e que "as chances de sucesso ou insucesso do trabalho pedagógico se devem, em grande parte, à qualidade dessa relação".

Estas afirmações podem ser completadas com as palavras de NOSSA (2005): "o bom professor não é apenas preocupado com a formação cognitiva dos alunos, mas também é hábil na educação de valores, ensinando atitudes diante da vida. Ele se torna eficiente no ensinar, competente em fazer aprender e habilidoso no que diz respeito à relação interpessoal".

Com essas considerações, começamos a ver que a boa relação pessoal não se resume em cumprimentos polidos, educada atenção ou em diálogos amenos. Ela transcende esse nível de relacionamento e evolui para uma educação preocupada com a obtenção de bons princípios e atitudes.

O professor iniciante

Depreende-se daí que o principiante precisa manter suas relações com os alunos em nível elevado do ponto de vista cognitivo, cumprindo seus deveres da melhor forma possível, e do ponto de vista socioemocional ou afetivo também.

Este último é, às vezes, negligenciado pelo professor que está iniciando sua carreira. Por ser novo e inexperiente, para se afirmar como docente resolve demonstrar força e autoridade, colocando-se acima dos alunos e barrando ou dificultando o acesso a ele. Está certo que é bom começar com cautela, sem exagerar nos vínculos afetivos, e evitar que haja invasão de sua vida pessoal, mas é bom também manter-se aberto ao diálogo. Dentro e fora da sala de aula deve estimular o diálogo, atentando para alguns "mandamentos" listados por FRITZEN (2002) que podem ser resumidos assim: "Fale com... sorria para as pessoas. Chame as pessoas pelo nome. A música mais suave para muitos ainda é ouvir o seu próprio nome... Seja generoso em elogiar, cauteloso em criticar. Seja sinceramente interessado pelos outros... ouça-os e saiba considerar seus sentimentos".

Pois é, cuidando do aspecto afetivo, com espontaneidade e sinceridade, o outro aspecto, aquele da autoridade que pretende demonstrar no campo cognitivo, será gradualmente reconhecido como fruto de suas qualidades intelectuais e técnicas.

Bom relacionamento não é um dom

Este tema, da relação interpessoal na sala de aula, tem despertado minha curiosidade e interesse. Sempre achei que a capacidade de bom relacionamento e interação não decorre de um atributo inato, como se fosse um dom, que alguns têm e outros não. Minha concepção sobre isso se resume no cuidado e na boa vontade de desenvolver em si próprio um tipo de comunicação, de entendimento pelo diálogo, que permite ao lojista, por exemplo, relacionar-se bem com o cliente e com o dono da loja. Desenvolver em si próprio significa adquirir bons hábitos, boas maneiras, competência, cultura geral, enfim, uma postura que revele alguém confiável e atencioso. Com o professor ocorre o mesmo: a aquisição de uma nova conduta e de uma nova proposta educativa, por meio de um esforço consciente, torná-lo-á mais completo.

O que o aluno pensa do professor

Interessado em saber a opinião de meus próprios alunos sobre o tema em foco, fiz uma enquete nas classes de Anatomia, dos cursos de Odontologia e de Terapia Ocupacional. Estimulei as respostas propondo quatro níveis, que iam de "muitíssimo" a "nada", e iniciei com a seguinte assertiva: "Eu acho que professores que mantêm um bom relacionamento interpessoal com todos facilitam o entendimento dos assuntos ministrados, pelo fato de estabelecerem na sala de aula uma 'atmosfera' socioemocional favorável à aprendizagem". Um total de 54 alunos respondeu "muitíssimo", julgando que essa característica pessoal do professor é fundamental para o aprendizado real e efetivo. Dezenove alunos apontaram a opção "muito" por ser uma característica muito importante, porém não fundamental. Apenas três alunos preferiram a resposta "um pouco", no que diz respeito ao entendimento dos assuntos e à eficácia da aprendizagem.

No desdobramento da enquete, os alunos deixaram claro que dão grande valor ao professor "sábio, de grande conhecimento, atualizado, que se expressa com clareza e criativo". Mas valorizam também, como característica complementar importante, o professor "amigo, bem-humorado, conselheiro, educado e paciente". Não são poucos os que julgam serem esses atributos e atitudes, mais importantes que a competência técnica e a boa didática.

Bem, o que se pode inferir disso tudo é que o bom relacionamento com os alunos é uma extraordinária condição de aprendizagem e aproveitamento escolar.

Realmente, o aluno não vai à escola apenas para auferir instrução. Como ser integral que é, ele fica na expectativa de receber atenção, ser ouvido, ter espaço para opinar e conviver num clima de otimismo e alegria. Ele aguarda uma atividade relacional autêntica com os professores e acredita que será atingido no seu intelecto, mas também no seu sentimento e na sua vontade.

O que o professor espera do aluno

Do outro lado, o professor espera do aluno participação, autenticidade, atenção, camaradagem, enfim uma comunicação autêntica em que ambos se entendam e se beneficiem. Assim sendo, nesse clima interacional, surgem espaços e oportunidades para sopesar as atitudes, comentar sobre os valores humanos, preocupar-se com problemas que dizem respeito à comunidade ou a um colega em particular, contar e ouvir casos de interesse coletivo.

Por meio dessas ações o professor se aproxima do indivíduo-aluno e passa a conhecê-lo melhor. Tem acesso à sua personalidade e passa a entender seus anseios, suas dificuldades, seu mundo privado, sua potencialidade, suas possibilidades, enfim, sua subjetividade. Por certo, cada pessoa tem sua própria subjetividade, o que demanda atendimento personalizado, para atingir as necessidades de um único estudante.

O professor que nunca cogita em dar atenção individual, mas vê a classe como um grupo homogêneo, em que todos teriam o mesmo psiquismo e a mesma capacidade de aprender, comete o erro de estandardizar seu discurso e suas estratégias de ensino.

A relação professor-aluno não é imutável

A relação docente-discente pode alterar-se com o passar do tempo. Não raro entra numa espécie de cansaço (muitas vezes motivado pela fadiga e desilusão do professor, que continua seu triste trabalho sem o menor entusiasmo) e deteriora-se. Por outro lado, pode evoluir para uma forma de entendimento recíproco cada vez mais rico.

Na minha longa experiência docente, tenho visto colegas egocêntricos, de estilo autoritário e ameaçador, irem transformando-se gradualmente, até chegarem a adotar atitudes dialógicas, cada vez mais abertas e generosas. Ainda que muitos se mantenham "poderosos" e inacessíveis pelo resto de sua vida profissional, vários outros já substituíram sua pregressa postura por outra mais humana e flexível.

Afinal de contas, "terminado o jogo de xadrez, o peão e o rei vão para a mesma caixa". Enfim, alunos e professores não estamos prontos ainda. Estamos todos em processo de mudança, de crescimento, e as relações interpessoais são enriquecedoras e construtoras do caráter.

Fonte bibliográfica inspiradora

Algumas ideias contidas neste texto foram inspiradas no livro "As relações interpessoais na formação de professores", organizado por Laurinda R. de Almeida e Vera M.N. de S. Placco e editado em São Paulo pela Loyola, em 2004. O livro, de apenas 103 páginas, contém sete artigos preciosos sobre as relações interpessoais. Recomendo-o para uma leitura de aprofundamento e para o contato com uma linguagem mais "pedagogicamente correta".

11. Aula expositiva

Modificação de artigo inicialmente publicado como um dos capítulos do livro "Educação odontológica" (PERRI DE CARVALHO & KRIGER, 2006).

Ao empreender suas primeiras tentativas didáticas, o professor menos iniciado provavelmente abraçará a técnica-padrão do ensino tradicional, que é a aula expositiva, também conhecida como aula teórica no meio universitário da área da saúde. Mas, por ser muito comum, a aula expositiva passou a ser chamada simplesmente aula. Quase todos lançam mão dela, inflexivelmente.

Patinho feio

Porém, de tão combatida e rejeitada que tem sido nos últimos tempos, passou a ser o patinho feio do ensino superior.

Ela mantém como metodologia permanente e exclusiva a transmissão verbal do saber, processo unilateral em que o professor é a única autoridade, detentora de prerrogativas e de decisões. Uma máquina de ensinar, que transmite conteúdos nem sempre reelaborados criticamente. Como a aula é baseada na atividade mental do professor, o aluno esforça-se para entender o que lhe é narrado, adaptando-se assim ao modo de pensar de seu mestre. Este tipo de ação docente gera no aluno uma "síndrome de dependência do professor".

De acordo com GODOY (1988), as críticas mais acerbas contra a aula expositiva são a pouca participação do aluno, o receptor passivo que na sala se encontra para absorver o discurso do professor e a consideração de que a classe seria um grupo homogêneo no qual todos teriam o mesmo estilo de aprendizagem e o mesmo grau de percepção. É criticada também a dificuldade de acompanhamento da aprendizagem e de fornecimento do respectivo *feedback*.

Devido a esses problemas, as censuras à aula expositiva vão avolumando-se. Hoje, só se fala em construção do próprio conhecimento, participação ativa do aluno, reflexão crítica, aprendizagem significativa, investigativa, como opções novas para substituir a simples aula expositiva.

Problemas e dificuldades

Mesmo que seja reconhecidamente ineficiente, dentro de seus moldes ortodoxos, esse tipo de aula tem sido assumido, como única estratégia, por professores cansados e sem motivação. Repito: ineficiente do ponto de vista ortodoxo, tradicional, dentro do qual é apenas centrada no professor.

Certa vez, um docente declarou a seus alunos, logo após adentrar a sala: "Hoje vou dar uma aula tipo espada: comprida e chata". E o pior é que ele cumpriu a ameaça! Este antigo caso ilustra bem o lado negativo da aula expositiva. Ora, aula comprida é cansativa, consequentemente, ineficaz. Aula chata é insuportável!

Há muito tempo são direcionadas críticas à aula expositiva. Apesar disso, continua a ser amplamente empregada nas universidades. Atentem para o meu testemunho.

Leciono Anatomia Humana para cursos da área da saúde desde 1962. A minha disciplina comporta aulas práticas de laboratório, para a demonstração dos sistemas orgânicos e suas partes. Hoje leciono em cursos de Educação Física, Enfermagem, Fisioterapia, Nutrição e Terapia Ocupacional. Em todos eles há, no horário semanal de aulas, espaços reservados para as aulas práticas e para as aulas teóricas, como são comumente chamadas nesses cursos. Convencionalmente, as aulas teóricas sempre precedem as aulas práticas. "A aula teórica é das 8:00 às 8:50, nem mais nem menos que 50 minutos; depois vem a aula prática", dizem os "burocratossauros". Todos obedecem à voz de comando, respeitam-na e concordam com ela. "Sempre foi assim", dizem. E assim continua sendo.

Essa tradição de ensino vai perpetuando-se na grande maioria dos cursos das áreas biológica e da saúde. É o padrão de ensino tradicional e aula teórica é a atividade mais representativa desse padrão.

Em resumo, a aula teórica tem de ser ministrada; é atividade obrigatória!

Essa obrigatoriedade levou à frustração um talentoso professor de clínica e de laboratório pré-clínico, que conheci. Um dos melhores na orientação, na demonstração e na supervisão dos trabalhos. No entanto, não possuía aptidão alguma para as aulas teóricas. Mesmo assim, estas lhe eram atribuídas e ele sempre se saía mal ao ministrá-las. Como a faculdade não o aliviava dessa carga pesada, o excelente docente da prática era obrigado a se expor a alunos nem sempre bem comportados, nas salas de aula teórica.

Problemas como esses se avolumaram com o tempo, a ponto de provocar uma onda de renovação na educação. No final dos anos 1960, quando a pedagogia tradicional entrou em crise, primeiro o aluno passou a ocupar o centro do processo, depois foi valorizada a técnica educacional e já nos anos 1980 a educação buscou uma feição democrática, representada pela dualidade escola-realidade social. Da década de 1960 para cá, muito se fez para substituir o ensino tradicional, por um ensino formativo que fosse crítico, reflexivo, criativo e que desse prioridade à formação da mente do estudante.

Sobre este assunto, LOPES (2003) assim se expressa: "Com o surgimento de críticas ao ensino verbalista, centrado no professor, o qual se contrapunha aos métodos modernos de ensino, a aula expositiva passou a ser vista como técnica ultrapassada, sendo os professores que continuavam a utilizá-la como atividade predominante na sala de aula tachados de conservadores e contrários a inovações em sua prática pedagógica. Essa mudança de concepção, contudo, não ocorreu aleatoriamente nos meios escolares, mas foi reflexo do ideário pedagógico subjacente à prática desenvolvida nas escolas".

O que se esperava do professor era uma transformação que o capacitasse a abandonar seus hábitos e pontos de vista, dentro do sistema então vigente, para incorporar uma nova conceituação de ensino.

Mas, a verdade é que a aula teórica, como opção didática, resistiu a todas essas tendências e transformações pedagógicas, permanecendo firme, e até fortalecida, pelo menos na área da saúde, como técnica predominante ou de primeira escolha. Não há alternativas que a vençam. Até nos concursos e provas de seleção docente, a aula expositiva é a única prova didática exigida!

Opiniões sobre a aula expositiva

Ao se falar em mudanças na concepção do ensino, não acho que a aula teórica deveria simplesmente dar lugar a uma outra técnica. Esquecer o passado, rejeitando o velho e aceitando integralmente o novo é uma postura radical e simplista.

A antiquíssima aula teórica é um bom instrumento de trabalho, assim como o quadro-negro é praticamente insubstituível mesmo perante novos meios e recursos didáticos. Afinal, os grandes mestres e pensadores do passado e do presente foram formados em suas faculdades por meio de aulas expositivas, que consistiam na metodologia de ensino mais difundida.

Em vez de ser preterida, ela necessita ser repensada.

Com a palavra, ABREU & MASETTO (1987): "Não há nada de errado com a aula expositiva, exatamente como não há nada de errado em qualquer outra estratégia; o importante é averiguar quando a estratégia de aprendizagem é a melhor para se alcançar determinados objetivos, e então empregá-la com correção e preparo anterior adequado".

Da mesma forma, LIBÂNEO (1998) não descarta a aula teórica e a considera, "no conjunto das formas didáticas", um meio de mobilizar e estimular o aluno e na combinação com outros procedimentos didáticos como o trabalho em grupo, o estudo dirigido etc.

Sem se referir especificamente à aula expositiva, SANT'ANNA & MENEGOLLA (2002) oferecem uma opinião similar e, a meu ver, definitiva: "...os procedimentos didáticos devem estar intimamente relacionados com os objetivos do ensino, com os conteúdos a serem ensinados e com as características e habilidades dos alunos. O melhor procedimento é aquele que atende às características individuais ou grupais (...) O melhor professor é aquele que, em cada situação particular, souber empregar a mais adequada técnica de ensino para comunicar-se fazendo com que o conteúdo possa ser entendido e assimilado sem distorções".

Por que a aula expositiva é tão popular?

Entrando agora numa nova parte do texto, começo com uma pergunta para dar a resposta a seguir.

Se a aula teórica foi e é tão criticada, pelas lacunas da técnica e pelas falhas que permitem aos professores cometer, por que então continua sendo a primeira das estratégias de ensino?

Deve ser por quatro motivos:

1º) ela tem uma série de vantagens que a maioria das outras técnicas não tem (possibilita uma proporção maior de alunos por professor; economiza tempo; pontos de difícil compreensão são traduzidos pelo professor; permite contar exemplos e experiências próprias);

2º) o professor não precisa, obrigatoriamente, comunicar-se com o aluno, ouvi-lo, acompanhá-lo, atendê-lo individualmente.

3º) enseja demonstração de poder oratório, lances sensacionais, grandes arroubos, reconhecimento da sabedoria do professor;

4º) o aluno gosta da técnica porque ela requer dele mínimo esforço; participa da aula se quiser; pode chegar atrasado ou sair antes, prestar ou não atenção fica a seu critério, pode dormir e quando quer resume a aula com anotações no caderno, tendo a certeza de que será assunto de prova. Chega-se a dizer que "fatos são transmitidos das fichas do professor para o caderno do aluno sem passar pela mente de nenhum dos dois" (GIL, 2005).

Uma vez perguntei a meus alunos se eles gostavam de aulas teóricas, entre outras técnicas de ensino. Todos gostavam. E se as aulas teóricas fossem dialogadas ou se fossem precedidas ou finalizadas por uma provinha sobre o assunto, tornei a perguntar. A resposta veio logo, sem a menor hesitação: "Aí, não!"

Pois bem, se a aula teórica persiste e é bem-vinda, por que rejeitá-la? O melhor é mantê-la. Porém aprimorada. Toda técnica deve ser melhorada para ser mais bem utilizada.

É o que vai ser feito, em seguida, no próximo capítulo.

12. Aprimorando a aula expositiva

Há muitas maneiras de se aprimorar a aula expositiva.

Começo com cinco recomendações que incluem considerações de ordem geral sobre a aula e planejamento.

Recomendações gerais

1. O primeiro passo é não desgastá-la, lançando mão de outras estratégias de ensino entremeadas. Evita-se, dessa maneira, que ela seja a única opção do professor. É na diversidade que se aprende.
2. Outro passo não é substituí-la, mas associá-la a outras estratégias ou atividades, variando assim as formas de comunicação com o aluno. Tendo parte de seu tempo ocupado por outras atividades docentes, a aula teórica em si torna-se mais curta, o que é desejável nesse tipo de comunicação. CARLINI (2008) recomenda controlar o tempo de duração da aula, "evitando ultrapassar 15 ou 20 minutos de exposição contínua, porque pode se tornar cansativo assistir a uma aula mais longa".
3. É fundamental atentar para o bom planejamento da aula e selecionar o material instrucional com antecipação. Planejamento não pode ser feito na ausência de objetivos. O professor decide que conteúdo apresentar e de que forma, para atingir os objetivos. Isto tem de ser planejado de antemão. A aula requer um encadeamento lógico dos assuntos. Precisa ter início, meio e fim. Tem de atingir os objetivos.
4. Os momentos da aula são: início, meio e fim. Significam algo como:
   - contar que *vai dar* uma aula;
   - *dar* a aula;
   - contar que *deu* a aula.

   Quem *vai dar* a aula verifica se os alunos possuem os pré-requisitos necessários, recapitula os aspectos mais importantes daquilo que foi dado antes, apresenta o conteúdo como se fosse um índice ou uma ementa, relaciona-o com os objetivos, faz uma ponte entre o que foi e o que vai ser ensinado.

   Quem *dá* aula teórica seleciona um assunto importante e leva o aluno a refletir sobre ele para dar-lhe mais importância ainda. Refiro-me como importante algo que tenha utilidade, aplicabilidade ou algo que permeie a vida do aluno, sacudindo-o por dentro, fazendo-o pensar e rever suas opiniões.

Quem *deu* a aula revisa os pontos essenciais, fazendo uma síntese e levando à consolidação da aprendizagem. É o fecho da aula. O professor pode ressaltar o progresso dos alunos após essa aula e apresentar um *trailer* do que acontecerá na próxima.

5. No desenrolar da aula, outra providência para seu aprimoramento é evitar o ensino verbalista autoritário, tentando obter participação do aluno. O ensino dialógico (aulas dialogadas) é uma alternativa ao ensino autoritário. CUNHA (1997), ao se referir às principais características dos bons professores, destaca o esforço em estabelecer uma forma de diálogo, formulando perguntas à classe com esse intento. De acordo com LOPES (2003), dar uma dimensão dialógica à aula expositiva resulta em estimulação do pensamento crítico do aluno. Da página 42 à 47, a autora refere-se a detalhes da chamada aula expositiva dialógica. Os interessados devem consultar a obra.

Recomendações específicas a professores iniciantes

Para encerrar este assunto, que diz respeito ao aprimoramento da aula teórica, lego aos docentes menos experientes dez recomendações.

1ª) Seja você mesmo. *Não imite ninguém.* Nem mesmo professores que foram soberbos, como aquele grande mestre que o marcou, no passado. Nem também aquele profissional de sua área que você respeita e admira. Seja autêntico. Pode até se inspirar nos grandes mestres, mas contente-se com seu próprio estilo. Use o seu repertório e a sua linguagem, mesmo que sejam muito simples. A simplicidade é muito mais virtude do que defeito.

Certa feita, um antigo reitor da USP, conhecido pela sua simplicidade e inteligência, participou de um simpósio na cidade de Águas de São Pedro, SP. Enquanto aguardava sua vez de falar, outros discursavam com vocabulário erudito e palavras empoladas. Um funcionário que servia café e água permanecia o tempo todo na sala e ouvia as palestras, deslumbrado com aquelas ideias e termos desconhecidos, sem entender nada. De repente, o reitor toma posse do microfone e inicia a sua alocução. O garçom, assustado e ao mesmo tempo maravilhado com o que ouvia, revela para algumas pessoas no canto da sala: "Gente, o que está acontecendo? Estou entendendo tudo o que esse homem está falando... Ele fala de um jeito que eu entendo..."

2ª) *Chame o aluno pelo seu nome* ou prenome (isto é fundamental para uma boa interação) e *converse* com ele. Um bom momento para a conversa é o que antecede a aula, quando você e alguns alunos chegam antes da hora aprazada. Não precisa mostrar intimidade, mas demonstre (e sinta) proximidade e disponibilidade.

Ainda em relação à atenção aos alunos, procure distribuir o olhar enquanto fala. Fitar insistentemente um grupo da sala ou apenas uma pessoa (mesmo que ela seja a mais bonita da classe) expressa preterição dos demais. Estes interpretarão o gesto como falta de atenção ou desprezo.

3ª) Há alunos que aprendem bem escutando, prestando atenção. Esses se sentam à frente, incomodam-se com o comportamento ruidoso de alguns colegas, prestam atenção e participam da aula, até mesmo tentando dialogar com o professor. Mas, tem-se que *evitar dar a aula somente para esses alunos*. É preciso inserir os demais no contexto.

Para mim, inserir no contexto é algo mais ou menos assim: trazer os outros para o palco. No teatro há o pessoal do palco e os espectadores. Em educação todos têm de trabalhar no palco. Não é para ficar olhando de longe sem participar do que está acontecendo.

Assim como no palco pode haver interessantes cacos ou inesperadas improvisações, que agradam a plateia, também na sala de aula há jeitos de tornar a aula mais agradável e interessante, enxertando-se tiradas espontâneas, exemplos práticos e até mesmo piadas e brincadeiras. Não aquelas de sempre, mas outras decorrentes do encadeamento e dos rumos que o tema toma. Para isso é preciso vivência de palco e sobretudo bom conhecimento do tema. Palco não é desordem. Pode ser lugar para muitas improvisações, mas precisa haver um preparo por trás de tudo. Alunos podem relacionar-se como quiserem, mas é necessário que a aula tenha uma espinha dorsal, uma organização a ser seguida.

O planejamento e o respeito aos objetivos fazem parte dessa organização. A maneira de cumpri-los é outra coisa. Pode ser com ações formais e informais. As informais trazem o jovem estudante mais perto do professor. O clima dentro do espaço de aula fica ameno e agradável e este fato estabelecerá confiança mútua, a qual facilitará a comunicação e gerará iniciativas. E assim vai, num crescendo.

CUNHA (1997) aborda o assunto, lembrando o seguinte: "as atitudes e valores dos professores que estabelecem relações afetivas com os alunos repetem-se e intrincam-se na forma como eles tratam o conteúdo e nas habilidades de ensino que desenvolvem". A propósito disso, no capítulo "O porquê de ser bom professor", saliento que o aluno aprecia o professor companheiro, que lhe dá atenção.

Ao escrever este terceiro item sobre o aprimoramento da aula expositiva, eu me inspirei numa palestra de Julio Groppa Aquino, da USP/São Paulo, que dizia algo mais ou menos assim: "o professor tem que ter domínio de cena – saber o texto e saber se postar lá (no palco); e precisa incluir o outro no cenário porque isto é uma questão ética, uma questão de generosidade". Interessante esse termo "professor generoso" que para mim define melhor consideração, respeito e apreço pelos alunos do que aqueles termos piegas como amor ("amo meus alunos"; "educação é um ato de amor") e paternidade ("um pai para os alunos"; "como se fossem meus filhos").

O palestrante também me causou boa impressão ao dizer que a escola precisa somente de uma realidade: bons professores (que possuam ética, generosidade e competência); e que os bons professores precisam ter três coisas: imaginação, giz e lousa.

É isso mesmo, não precisam de mais nada, o resto são acessórios. Tendo um local com assistência para se expressar verbal e graficamente, é só colocar em cena a imaginação. Mas imaginar com profundidade, penetrando em cheio no assunto da aula e intuindo meios para abordá-lo.

Imaginar como se portar na sala de aula tem um nome: planejamento.

4ª) *Faça desenhos* na lousa ou sobre uma "transparência" enquanto dá a aula, para que todos acompanhem a maneira dinâmica como você desenvolve a sua explicação. Dinâmica porque, no momento da aula, você constrói algo com as mãos e não leva tudo pronto, construído, como figuras (desenhos, fotos, gráficos, mesmo que sejam em movimento) a serem projetadas.
Se você não tem talento para o desenho, *treine antes de desenhar* em aula. Treinando, até os menos se aptos saem bem.

5ª) *Dê aulas curtas.* Não invada o cérebro dos alunos com muitas informações. Parece-me que é de Aristóteles esta frase: "nunca ensine muita matéria e o que ensinar, ensine bem". Nos primeiros momentos da aula o nível da atenção dos alunos é bastante elevado. Este nível vai decaindo gradativamente, como se fosse uma curva descendente num gráfico. No final da primeira meia-hora ele já é bem baixo. Daí para frente sua queda é acelerada. Então, procure *usar judiciosamente os primeiros quinze ou vinte minutos*, assegurando-se que uma parte do ensino, de preferência a mais importante, esteja sendo bem aproveitada. Se não puder dispensar a classe depois desse pouco tempo, use algum estratagema que possibilite manter a atenção em nível elevado. A primeira coisa que me ocorre é adotar intervalo para depois recomeçar com todos descansados e mais dispostos. Melhor ainda é intercalar as exposições com tarefas manuais, com estudo dirigido, com uma grande pergunta que deverá ser respondida no sistema de dinâmica de grupo e alternativas possíveis.

Há muito tempo eu deixei de lado aquelas minhas longas, apressadas e bem recheadas aulas de Anatomia. Diminuí também o uso de recursos audiovisuais. Eu abusava de ambos, mas descobri a tempo que a qualidade da aula não está na quantidade de matéria e na pressa com que é lecionada. Certifiquei-me de que "conteúdo não é conta a pagar, com prazo determinado". Tomei essa decisão depois de notar que os alunos ficavam incomodados nas cadeiras quando eu me estendia muito ao fazer preleções. Alguns se movimentavam mais que o normal. Um deles esperava uma pausa e dizia assim: "... beleza, então". Era o recado de que estava na hora de terminar.
Hoje recebo um *feedback* de minhas aulas melhor do que aquele que recebia no passado. Por outro lado, reparei que durante as minhas também longas aulas teórico-práticas de Anatomia e Escultura Dental os alunos não ficavam incomodados. A razão é que eu dava (e dou) curtas explicações entremeadas com o exercício prático de ceroplastia e com o estudo anatômico de dentes macerados. Julgo que a variação de estímulos, dada pelas distintas formas de ensinar, resultava (e resulta) em um bom aproveitamento, sem cansaço.

6ª) *Inove. Invente.* Seja engenhoso. Nesse processo inventivo considere até as suas ideias insólitas. Pense assim: eu não quero fazer somente o que todo mundo faz. Recorde-se do que escrevi atrás: autenticidade; imaginação; planejamento.

Quer um exemplo de invenção? Aula com dupla de oradores. Dois professores dando a mesma aula ao mesmo tempo. Tal como uma dupla de repórteres entrevistando uma só pessoa. Tal como a análise concomitante de um jogo esportivo por dois comentaristas de televisão. Mas não é um falando de cada vez, tipo jogral; é um interferindo na fala do outro, de maneira dinâmica. Um cortando o outro como numa discussão. Mas este é só um exemplo. Que de repente pode até não dar certo para você e seu parceiro!

Dê asas à imaginação. *Experimente algo novo*. Revele a sua astúcia.

7ª) Se for possível ou se você puder decidir, *não dê aulas* teóricas se não gosta, se não tem jeito para isso ou se ela não é necessária. Prefira *se servir de outras técnicas* que possam cair melhor.

Imagine-se explicando a anatomia do estômago. Depois de fazer longa descrição do contorno, forma, posição, relações etc., o aluno sai da aula com uma noção incompleta da víscera. Mas se você der uma rápida aula de laboratório na frente de um estômago em posição dentro do abdome do cadáver e outro isolado, aberto, para se ver detalhadamente por dentro e por fora, você terá muito mais sucesso. Vendo o estômago, o aluno terá, em reduzido espaço de tempo, noção muito mais precisa de seu aspecto, tamanho, cor, consistência, configuração interna e sintopia.

Uma vez ouvi do Prof. Mário Tolentino, da USP/São Carlos, a seguinte história: um professor deu aula teórica sobre a aranha para crianças de um curso pré-primário, que nunca haviam visto uma. Descreveu demoradamente as partes do animal, mostrou figuras, respondeu a perguntas e no final indagou que ideia as crianças faziam do tamanho da aranha. As respostas variaram de 2mm a 2m! Se as criancinhas tivessem visto uma aranha viva durante alguns minutos, possivelmente aprenderiam mais.

8ª) *Dê exemplos*. Dê muitos exemplos e peça para os alunos darem exemplos. Exemplos para ilustrar e até esclarecer o que foi ensinado antes (método dedutivo) ou para iniciar a aula e a partir do(s) exemplo(s) dirigir o pensamento para o assunto da aula (método indutivo).

"O exemplo, e não o preceito, é a melhor ajuda para o ensino" (Sathya Sai Baba).

"Muito ensinei pelo exemplo e pela palavra. Mais ensinei pelo exemplo do que pela palavra" (Rui Barbosa).

Peça exemplos aos alunos. Conte histórias. Faça analogias. Utilize resultados de pesquisa. Apresente casos.

Contribua para o enriquecimento da própria aula. Só reprodução do conhecimento é pouco.

9ª) *Faça pausas* durante a explanação para ajudar a captar a atenção do aluno. A razão disso é a mudança de estímulo que acontece. As pausas provocam tensão no aluno, o qual se vê desestruturado e reage buscando alguma direção. A pausa prepara o aluno para a próxima unidade de comportamento de ensino (SANT'ANNA & MENEGOLLA, 2002).

Um momento de silêncio serve para mudar de assunto, passar de um tópico a outro, serve também para digerir o que foi há pouco ensinado. É um tempo dado para que haja *sedimentação das ideias*.

Mas... depois do silêncio você tem de recomeçar bem. Preste atenção nessas palavras, cuja autoria não me recordo: "...se for falar, fale algo mais importante que o silêncio que precede sua fala".
Paulo Freire diferencia o silêncio puro e simples do "espaço silenciado", em que um se cala para o outro falar. O professor faz uma pausa em consideração à plateia, convidando-a a participar. Falar escutando, como diz ele. É ao mesmo tempo um sinal de respeito e uma provocação para que haja diálogo e interação. Tão interessante esse seu raciocínio quanto aquele outro que diferencia "comunicar" de "fazer comunicados", também aplicável à aula expositiva.

10ª) Se você for novato, *peça aos colegas* veteranos de sua disciplina ou de seu curso (ou ao pedagogo do núcleo de apoio pedagógico, se houver) *que assistam às suas aulas* e façam comentários sobre elas.
Se você não for, ofereça apoio ao novato, que nem sempre recorre à iniciativa sugerida acima.
Ao novato, recomendo ainda que *grave ou filme suas primeiras aulas*, para posterior análise crítica.

Finalmente

É interessante lembrar aos colegas que estão realmente dispostos a aprimorar sua aula expositiva, que eventualmente são realizados por aí cursos que visam à melhoria do processo de comunicação que se estabelece entre professor e aluno durante as aulas. Eu próprio já compareci a dois cursos dessa natureza ("microensino"), ambos baseados nas "nove habilidades técnicas de ensino" formuladas por SANT'ANNA (1981).

13. Estudo dirigido

Modificação de artigo inicialmente publicado como um dos capítulos do livro "Educação odontológica" (PERRI DE CARVALHO & KRIGER, 2006).

Além da aula expositiva, as demais estratégias de ensino, descritas nesta segunda parte, são aquelas que uso no cotidiano escolar. Apresentá-las, sem ter tido a experiência de desenvolvê-las no meu ensino, não teria valor. Seria, até mesmo, incoerente.

Como o aluno aprende

O professor deve pensar sempre em seu produto – o aluno – colocando-o no centro do processo de aprendizagem e tornando-o assim um parceiro nesse processo. Além disso, deve ter em mente que o alunado não constitui um grupo homogêneo. Não apenas uma classe é diferente da outra, como também cada indivíduo tem a sua concretude própria. Isto supõe diferentes formas de aprender.

Alguns aprendem melhor pela visão, devendo então priorizar a leitura, fazer anotações, usar esquemas, desenhos, ilustrações, construir imagens mentais, escrever. Há os que aprendem melhor pela audição; recomenda-se a eles ficarem atentos às aulas expositivas, às explicações no laboratório, estudar lendo em voz alta, debater com os colegas. Outros ainda aprendem significativamente quando realizam atividades ou quando constroem alguma coisa durante as aulas.

A adoção de técnicas didáticas diversas é útil e necessária, porque atende a essas diferenças individuais, deixando de favorecer sempre os mesmos alunos que têm mais facilidade para aprender, de acordo com certo tipo de ensino. Se o professor insiste em ministrar aulas expositivas, apenas e sempre, beneficiará aquele grupo da audição e prejudicará os demais alunos. Além disso, a rotina das aulas, sempre iguais, leva a uma monotonia às vezes insuportável. É um tremendo golpe na motivação dos alunos.

De acordo com CARLINI (2008), "...será preciso descobrir e/ou reinventar formas de ensinar, de promover a aprendizagem, garantindo que se realizem as transformações pretendidas (...) será necessário conhecer com segurança e profundidade procedimentos de ensino" (técnicas, estratégias, atividades, métodos, entre outros), selecionados e utilizados em função dos objetivos e conteúdos de ensino porque não é possível acreditar que exista o melhor procedimento de ensino, isto é, um melhor que o outro. Cada procedimento deve ser considerado ainda de acordo com "o grupo de alunos com que trabalha e o momento do processo ensino-aprendizagem que desenvolvem".

O verdadeiro mestre conhece uma ampla variedade de estratégias de ensino para poder empregá-las como são ou então compatibilizadas ao seu feitio. Precisa ser também adequada às características do grupo de alunos e da sala de aula. A variação de técnicas beneficia também o próprio professor, que terá sua capacidade desafiada e esse desafio promoverá criatividade. Ele se verá obrigado a renovar seu ensino e isto deixará seu curso mais dinâmico e motivador (MASETTO, 2003).

O estudo dirigido: conceito

Uma opção didática interessante e vantajosa é o estudo dirigido, que complementa as aulas ou explicações com roteiros preparados de antemão para serem aplicados no momento ideal de uma unidade de ensino. Pode ser planejado para possibilitar, concomitantemente, uma avaliação formativa, com seus testes de autoavaliação.

No estudo dirigido, "... a ideia central é a de delegar ao próprio estudante maior responsabilidade por sua aprendizagem (...) utilizar o tempo do professor de um modo mais proveitoso e efetivo, tirando-lhe o encargo de proporcionar ao aluno aquilo que ele poderá obter por seu próprio esforço" (GODOY, 1988).

O aluno fica excitado para solucionar os problemas e concluir o trabalho por si e o professor fica livre para exercer sua função de coordenador ou facilitador da aprendizagem. "Perde" tempo em casa para preparar o material, mas fica livre para orientar a classe, se o estudo dirigido estiver sendo desenvolvido em horário de aula. Neste caso, apesar de ser tarefa individual (geralmente, porque também pode ser grupal), ela proporciona interação professor-aluno.

Abre-se, assim, melhor oportunidade para o professor acompanhar cada um dos alunos e detectar suas dificuldades. Por outro lado, terá mais chance de descobrir o aluno talentoso e esforçado, com grande potencial a ser desenvolvido, e que deverá receber atenção especial e maior investimento em sua formação.

O estudo dirigido desafia a habilidade de compreensão do aluno, desenvolvendo sua capacidade mental. Enquanto ensina a estudar, facilita o aprendizado. Ao mesmo tempo que consolida conhecimentos, promove maior entendimento do tema em foco.

Geralmente é planejado para ser uma tarefa de assimilação do conteúdo, com exercícios de investigação a fundo dos temas já tratados, e de consolidação dos conhecimentos. Sua montagem é feita com abordagens diferentes das habitualmente apresentadas em classe.

Pode ser adotado no decorrer da aula ou pode ser feito em horários extraclasse, como um estudo individual, em duplas e até em grupos maiores.

Pode ser impresso e produzido com as possibilidades oferecidas pelo computador, desenvolvido em HTML e disponibilizado para uso *off line*. Eu mesmo participei do planejamento de tipos variados de estudo dirigido na modalidade *e-learning*. Eles possibilitam a inserção de figuras e de respostas comentadas instantâneas aos testes de autoavaliação, o que os deixa bastante dinâmicos (CRUZ RIZZOLO & MADEIRA, 2008).

LIBÂNEO (1998) dá ao estudo dirigido a denominação método de trabalho independente e assim o define:

"O método de trabalho independente dos alunos consiste de tarefas, dirigidas e orientadas pelo professor, para que os alunos as resolvam de modo relativamente independente e criador. O trabalho independente pressupõe determinados conhecimentos, compreensão da tarefa e do seu objetivo, o domínio do método de solução, de modo que os alunos possam aplicar conhecimentos e habilidades sem a orientação direta do professor".

ABREU & MASETTO (1987) chamam essa técnica de "material programado" e a caracterizam por exigir participação ativa do aluno, pelo progresso da aprendizagem no ritmo de cada um e pelo fornecimento de *feedback* imediato em relação a correções de respostas. Os autores valorizam essa estratégia de ensino pela atenção que se dá aos objetivos e à sequência dos conteúdos e à facilidade de se atender individualmente os alunos.

Várias funções positivas (utilidades) do estudo dirigido bem planejado são citadas por BORDENAVE & PEREIRA (1998): motiva os alunos ao despertar sua curiosidade pelo texto, quando ele é interessante e não apenas uma leitura a mais, ensina a integrar ideias, desafia e desenvolve a capacidade analítica e criadora, bem como a capacidade de avaliar (consciência crítica).

Estudo dirigido: aplicação

Inicio esta parte do texto com importante alerta de ARAÚJO (2003): "as técnicas (...) têm sua razão de ser no serviço que prestam. No entanto, conhecê-las teoricamente não garante o seu sucesso. A maneira de utilizá-las é que define seu potencial (...) toda técnica é tecida e envolvida por determinados ideais educativos. Não é a técnica que define o ideal educativo, mas o contrário".

Certamente, o autor quer dizer com isso que uma técnica deve ser utilizada para melhor facilitar a aprendizagem de um conteúdo, de acordo com a experiência e a orientação do professor. É o tecnicismo a serviço do educador que quer usar recursos para dinamizar e aprimorar seu ensino. Não é a obsessão pela técnica que, para alguns, é usada como um fim e não como um meio.

Os tipos de estudo dirigido que proponho mais abaixo obedecem aos princípios centrais da construção técnico-pedagógica, mas, na realidade, constituem uma variação ou uma adaptação da técnica. Não enfatizam questões polêmicas para um aprofundamento no assunto. O aprofundamento é apenas um melhor entendimento pelo reestudo do assunto.

Faço esta ressalva, tendo em vista os pressupostos teóricos em cima dos quais são construídos os estudos dirigidos. VEIGA (2003a) faz uma análise crítica importante sobre a concepção de estudo dirigido e suas dimensões técnica e socio-educacional-político-cultural. Bem que meu trabalho se enquadraria em algumas críticas da autora, principalmente aquelas voltadas para o desenvolvimento "da reflexão, da criticidade e da criatividade", mas acredito que os próprios objetivos instrucionais são atingidos em cheio com o uso dessa técnica modificada.

São roteiros de estudo que se referem a um aprendizado a mais, sob um novo enfoque. É um estudo adicional que propõe nova maneira de entender ou de recordar um assunto que já foi estudado (recém-estudado, de preferência). Ao mesmo tempo, alguns deles ensejam ocasiões de autoavaliação.

Portanto, ao iniciar cada tema o aluno já o conhece na teoria e na prática, pois o propósito é esquadrinhá-lo ou examiná-lo a fundo, para complementar o estudo, para aumentar o conhecimento e para melhor se preparar para as avaliações.

Os temas que selecionei correspondem ao que se pode chamar, no programa de ensino de Anatomia odontológica, de conteúdo mínimo indispensável ou de habilidades essenciais para uma aprovação simples nessa disciplina.

A seguir são apresentados dois exemplos de roteiros de estudo (incompletos, para não ocupar muito espaço). Eles podem ser acionados integralmente por meio do computador, no *link* "Saiba mais" e depois, "Estudo dirigido", do *site* www.anatomiafacial.com (CRUZ RIZZOLO & MADEIRA, 2008). Os termos não conhecidos podem ser consultados no glossário existente no mesmo *site*. Modificados, os roteiros de estudo dirigido possibilitam impressão em folhas isoladas, para serem usados em classe ou em outro local.

1º) exemplo: "Saiba mais sobre o viscerocrânio

Este texto inaugura uma série de abordagens de temas que integram o que se pode chamar, no programa de ensino de Anatomia, de conteúdo mínimo indispensável ou de habilidades essenciais para uma aprovação simples nessa disciplina.

Escolhemos uma técnica de estudo dirigido, individual (também pode ser grupal), que deve ser realizada com muita reflexão e espírito crítico. Ela desafiará seu talento criador, desenvolvendo, ao mesmo tempo, sua capacidade analítica e de interpretação e integração de ideias. Procure desenvolver este estudo com o livro 'CRUZ RIZZOLO, R. & MADEIRA, M.C. Anatomia Facial com Fundamentos de Anatomia Geral, 3ª edição São Paulo: Sarvier, 2009' e com um crânio à mão, se for possível. Se não for possível realizar este estudo dirigido com o auxílio de um crânio, a palpabilidade dos acidentes anatômicos deve ser feita em você próprio. Aprende-se com todos os sentidos e o tato é um deles.

Inicie tateando o ádito da órbita e detenha-se na margem infraorbital, que é a que mais interessa. Passe um dedo ao longo dela e perceba como é aguda. Seu tato vai acusar uma saliência, que é a sutura ______________________. Esta é a primeira pergunta. Outras virão. Responda-as buscando respaldo nos textos do livro, a partir da página 21 e suas figuras. O gabarito das respostas encontra-se no final da última página deste estudo dirigido. Note que o forame ______________________ está situado a alguns milímetros abaixo dessa sutura. Em si próprio não conseguirá palpar esse forame porque ele é coberto pelo *músculo*

________________________________, o qual se origina logo abaixo da margem infraorbital. Mas conseguirá identificar em si toda a margem e até mesmo a sutura. Desloque o dedo medialmente e encontrará o osso ______________________. Aproveite para explorar e reconhecer áreas adjacentes a ele. Deslocando o dedo lateralmente irá encontrar o corpo do osso ______________________ e, a partir dele, verifique nas figuras 2-3, 2-8 e 2-11 seus três processos, principalmente o processo ______________________, que corresponde à metade do arco zigomático. Corra o dedo pela borda inferior do zigomático. Perceberá irregularidades, resultado de aposição óssea não uniforme que ocorre devido à tração do *músculo masseter*, o qual tem origem nesse local. Localize melhor esse *músculo* em você, ativando-o com movimentos sucessivos de oclusão forçada. Deslize os dedos sobre o *músculo* e perceba que ele chega ao ramo da mandíbula, onde se insere. Continue descendo até o ângulo da mandíbula e sinta umas proeminências ósseas irregularmente distribuídas, cujo conjunto é chamado ______________________________. Assim, você entendeu que o osso provê os locais de inserção muscular: um deles é fixo e, a partir dele, o *músculo* contrai-se; o outro é móvel porque a contração muscular provoca o movimento do osso, neste caso a mandíbula.

Voltando para o corpo do zigomático, vá deslizando os dedos até alcançar o primeiro molar superior. No crânio, você estará apalpando uma eminência linear, que é a ________________________________, importante reparo ósseo nas anestesias dos dentes molares superiores. Em você, faça tentativas de palpação extra e intrabucais para localizar a mesma eminência óssea. Medialmente a ela será encontrada, abaixo do forame infraorbital, uma depressão larga e rasa, a ______________________, que corresponde à parede anterior do seio maxilar. No crânio é fácil de ser localizada. Nas pessoas é mais difícil, porque essa fossa contém o *músculo levantador do ângulo da boca*, o qual se origina e se insere no ponto de união dos lábios.

Descendo um pouco, encontrará uma série de elevações que corresponde às raízes dos dentes. São as ____________________________, das quais a mais longa e saliente é a ____________________________, relacionada com a transmissão de forças da mastigação à base do crânio. Elas se dispõem enfileiradas desde o incisivo central até o terceiro molar, constituindo a lâmina ____________________ de cada ____________________ do processo alveolar.

Acima das eminências dos incisivos e abaixo da abertura piriforme, pode ser encontrada uma pequena depressão, a ____________________, local de inserção de algumas poucas fibras do *músculo orbicular da boca*. Acima das eminências dos molares (na base do processo alveolar) encontra-se um dos locais de origem do *músculo bucinador*.

Quando você estiver correndo o dedo (em si mesmo, por dentro da boca) sobre as eminências alveolares dos molares, continue mais para trás, até alcançar uma superfície romba da maxila, a ____________________, que apresenta uns dois pequenos forames, nomeados de ____________________, nos quais passam *nervos* e *vasos alveolares superiores posteriores*, com destino aos dentes molares e seus tecidos de suporte.

Mais atrás, a maxila relaciona-se com o processo ____________________ do osso esfenoide. Entre ambos, há uma abertura, a fissura pterigomaxilar, porta de entrada da fossa ____________________, onde penetra a *artéria maxilar* .... (etc....).

.... Aqui terminamos. Que tal, valeu a pena? Ao conferir as respostas, atribua a você uma nota. Atribua também uma segunda nota relativa ao esforço despendido, à atenção dedicada e ao aproveitamento (conhecimento) obtido. Esperamos que as suas notas sejam dez e dez.

O próximo estudo dirigido 'saiba mais' vai tratar dos músculos cefálicos, os quais já foram abordados, ainda que superficialmente, neste texto. Isto significa que, na sequência do estudo, você não vai começar do zero.

Respostas: zigomaticomaxilar, infraorbital, levantador do lábio superior, nasal, zigomático, temporal, tuberosidade massetérica, crista zigomaticoalveolar, fossa canina, eminências alveolares, eminência canina, vestibular (externa), alvéolo, fóvea incisiva, tuberosidade da maxila, forames alveolares, pterigoide, pterigopalatina, fissura orbital inferior, hâmulo pterigóideo; *palato ósseo*: palatino maior, espinhas palatinas, sulcos palatinos, forame incisivo, fossa incisiva .... etc."

2º) exemplo: "Estudo dirigido sobre incisivos superiores

Estudar diariamente e não apenas sob pressão, como nas vésperas das avaliações. Mas estudar com vontade (sem vontade é o mesmo que comer sem apetite) e, se ela estiver sempre distante, tentar transformar-se, traçar metas de aprendizagem, fazer projetos de estudo.

Depois do estudo teórico da anatomia dos incisivos superiores, que introduz e contextualiza o assunto, nada melhor que desenvolver um estudo prático para dar realidade ao aprendizado e consolidá-lo. É o procedimento próprio das aulas práticas de graduação, em laboratório, contando com material didático apropriado.

Tenha ou não participado da prática de laboratório em sua faculdade, providenciamos para você este roteiro de estudo prático, individual. Servirá para complementar aulas assistidas ou para substituir aulas perdidas.

Esteja de posse de um ou mais espécimes típicos, ilesos (livres de cárie ou fratura) de incisivos central e lateral superiores e do livro MADEIRA, M.C. & CRUZ-RIZZOLO, R.J. Anatomia do Dente, 6ª edição São Paulo: Sarvier, 2010, para acompanhar e aproveitar bem este roteiro.

1. Comecemos pelo incisivo central superior (**ICS**). Segure-o pela raiz, de modo que a coroa fique para baixo, com a **face vestibular** de frente para você.

   Repare que a coroa é bastante larga, com suas bordas mesial e distal convergindo para cervical. Em alguns dentes há pouca convergência e as bordas são quase paralelas. Repare também que a raiz não é longa, mas é bastante robusta. Ela é pouca coisa maior que a altura da coroa. Outro detalhe: normalmente a raiz é retilínea, sem (ou com muito pouco) desvio distal.

   Pronto; você já fez o primeiro exame do dente pela face vestibular e já reteve na memória sua forma e contorno. Se quiser fazer um desenho desse contorno, seu estudo será mais significativo. Vamos agora aos pormenores.

2. Veja a área do colo e examine os lados mesial e distal da junção cemento-esmalte. Perceba que o lado mesial é retilíneo e o distal apresenta uma pequena angulação entre a coroa e a raiz. Este fato nos remete a uma característica comum a todos os dentes, dentre várias outras, explicada na pág. 16 do livro Anatomia do Dente, sob a denominação 'Desvio distal da raiz'. Ainda que no **ICS** esse desvio seja mínimo, ele existe e faz com que o longo eixo da raiz não coincida com o longo eixo da coroa; daí a angulação.
3. Passemos a outro detalhe: diferenças entre os lados mesial e distal da coroa. Um dos lados é mais reto e alto e o outro é mais curvo e baixo. Isto faz com que a área de contato (veja a Fig. 1-7, pág. 10) fique mais próxima de incisal no lado mesial (porque está mais deslocada para incisal do que para cervical, em comparação com a área de contato distal).
   Pois é, lembra-se da teoria? Na relação dos 'Caracteres anatômicos comuns a todos os dentes' há dois deles à pág. 13, cuja explicação é acompanhada de sugestivos desenhos (Figs. 1-13, 1-14 e 1-15).
   Revendo-os, você entenderá melhor que a angulação distal, no encontro da coroa com a raiz do **ICS**, existe não somente porque há um pequeno desvio distal da raiz, mas também porque a borda distal da coroa é mais convexa ou abaulada.
4. Finalmente note que o ângulo distoincisal é mais rombo (arredondado) que o mesial, conforme se pode ler no primeiro parágrafo da pág. 14.
   Imagine só, se um dentista inverter a forma dos ângulos mesioincisal e distoincisal! Que maçada! O paciente ficará com o rosto transformado!
   Conseguiu ver todos os detalhes lembrados por nós em seus dentes de estudo? Se a borda incisal dos seus modelos está muito desgastada, é preciso analisá-la bem pelo lado lingual para tentar distinguir os ângulos formados com as faces de contato.
5. Para terminar, vamos para a melhor parte do estudo. Abra o livro à pág. 59 e examine os sete dentes da fileira do alto, da Fig. 2-35. São dentes típicos, selecionados e fotografados pelo Dr. Horácio Faig Leite, da UNESP de São José dos Campos. Veja como os dentes são largos, de raízes curtas e retas. Os dois primeiros mostram, exuberantemente, a diferença entre os ângulos mésio e distoincisal. Reconhecendo esses ângulos você pode determinar com segurança se o dente analisado pertence ao lado direito ou ao lado esquerdo. A angulação coronorradicular do segundo dente está bem acentuada, não é mesmo? E se ela está localizada distalmente, está claro que o dente é direito. Um 11. Enfim, analise bem tudo e dê um diagnóstico, de acordo com o método de dois dígitos (veja à pág. 6). Ou seja, identifique cada um dos sete dentes e compare as suas respostas com as respostas dadas à pág. 78.
6. Visto o **ICS**, fica mais fácil estudar e entender a forma do incisivo lateral superior (**ILS**). Este é menor e tem um aspecto mais esguio (afilado, mais estreito e alongado) do que o outro. Examinando-o pela **face vestibular**, duas características logo saltam à vista: o arredondamento exagerado do ângulo distoincisal e a raiz adelgaçada, longa, com seu terço apical deslocado para a distal ....(etc....).

........................**13.** Terminou! Dê uma repassada nos seus dentes-modelo para verificar se todos os elementos descritores foram bem aprendidos. Ao comparar entre si os dois dentes incisivos superiores, confira com os pormenores comparativos que aparecem no quadro da pág. 58".

Como se pode depreender facilmente, esse tipo de estudo dirigido, como nos exemplos acima, não pode ser desenvolvido sem que o assunto já seja conhecido. Foi verificado que o aluno realmente complementa ou consolida seu aprendizado com esse estudo adicional. Os testes de avaliação, mesclados no texto, permitem que ele avalie seu aproveitamento no estudo, por conta própria.

Depois de ter planejado, redigido e convidado o aluno a participar dos roteiros de estudo, seja em sala de aula, seja em casa nos horários vagos, sozinho ou em grupo, é papel do professor alertar o aluno para algumas observações como estas abaixo.

a) Realizar tarefas mais bem feitas do que mais rápidas; neste caso fazer o estudo sem pressa, indo de acordo com o próprio ritmo de aprendizagem.
b) Ligar os conteúdos novos com os já conhecidos e buscar as próprias conclusões.
c) Fazer pausas durante o estudo para a reflexão sobre o tema em foco, a fim de guardá-lo por mais tempo na memória.

Com estas normas, o aluno desenvolverá melhor sua capacidade analítica, de interpretação e de integração de ideias. Elas valem para os exemplos dados e para os novos exemplos que vêm a seguir que, apesar de serem recentes, já foram testados e funcionam.

Os dois novos exemplos (também incompletos), apresentados abaixo, são encontrados no *link* "Saiba mais" do *site* www.anatomiafacial.com (CRUZ RIZZOLO & MADEIRA, 2008) e também no *CD-Rom* anexado ao livro de CRUZ RIZZOLO & MADEIRA (2009). Em ambos, sua utilização é mais dinâmica porque as respostas comentadas dos testes são dadas imediatamente após um clique no *mouse*. Além dos estudos dirigidos, o *site* e o *CD* exibem testes de autoavaliação isolados. Foram planejados para possibilitar ao aluno acompanhar o seu próprio desenvolvimento escolar.

Esses dois exemplos foram adaptados para serem usados sem a máquina, impressos em folhas separadas ou fazendo parte de um livro (MADEIRA, 2010), só que numa utilização menos dinâmica.

Com eles, encerro este capítulo.

3º) exemplo: **"Saiba mais sobre a ATM**

Este texto não se refere a um estudo avançado. Ele apenas oferece uma oportunidade de estudo a mais, de um tema já estudado. A diferença é que o enfoque do tema é feito à maneira de um estudo dirigido. Nele são feitas perguntas, cujas respostas podem ser encontradas, em seguida, dentro do próprio texto. Esperamos que já tenha respondido aos testes 7 e 8, às págs. 121 e 122, do livro Anatomia Facial com Fundamentos de Anatomia Sistêmica Geral, 3ª edição, 2009, que vamos seguir.

Nossa experiência no ensino da Anatomia permite afirmar que os alunos estudam a ATM teoricamente, mas não tanto na prática de laboratório. Nas avaliações, é comum o professor encontrar assertivas equivocadas, como: a cápsula articular é cartilagínea, o ligamento temporomandibular é contrátil, a membrana sinovial reveste a cartilagem articular, o disco articular não se prende à cabeça da mandíbula e outras tolices mais!

Para evitar confusões, sugerimos um estudo prévio, mais cuidadoso, das articulações sinoviais. Examinando bem a cápsula da articulação escapuloumeral, os ligamentos das articulações do tornozelo, os meniscos da articulação do joelho, o disco da esternoclavicular, enfim, boas preparações das grandes articulações sinoviais, você terá mais facilidade em entender as relações e o significado dos elementos constituintes da articulação temporomandibular. Com essa bagagem, o estudo da ATM, em material didático laboratorial de boa qualidade, será mais bem aproveitado.

Mas, se você já tem uma noção razoável da anatomia das articulações em geral, comece este estudo fazendo uma revisão das superfícies articulares ósseas da ATM, no capítulo sobre o crânio, págs. 31 e 39 e Figs. 2-10, 2-11 e 2-15. Essas superfícies necessitam de um revestimento de cartilagem para (escolha a alternativa correta): ( ) promover melhor deslizamento; ( ) absorver choques; ( ) proteger os ossos; ( ) todas as alternativas; ( ) nenhuma delas.

Mais três perguntinhas para deixar o assunto cartilagem articular mais bem entendido. São assertivas que você poderá aceitar como verdadeiras (V). Se forem falsas (F), coloque no espaço em branco, no final da frase, as palavras que as tornarão verdadeiras.

(V) (F) A linha terminal do revestimento cartilagíneo corresponde à linha inicial do revestimento periosteal. ________________________. (V) (F) Portanto, o periósteo não faz parte da articulação. ________________________.

(V) (F) A cartilagem articular é menos espessa nas áreas que sofrem maior pressão. ________________________.

Bem, já temos o esqueleto ósseo da ATM atapetado por uma camada de fibrocartilagem, a qual substitui o periósteo no revestimento ósseo, evita desgaste e erosão óssea, deixa a superfície lisa e escorregadia e absorve pressões, sendo que as de maior carga, com maior espessura e vice-versa (estas são as respostas corretas das perguntas anteriores). Reforce seu estudo relendo o livro à pág. 123.

Vamos agora fechar a ATM com uma membrana fibrosa dotada de lassidão, que permite certa elasticidade. Com isso fica formada: ( ) a superfície extra-articular; ( ) o ligamento intra-articular; ( ) a cavidade articular; ( ) o líquido sinovial.

Essa membrana de tecido conjuntivo fibroso tem o nome de: ( ) membrana sinovial; ( ) cápsula articular; ( ) membrana conjuntiva; ( ) ligamento temporomandibular.

Ela acompanha os movimentos da ATM porque é frouxa o suficiente para isso. Em cada movimento ela aumenta ou diminui a cavidade articular (esta é a resposta da penúltima pergunta). Sobre cápsula articular, volte à pág. 127 do livro.

Para que a articulação fique completa, faltam alguns de seus elementos componentes. Um deles ...... etc.... etc....

.... Pronto. Esperamos que este texto tenha realmente colaborado para que você fique sabendo mais.

Cremos que, tendo estudado antes e agora, a última pergunta você responderá com facilidade. Ela é dividida em duas partes: na primeira, pedimos que estabeleça relações de maior proximidade ou continuidade, e na segunda, relações de função ...... etc.... etc...."

4º) exemplo: "Saiba mais sobre artérias da face"

Siga este estudo dirigido para completar sua formação em artérias da face. Esperamos que você já tenha estudado o assunto, na teoria e na prática, e esteja agora acrescentando um algo mais ao seu conhecimento. Preste atenção nos testes de múltipla escolha e de preenchimento de lacuna, que são apresentados ao longo do texto. Responda a cada teste assim que o encontrar, e confronte com a nossa resposta, logo em seguida, no próprio texto.

O sangue arterial, ao deixar o ventrículo esquerdo do coração, alcança a artéria aorta, percorrendo-a de ponta a ponta. Saindo com velocidade, o sangue sobe facilmente pela aorta ascendente e logo acompanha o arco da aorta, para então começar a descer pela aorta descendente e irrigar a maior parte do corpo. Essas três partes da aorta dão a ela um aspecto de bengala ou cajado, sendo que a parte do cajado que se empunha é o chamado arco da aorta, antes conhecido como cajado da aorta. É daí que partem os seus ramos para a cabeça e também para o membro superior e pescoço. Deles, o que mais nos interessa é a artéria carótida comum, que é um tronco a se dividir em dois ramos. Leva o nome de comum porque remete sangue tanto para a carótida interna quanto para a carótida externa, seus dois ramos. É comum a ambos. Por que você acha que uma das carótidas é denominada interna? É porque ela vai para: ( ) dentro do pescoço; ( ) a orelha interna; ( ) o interior do neurocrânio; ( ) o interior, ou parte profunda, do viscerocrânio. É claro que você respondeu que a artéria carótida interna alimenta o conteúdo do neurocrânio, que é o encéfalo. Mas, se o encéfalo está contido no neurocrânio, que é uma carapaça envoltória rígida, como é que a artéria o atravessa? ( ) pelo forame lacerado; () pelo canal carótico; ( ) pelo forame jugular; ( ) pelo forame magno.

É óbvio que você escolheu a alternativa canal carótico (resposta correta). O próprio nome já indica o que por lá passa, assim como o forame jugular deixa passar a veia jugular interna. No forame lacerado não passa nada porque ele é fechado no ser vivo. Entendendo então que a carótida interna vasculariza o encéfalo (juntamente com a artéria vertebral), o que sobra na cabeça para ser vascularizado pela carótida externa? ( ) o resto; ( ) a face; ( ) a superfície externa da cabeça; () o couro cabeludo.

A resposta certa é a parte superficial e a profunda da face (e parte da orelha) e quase toda a superfície externa da cabeça, incluindo o couro cabeludo. Isto corresponde ao "resto". E ainda ela expede um ramo tireóideo e outro para a dura-máter, dentro do neurocrânio. É mole?

Vamos lembrar como a artéria carótida externa distribui-se por todas essas áreas. Raciocinemos. Se seu tronco começa no pescoço e sobe para a cabeça até terminar atrás do colo da mandíbula, ela tem que emitir ramos, em vários níveis de seu trajeto, que irão atingir essas áreas. O primeiro ramo fica no pescoço mesmo e destina-se à glândula tireoide e adjacências, mas, quando ela alcança as proximidades do osso hioide, lança um ramo para: ( ) a mandíbula; ( ) a língua; ( ) as glândulas salivares; ( ) a cavidade nasal.

Respondeu acertadamente? Deixe-nos ajudá-lo(a). Para as glândulas, não poderia ser somente um vaso que alcançasse todas elas em localizações tão diferentes. Para a mandíbula, o ramo não iria, porque precisaria entrar no canal da mandíbula por cima, onde há espaço, e não por baixo. Não seria lógico também uma artéria para a cavidade nasal ser emitida em um nível tão baixo. Desse nível, seria mais razoável que ela alcançasse a língua. E é o que acontece. A língua precisa de muito sangue porque trabalha muito. Quem realiza trabalho físico tem que se alimentar bem para compensar o desgaste de energia. Por isso é que a artéria lingual é calibrosa e é dupla. Duas artérias, direita e esquerda, carregando muito sangue. Além da língua, a artéria lingual irriga também: ( ) o palato; ( ) o lábio; ( ) a tonsila palatina; ( ) o soalho da boca.

Se você respondeu tonsila palatina não errou, porque esse corpo anatômico também recebe sangue de um ramo da lingual. Palato e lábio estão distantes; não dá para escolhê-los como possível alternativa correta. O mais certo mesmo é soalho da boca. Claro! É vizinho da língua. Antes de entrar na língua, a artéria lingual manda o ramo sublingual para o soalho da boca. Nada mais lógico! Um conselho dos bons: vá para o livro, reestude esse ramo e sua artéria mãe quanto ao trajeto, relações e ramificações.

A carótida externa, depois de soltar seu segundo ramo ao nível do osso hioide, continua seu trajeto ascendente em direção ao ângulo da mandíbula. Próximo a ele, ela emite a artéria: ( ) facial; ( ) faríngea ascendente; ( ) occipital; ( ) auricular posterior. Bem, as três artérias "menos odontológicas" vamos deixar de lado ou examinar depois. Cuidemos agora do terceiro ramo da carótida externa. A artéria facial enrola-se na glândula ________________ ____________________________, dá ramos para ela e aparece na base da mandíbula, a qual contorna, para alcançar a face. Nesse ponto de contorno ocorre uma ramificação, que é a artéria: ( ) sublabial; ( ) labial inferior; ( ) submentoniana; ( ) ramo massetérico. Ao subir pela face, após enviar ramos cervicais para a glândula submandibular (resposta correta) e região submentoniana, ela passa abaixo de alguns músculos em seu conhecido trajeto ao lado da boca e do nariz.

Pergunta: em que ponto se sente melhor a sua pulsação? ( ) junto ao ângulo medial do olho; ( ) ao lado do nariz; ( ) junto à base da mandíbula; ( ) ao lado do ângulo da boca. Coloque dedos sobre esses pontos e verifique, por si próprio, a pulsação da artéria facial. Em um deles ela é mais calibrosa, mais superficial e será apertada contra o osso. É ele. Desse ponto a facial corre em direção ao ângulo da boca ...... etc.... etc....

14. Técnicas socializantes (atividades pedagógicas coletivas)

Do Capítulo 14 até o 19, enfoco atividades que são realizadas por grupos de alunos. São, portanto, técnicas socializantes, que no transcurso da disciplina devem ser mescladas às aulas teóricas, às projeções de imagens fixas ou em movimento, a estudos independentes, havendo um momento ideal para cada uma. O professor deve passear de uma para outra com ligeireza, evitando assim a recorrência e, daí, a monotonia.

Este capítulo tem um enfoque genérico e serve como uma preparação para a exposição de cada técnica.

As técnicas que apresentarei a partir do próximo capítulo são as que mais me agradam. A descrição pormenorizada que farei de cada uma é fruto da experiência de usá-las no meu ensino. Descrever uma técnica sem nunca antes tê-la desenvolvido não teria muito sentido.

A literatura sobre o assunto geralmente mostra os passos da técnica, o caminho a ser seguido, como se fosse um padrão único, um estereótipo. Concordo que todo modelo de estudo tem começo, meio e fim, mas estereotipá-lo não é o procedimento correto. Ajustá-lo às maneiras do professor, isso sim. Subjacente ao modelo da técnica existe toda uma imaginação, um ideário novo, obra do professor que prevê rapidamente as mudanças que pode fazer para adaptar a técnica às condições do momento. Um mesmo professor, que seja solto e leve, vai implantando modificações cada vez que utiliza a técnica e nunca repete integralmente seus passos.

Formação de grupos

As reuniões de grupo para discussões incomodam alguns professores que temem perder o controle da classe. Como a participação do aluno é aberta e em grande atividade, pode levar a alguma desorganização. Os professores "certinhos" não gostam e se veem ameaçados na sua autoridade. Alguns duvidam da eficácia das atividades coletivas porque localizam alunos que não participam por medo ou vergonha, por falta de amadurecimento ou porque são dominados por outros mais afoitos e palradores. Para evitar isso é aconselhável não formar grupos de discussão grandes demais (quatro a oito está bom).

Para dar estruturação, cada grupo elege seu animador, que funcionará como um líder ou aglutinador, e um secretário ou relator. Outro expediente inicial é a arrumação da sala, a disposição das cadeiras, o material a ser utilizado, os recursos, toda a organização.

O professor precisa ter a consciência que empregar uma técnica de grupo requer um conhecimento da sua fundamentação teórica e seus passos em sucessão. É seu dever colocar todos a par das orientações de trabalho e manter o grupo atento o tempo todo. A organização deve merecer uma previsão para estimular a intercomunicação e assegurar a participação de todos (falar e ser ouvido e tomar notas) dentro de um tempo que também deve ser controlado.

A formação de cada grupo pode obedecer a um critério de impedir grupos já formados por interesses comuns ou amizades ("panelinhas"). Melhor é usar o critério da heterogeneidade. A coesão do grupo é importante para que a dispersão e o tumulto sejam evitados, principalmente no intervalo entre a primeira e a segunda discussão.

Procedimentos

Para fugir da improvisação, a fala do professor deve ser estudada previamente e, se houver material didático, é necessário que seja preparado de antemão. Ao sentir-se inseguro, deve evitar monopolizar a palavra durante a dinâmica de grupo. O que deve fazer é levar a discussão para o tema central, porque lá estão os aspectos mais importantes que verdadeiramente atingirão os objetivos, prevenindo assim dispersão e perguntas embaraçosas. Com o uso das técnicas de grupo, o professor menos iniciado irá adquirir cada vez mais habilidade pela experiência de obtenção de resultados esperados e pela prática de lidar com os alunos nessa situação de discussão.

Uma das tarefas que pode puxar para si é a prescrição de exercícios de mudança de atitude, enquanto a discussão segue. A intenção é levar os elementos do grupo a deixar a insistência de lado, argumentar de maneira diferente da habitual, fazer o papel do outro, colocar-se na posição do outro, aprender a escutar.

Para conseguir isso, um bom recurso é distribuir bilhetes com duas ou três recomendações para cada aluno de um grupo, como estas abaixo:

- oferecer fatos e exemplos;
- harmonizar, aliviar tensões;
- pedir opiniões, sair do seu ponto de vista e pensar como o outro está pensando;
- discordar do que não lhe parece válido e apresentar visões diferentes sobre o assunto;
- pedir e dar informações;
- conciliar discordâncias e aliviar tensões pelo bom humor;
- esclarecer antagonismos ao nível das ideias apresentadas;
- descrever com o grupo o processo vivido durante a discussão;
- não permitir divagações; manter o grupo centrado no objetivo;
- controlar o tempo destinado à discussão;
- levar o grupo a concluir sobre aspectos do tema discutido e registrar as conclusões;
- reunir ideias e estabelecer relações entre elas integrando-se num todo.

Havendo boa interação na discussão, os alunos trocam não apenas pontos de vista e conhecimentos, como também sentimentos e emoções. Com isso, verão que aprendem também entre si e aproximam-se de modo a formar um verdadeiro grupo. O professor também aprende com novas concepções dos alunos, porque somos todos os seres cognoscentes – ensinamos e aprendemos ao mesmo tempo. Mais que isso, aproxima-se dos alunos e passa a entendê-los melhor. Porém, durante as atividades do grupo, o professor deve evitar que os componentes entrem fundo na área emocional e se afastem do assunto.

Em grupos heterogêneos há mais probabilidade de surgirem discordâncias e daí contribuições bem distintas à solução do problema.

Ao descrever as técnicas de dinâmica de grupo que costumo aplicar, inicio pelo Sistema Personalizado de Instrução que, na sua origem, é um estudo individual com orientação e atendimento do professor. Todavia, como a técnica é versátil, prefiro empregar uma variante, que é a reunião dos alunos em pequenos grupos, para examinar peças anatômicas e para provocar a discussão e promover o cooperativismo. Fica sendo, destarte, mais uma técnica socializante e, portanto, pode entrar nesse rol.

15. Sistema personalizado de instrução (sistema Keller)

O Sistema Personalizado de Instrução (SPI), também conhecido como Sistema Keller de ensino, foi introduzido no Brasil (em Brasília) no início da década de 1960 pelo próprio Keller e seus colaboradores. Seu histórico e suas bases teóricas podem ser encontrados em GODOY (1988) e FARIA (1987).

Foi esse próprio autor, Wilson de Faria, que em 1979 ministrou na UNESP um curso de 30 horas sobre esse tema, a que assisti e gostei por ser um método eficaz e perfeitamente factível nas condições em que eu me encontrava. Apliquei-o em minhas aulas durante quase 20 anos. Se persisti esse tempo todo é porque funcionava bem. Hoje, por razões diversas, não estou utilizando-o. Se estivesse, talvez as minhas aulas fossem de maior qualidade.

A clientela do curso era formada por professores de Odontologia, os quais julgaram que o método tem aplicabilidade, sendo mais viável para a área básica que para a área profissional e, nesta, mais útil em atividades pré-clínicas (de laboratório). Cada aluno do curso elaborou um projeto para uma das unidades de sua disciplina. Dois desses projetos foram selecionados para divulgação no relatório em forma de artigo que o Prof. Faria publicou em seguida (FARIA, 1980). Um deles está parcialmente reproduzido no final deste capítulo.

Como funciona

A metodologia desse modelo de ensino adota os seguintes princípios e procedimentos:

1. o aluno desenvolve o estudo no seu próprio ritmo de progresso (não é obrigado a ir no ritmo mais ou menos acelerado dos outros alunos) e é constantemente estimulado por um sistema de recompensa (reforço positivo) durante seu estudo pelo SPI;
2. o estudo é dividido em unidades;
3. cada uma delas deve corresponder a objetivos bem precisos;
4. cada unidade tem seu guia de estudo;
5. os procedimentos são claramente definidos, de tal modo que o aluno pode fazer o estudo por conta própria;
6. preleções e/ou demonstrações são realizadas durante o estudo, quando uma parte da classe estiver pronta para apreciá-las;
7. é respeitada a velocidade de estudo do aluno; portanto, é permitido que ele termine as tarefas numa velocidade compatível com sua capacidade, de tal forma que nem todos terminam ao mesmo tempo;

8. é garantido atendimento individualizado durante o programa de estudo;
9. é permitido ao aluno apresentar-se para a avaliação somativa quando se julgar pronto, mas há limites para completar o programa no final do semestre ou do ano, conforme o caso.

A metodologia do SPI é semelhante ao que se conhece por "estudo por módulos". Aliás, não deixa de ser um pacote instrucional como aqueles "módulos instrucionais" que são usados para estudo independente, mas não personalizado.

A linha de toda essa metodologia do SPI é planejada com antecedência, transformada em redação e o documento é então reproduzido e distribuído aos estudantes. Isso é mais um trabalho doméstico do professor, que ganha para trabalhar na escola e não em casa.

Mas, deixando de lado essa história de remuneração e hora extra, o que interessa é que o professor finaliza um texto que poderá ser reformado e atualizado constantemente para a reutilização. Peleja para produzi-lo, mas depois tem sua atuação facilitada. Tal como na preparação do estudo dirigido, ele "rala" em casa, mas depois faz na escola um papel mais leve de supervisor/orientador.

Após enunciar as regras, é só deixar o estudo correr. É claro que ele não vai ficar lendo jornal ou conversando fiado no corredor. Terá de comandar o processo, estando presente e atento durante todo o tempo. Lembre-se, o sistema de estudo é "personalizado", o que significa que a pessoa do professor acompanhará todas as fases do estudo e dará suporte aos alunos. É uma presença indispensável nas pequenas exposições teóricas e nas demonstrações práticas previstas para serem dadas em intervalos mais ou menos regulares. Sua função é, em última análise, a de acompanhar, dar direção e facilitar a aprendizagem.

Como foi mencionado acima, este sistema de ensino é dividido em unidades, cada uma com seus objetivos, guia de estudo e palestras de enriquecimento do conteúdo pelo professor, intercaladas com o estudo. Do aluno requer-se constante atenção para o acompanhamento de seu trabalho. Se o professor for único, ficará muito ocupado. Se ele contar com uma equipe docente, o aluno receberá mais atenção e a qualidade do atendimento será melhor. Com ou sem professores colaboradores, uma boa medida é convocar alunos monitores para auxiliar. O monitor tem a mesma linguagem de seu colega aluno e fica a seu lado dando-lhe *feedback* imediato, uma verdadeira "aula particular". Depois de algumas sessões, se o aluno estiver preparado para a avaliação, ele a solicita. Se atingir a nota (conceito) mínima estabelecida passa para outro estudo. Se não atingir, tem novas oportunidades, até conseguir o grau de competência desejado.

> Minha experiência com o Sistema Personalizado de Instrução é das melhores. Durante os longos anos que trabalhei com esse modelo de ensino, a equipe docente contava com cinco professores, além de monitores, para atender 80 alunos de uma vez. O trabalho tinha uma fluidez impressionante. Encorajávamos a reunião dos alunos em pequenos grupos para ensejar a discussão e o cooperativismo. Facilitávamos o acesso ao material

didático (peças anatômicas) para maior entendimento do assunto, enquanto era desenvolvido o programa. Exigíamos que cada aluno dominasse o tema e o critério para verificar esse domínio por meio de notas, sendo que sete era a nota mínima exigida. Quase todos conseguiam esse patamar na primeira tentativa. Outras versões equivalentes de prova eram preparadas para alunos que se submetiam novamente à avaliação.

Porém, não eram todas as unidades de ensino que eram submetidas a esse sistema. A maioria delas era enquadrada em outros sistemas para o trabalho não ficar repetitivo e monótono. Partíamos assim para outras técnicas de ensino.

Mas pesquisas realizadas demonstram que o SPI "conduz à obtenção de mais altos níveis de aproveitamento e de uma atitude mais favorável do aluno em relação ao ensino". Os estudantes demonstram preferência pelo SPI e julgam que com ele aprendem mais (GODOY, 1988).

Inconvenientes

Depois de repetir o SPI por alguns anos, os alunos vão se afeiçoando ao sistema, que fica bem conhecido. Não mais sendo novidade, aquele entusiasmo inicial com um sistema novo deixa de existir. Ao trocarem informações, o aluno que vai começar o estudo já sabe do que se trata, já leu o que foi escrito pelo colega mais adiantado. O pior de tudo é que alguns chegam a copiar as respostas dadas às perguntas que compõem o guia de estudo para não precisar pensar e criar. Depois decora e pede a prova. É por isso que o modelo pede renovação constante.

Dou, a seguir, como ilustração, o resumo de uma das unidades de ensino que muito lecionei por meio do SPI.

Exemplo

UNIDADE: Músculos mandibulares

CONTEÚDO (pode ser substituído por uma pequena introdução para contextualizar o assunto e o que está escrito a seguir pode passar para o item Guia de Estudo): Os músculos da mastigação e seus auxiliares, os supra-hióideos, atuam na movimentação da mandíbula e do osso hioide. Todos eles podem agir como agonistas, fixadores e antagonistas (balanceio) nas funções da mastigação, deglutição, fala e postura. As ações sinérgicas dos músculos infra-hióideos também serão consideradas, mas seu estudo anatômico será apenas superficial. O assunto é descrito no livro (...), às páginas........., com suplementação das figuras no Atlas (...). Haverá peças anatômicas devidamente preparadas para servirem de modelo. O estudo será feito com a supervisão permanente de professores que, ocasionalmente, farão interrupções para oferecer explicações e/ou projeções na tela. Ainda que se trate de um estudo personalizado, sugerimos que, no Laboratório, a classe seja dividida em pequenos grupos para facilitar o cooperativismo.

OBJETIVOS: Ao término do estudo, o aluno será capaz de cumprir/executar os objetivos a seguir/abaixo, com um mínimo de 70% de acerto; 1. identificar os músculos mandibulares e suas partes e estabelecer relações de proximidade entre eles, olhando na peça anatômica; 2. descrever a origem e a inserção desses músculos; 3. explicar as suas funções, baseado em tipos de movimento; 4. desenhar os músculos mandibulares, destacando posição, forma geral e direção das fibras, sem olhar a peça anatômica; 5. descrever a inervação e a vascularização de cada músculo.

PRÉ-TESTE: (...)

GUIA DE ESTUDO (se foi utilizado o item Conteúdo para antecipar explicações sobre o tema e sobre o estudo, pode-se entrar direto em Procedimentos): (...)

PROCEDIMENTOS:

- Leia o subcapítulo "Músculos da mastigação", da pág. 98 até a 112.
- Examine preparações anatômicas que contenham o músculo masseter.
- Compare as figuras do livro (e de atlas) com as peças dissecadas.
- Identifique as áreas de fixação do masseter em um crânio seco e examine músculos masseteres isolados.
- Releia as págs. 101 e 102.
- Responda, escrevendo, às questões de estudo 1 a 12.

QUESTÕES DE ESTUDO:

1. O que é e onde se prende a fáscia massetérica?
2. Como é a forma geral do músculo masseter, em que partes se divide e quais são as direções de suas fibras?
3. Como é delimitada a área de origem do músculo masseter?
4. (...)

   – Releia as págs. 102 (último parágrafo) e 103, proceda ao estudo do músculo temporal em peças anatômicas, tal como foi feito em relação ao masseter, e responda por escrito às questões 13 a 19.

13. Descreva a fáscia temporal e suas inserções.
14. (...)

AVALIAÇÃO: As respostas a estas questões de estudo permitirão uma avaliação formativa diária. No final do estudo peça a avaliação somativa, que será feita por meio de teste de escolha múltipla, acrescido de questões a serem completadas com palavras ou desenhos, e uma prova prática tipo "gincana".

O exemplo acima consta das publicações de FARIA (1980; 1987). Outro exemplo dado pelo autor, a partir do mencionado curso dado em 1979, é a Unidade: "Atividade pré-clínica sobre suturas", da disciplina de Cirurgia e Traumatologia Bucofacial. O principal objetivo desse estudo é "treinar os diversos tipos de sutura em incisões a serem realizadas em língua bovina". O Guia de Estudo contém 11 tópicos, com várias ilustrações, muito apropriado ao ensino de habilidades motoras.

Vê-se, por esses diferentes objetivos, em um e outro exemplo, que grande diversidade de modelos de Sistema Personalizado de Instrução pode ser projetada.

16. Desempenho de papéis (dramatização)

Costuma-se dizer que uma imagem que se vê vale por mil palavras. Da mesma forma, a dramatização permite viver dramaticamente uma realidade, ou seja, uma situação que se vê e é mais bem compreendida. Ambos, o grupo que representa e vive a situação e o grupo que observa os atores, passam a entender o caso de maneira mais esclarecedora. É o tema ilustrado.

Como funciona

O desempenho de papéis (ou *role playing*) pode ter sua encenação planejada com antecipação, como pode surgir de imprevisto, com improvisação total. O que não pode faltar é a definição de um objetivo. Em ambos os casos não há ensaios. Os atores, geralmente voluntários, antes de começar sua improvisação, conversam entre si e procuram criar um clima emocional favorável. Os não atores colaboram para isso.

Cada um, representando seu personagem, começa a cena com a maior naturalidade possível para reproduzir bem a situação que foi combinada. O envolvimento emocional deve estender-se aos espectadores.

Assim que haja material suficiente para discussão posterior, o professor interrompe a cena e passa a coordenar a discussão. Os primeiros comentários devem ser daqueles que tiveram papéis atribuídos, em relação ao seu desempenho. Depois, o grupo todo passa a se expressar sobre o trabalho realizado, perguntando, sugerindo, julgando e até propondo a repetição da cena, com duração maior ou menor, com inversões de papéis ou não, com atores novos ou não, para esclarecer melhor o problema que a cena evocou ou para alcançar de maneira mais convincente o objetivo proposto.

Tiradas as conclusões, a discussão é encerrada. O professor toma a palavra e "amarra" o assunto com suas considerações finais.

No teatro e no cinema, não raro acontece algo semelhante. Durante uma estreia, uma plateia selecionada assiste ao espetáculo para discuti-lo ao final. A partir daí surgem considerações variadas, com interpretações sobre a apresentação, críticas, elogios e finalmente as conclusões com indicação ou não para o grande público.

Situações-problema na área da saúde

Imaginar situações concretas na área da saúde que sejam significativas e que possam ser interpretadas na sala de aula não é difícil. Exemplos: simulação de uma consulta médica, uma entrevista na clínica do fisioterapeuta, uma ação do enfermeiro junto ao leito do paciente, a conduta do veterinário diante da moléstia de um animal, os primeiros minutos de um profissional de educação física com seu aluno em uma academia de ginástica, a reunião para a elaboração de um projeto de combate a uma endemia ou um projeto de prevenção em saúde pública, uma entrevista com um profissional à procura de emprego. É preciso dar asas à imaginação e criar uma situação que tenha um ponto de chegada (objetivo) e que possa ser interpretada por uma equipe de alunos.

Minha experiência nesse campo do "teatrinho", como também é chamado, é pequena. Em cursos de pós-graduação foi mais fácil recorrer a essa técnica para reproduzir situações que beneficiassem a aprendizagem. Na disciplina de Didática Aplicada ao Ensino Superior, com poucos alunos, todos maduros, acostumados com técnicas socializantes, criar situações-problema não era complicado. Na disciplina Cirurgia Bucofacial alguns episódios de desinfecção das mãos e do campo operatório ao lado de material esterilizado, de resolução do emprego de uma técnica cirúrgica entre outras possíveis, da escolha de uma técnica anestésica para a condução de um tratamento são exemplos que me lembro.

Em cursos de graduação, de antes e de agora, tenho mais dificuldade de planejar situações de desempenho de papéis. Os objetivos da minha disciplina, Anatomia, atingem facilmente os níveis de conhecimento, compreensão e aplicação; porém dificilmente o professor conseguirá definir objetivos de níveis mais complexos como os de análise, síntese e avaliação que deverão ser alcançados no desempenho de papéis. A razão disso é que a disciplina é muito descritiva e quase não lida com eventos dinâmicos.

O dinamismo a que me refiro permite entender mecanismos de funcionamento, fazer relações e inferências, sintetizar, criar hipóteses e proceder a avaliações. Estas ações são próprias de disciplinas profissionalizantes e de outras disciplinas básicas, raramente da Anatomia. Porém, o Dr. Ricardo Smith, da Medicina da UNIFESP, também professor de Anatomia, é mestre em desenvolver essa técnica, só que cheia de variantes e adaptada a situações as mais diversas. Tal como ele, também tento usar a técnica modificada ou adaptada para esquematizar situações e ilustrar temas que julgo serem factíveis na graduação. Dou dois exemplos.

Exemplos

1º) Para o ensino das circulações do sangue pode-se usar uma técnica de dramatização modificada. Algo assim: depois de ensinar a anatomia do coração e fornecer dados teóricos sobre circulação, desenha-se com giz, no chão do pátio, o contorno de um grande coração com suas divisões (câmaras) e os vasos da base. Podem-se acrescentar os pulmões, se for o caso. Os alunos são convidados a examinar o desenho e a fazer dentro dele o mesmo trajeto que é feito pelo sangue. Aí entra a habilidade do professor de organizar filas e pedir que cada aluno passe da veia cava para o átrio, do átrio para o ventrículo etc. Pode dizer assim: "você é uma célula do sangue arterial e está saindo do pulmão; tome este boné (pano, papel) vermelho para sua identificação; para onde irá agora? Pense e caminhe". "Fulano, ponha na cabeça este boné azul e corra para o átrio esquerdo; não se atrase para não atrapalhar a circulação". A correria começa a dar errado, alguns alunos levam na brincadeira, mas no final eles engrenam e fazem o percurso certinho. Quando terminam com sucesso, revelam uma sensação de realização aliada à percepção de que já entendem as bases da circulação do sangue no organismo. Reunidos em volta do desenho, professor e alunos fazem uma apreciação sobre o desempenho de papéis recém-encerrado, tiram dúvidas e fazem comentários diversos. É um trabalho muito dinâmico, descontraído e esclarecedor. As adaptações podem ser inúmeras, dependendo da criatividade do professor e até mesmo dos alunos. Por exemplo, pode-se adicionar uma parte do trajeto da linfa que vai se integrar ao sangue. Um grupo de alunos agachados são os linfonodos inguinais, que informam que por dentro deles está passando "uma água" e umas meninas bem clarinhas, de cabeça molhada, correm pelo ducto torácico em direção ao ângulo venoso. Ao entrarem na veia braquiocefálica (e cava superior) podem dar o braço a rapazes de boné azul e irem juntos para o átrio direito. Não há como não aprender. Aliás, há sim: sempre há um aluno que não entende! Ai, ai...

2º) A partir do último exemplo, pode-se planejar uma nova situação tipo teatro, em que os alunos são os atores. Imaginar início e término de impulsos nervosos, com trajetos por grandes vias aferentes e eferentes, não será difícil.

Uma outra dramatização que costuma dar bons resultados é a simulação de uma função muscular. Os alunos que se iniciam em miologia não compreendem de pronto que o músculo não se alonga, apenas se contrai, e que durante a contração ele se fixa por uma extremidade (origem) e movimenta a outra (inserção). Dentro da própria sala de aula, alguns alunos voluntários dão-se os braços bem abertos. O primeiro da linha segura firmemente, com seu braço livre, o batente da porta ou o vitrô ou sei lá o quê. Na outra extremidade, o último aluno abraça uma cadeira, uma mesinha, um móvel. Sob o comando do professor, os alunos com seus braços entrelaçados puxam os vizinhos de encontro a si, de modo a fazer com que a fileira encolha. À medida que ela se torna mais curta, uma das extremidades se desloca e naturalmente será a que menos resistência oferece. Este é o ponto móvel (inserção). Assim, a cadeira ou a mesinha será arrastada. Na outra ponta, o músculo estará bem preso no batente da porta, que não dá para arrastar. É o ponto fixo (origem).

A partir daí é só entrar com mais imaginação e dar aos alunos papéis de tendão, aponeurose, fibra muscular, tratar de rompimento de fibras, alongamento muscular, desinserção de tendão, espasmo muscular etc.

"As simulações tendem a ser bem aceitas pelos alunos, pois, de modo geral, trazem certo grau de satisfação aos participantes (...) naturalmente, a visão moderna de educação preconiza um clima agradável em sala de aula e não há nenhum inconveniente em 'aprender brincando'. Mas, brincar para aprender e não para promover entretenimento"! (GIL, 2005).

17. Seminário

O "Dicionário Unesp do português contemporâneo" atribui ao vocábulo seminário três significados, dois dos quais nos interessam: encontro científico ou colóquio e exposição em sala de aula.

Vou abordar este último, o seminário escolar, que é uma técnica corrente no ensino superior.

Generalidades sobre a técnica do seminário

Sim. Eu adoto a técnica do seminário escolar, usando-a de vez em quando, mas não tenho tido o mesmo sucesso que tenho com outras estratégias de ensino.

Sua consecução é tranquila para o professor, cujo papel é o de orientador. São os alunos que recebem o tema, preparam-no, reúnem material didático e apresentam os resultados daquilo que deveria ser uma investigação em profundidade para um público de colegas e o professor, que faz algumas intervenções durante a apresentação e comentários adicionais no final. O auditório quase não se manifesta. Finalmente são atribuídas notas pelo trabalho realizado.

Na prática, essa simplificação é o que geralmente acontece, pelo menos nos cursos de graduação.

As referências de CARLINI (2008) sobre o seminário não são das melhores: "corresponde a uma substituição do trabalho do professor pelo trabalho do aluno, da aula expositiva do professor pela apresentação pouco fundamentada e vacilante do aluno. Com certeza, um método de trabalho em sala de aula que gera más lembranças e pouco ou nenhum conhecimento..."

O verdadeiro escopo do seminário é realizar uma ação conjunta de professor e alunos para desenvolver um trabalho coletivo de pesquisa, com coleta de dados, sua organização e análise, para se chegar às conclusões. A perspectiva é essa: produzir conhecimento, cujos resultados estão na dependência do esforço coletivo.

Para VEIGA (2003b), "uma das características essenciais do seminário é a oportunidade que este cria para os alunos se desenvolverem no que diz respeito à investigação, à crítica e à independência intelectual. O conhecimento a ser assimilado, reelaborado e até mesmo produzido não é 'transmitido pelo professor', mas é investigado e estudado pelo próprio aluno, pois este é visto como sujeito de seu processo de aprender".

Depreende-se daí que a técnica é mais apropriada para ser usada em cursos de pós-graduação. Com mais maturidade e espírito de investigação, os alunos já graduados estão mais bem preparados e motivados para cumprir esse "trabalho científico", que deverá ser algo problematizante e deverá consumir cerca de dois meses de trabalho extraclasse. Neste período os seminaristas pesquisam, buscam informações, entrevistam especialistas, discutem entre si os resultados e chegam a conclusões.

Nos cursos de graduação, o preparo do seminário geralmente fica na superficialidade. O que deveria ser um trabalho investigativo resume-se numa tarefa de revisão ou pura reunião de dados, à disposição na bibliografia, cuja organização demanda nada mais que duas semanas.

A apresentação do seminário pode ser feita na modalidade mesa-redonda com o professor (bastante contestador/provocador/estimulador) e membros dos grupos de alunos (sendo pelo menos um deles o relator de cada grupo), assistida pelos demais. A simples exposição de dados deverá ser substituída por amplo debate, incluindo a participação da assistência. É recomendável apresentar também um relatório escrito para ser distribuído a todos os participantes.

É a mesma Profª Ilma Veiga (VEIGA, 2003b) quem nos alerta para equívocos no seminário, como aquele de substituir "o monólogo do professor pelo monólogo do aluno", isto é, a substituição do debate por uma aula expositiva do(s) relator(es) do grupo e "a extrema divisão do trabalho, a descontinuidade e, portanto, a ausência de interação".

Há duas variantes da técnica que são frequentemente usadas: o seminário-relâmpago, um tipo simplificado e adequado para a graduação, e o seminário por grupos diversificados, que é mais complexo.

O seminário-relâmpago

Funciona mais ou menos assim (mais ou menos porque pode sofrer adaptações a critério do professor): o professor dá uma aula expositiva curta, com perguntas entremeadas; durante a aula, os alunos anotam "o que acharem mais importante", "o que não ficou claro" e "o que não concordam"; são organizados grupos com seus coordenadores, expositores, secretários e moderadores; os relatores expõem o que ficou registrado e durante a exposição são levantadas questões que serão esclarecidas pelo professor (SANT'ANNA & MENEGOLLA, 2002).

A aula expositiva deve trazer pareceres sugestivos, instigantes, que exijam esclarecimentos e provoquem discussão para proporcionar questionamentos e acirrar o debate. Sobre o debate, pode ser maior se o professor não formar pequenos grupos, mas permitir a todos os alunos que se inscrevam como debatedores. Tenho a impressão que a melhor formação dos grupos é aquela baseada na heterogeneidade; grupos homogêneos de bons alunos, por exemplo, devem ser evitados.

Eu vivenciei esta técnica ao participar de um curso teórico-prático sobre seminário, mas a apliquei em minhas aulas pouquíssimas vezes. Analisando-a novamente, reconheço seu dinamismo e vejo que tenho perdido boa oportunidade de desafiar habilidades intelectuais (aplicação, análise, síntese e avaliação) dos alunos, por meio dela. Urge incluir esta estratégia entre as modalidades que são próprias do meu ensino.

O seminário por grupos diversificados

O seminário por grupos diversificados tem sido organizado por mim. Gosto dele. Funciona mais ou menos assim: 1. se a classe for pequena, divide-se-à em quatro grupos; se for grande, formam-se quatro grupos de quatro a oito alunos ou grupos maiores que serão divididos em subgrupos; os grupos são denominados: de identificação do texto, de relacionamento, de enriquecimento e de julgamento e síntese, todos com seu coordenador e secretário; 2. o professor arguto fixa um tema que permita e facilite a utilização da técnica, oferece um texto básico, indica bibliografia complementar e estabelece um tempo para planejamento e preparação; 3. o grupo de identificação analisa e esquematiza o texto, destacando os conceitos, as assertivas e as ideias mais importantes; 4. o grupo de relacionamento, ao estudar o texto básico, relaciona-o com o que já sabe sobre o assunto, introduzindo ocorrências, eventos ou fatos análogos e semelhantes para interpretar o texto com maior abrangência; 5. o grupo de enriquecimento, dada a natureza de suas funções, deve receber do professor um material de leitura complementar e, ao problematizar o texto básico, promove uma abertura, transformando-o ao sobrepor novas possibilidades, novos caminhos; 6. o grupo de julgamento e síntese fica com a tarefa mais difícil, que é a de repensar o texto de forma inovadora e por isso mesmo deve contar com a colaboração e supervisão do professor; analisa o texto básico sob os pontos de vista de identificação, de relacionamento e de enriquecimento, acompanha todo o desenrolar do seminário e, após um intervalo necessário para a preparação final, faz a sua apresentação; 7. o professor faz o fecho, isto é, retoma as ideias, repensa-as dando a sua interpretação, promove novas reflexões e faz com isso a síntese final.

O colega César Perri participou comigo de seminários sobre o seminário e resume estes mesmos passos em seu livro (PERRI DE CARVALHO, 1995), de modo semelhante. Tal como eu, ele relata ter mais sucesso com esta técnica entre alunos de cursos de pós-graduação.

Tenho uma pequena experiência com dois outros tipos de seminário, que me parecem ser interessantes: o Painel I e o Seminário por grupos alternados. Se o leitor estiver interessado, deve procurá-los na literatura especializada.

O que os alunos acham do seminário

Uns quatro anos atrás passei um questionário a alunos de cursos da área da saúde em três das minhas classes. Perguntava sobre a preferência deles aos tipos de aula ou técnicas didáticas e ganhou a aula expositiva. No entanto, ofereci seis modalidades de aula expositiva para serem escolhidas: com giz e lousa, com projetor multimídia, dialogada, com espaços para leitura e reflexão, precedida por uma prova e complementada por uma prova. Como eu esperava, ganharam as duas primeiras. Aquelas que exigem menos do aluno: é só sentar e assistir (ou não assistir). As duas seguintes também foram votadas, mas as duas últimas nem pensar; quase não receberam indicações.

No que diz respeito ao seminário, não está entre as preferências do aluno, talvez porque também dê trabalho. Não é uma rejeição total, mas o número de respostas positivas foi pequeno. A investigação não foi a fundo, mas pelo menos forneceu uma pista bastante indicativa de que os sentimentos ou as vivências dos alunos em relação ao seminário são mais negativas que positivas.

O mesmo acontece com o desempenho de papéis. Fica no mesmo nível do seminário.

Quanto a outras técnicas, ao comparar com as duas anteriores, a predileção recai sobre o estudo dirigido e a dinâmica de grupo. Portanto, no rol das preferências, antepõem-se ao seminário e ao desempenho de papéis o estudo dirigido, que já foi aqui enfocado, e a dinâmica de grupo, que será focalizada a seguir.

18. Dinâmica de grupo

Já foi dito antes que estes capítulos sobre ensino na sala de aula correspondem à minha história de vida como professor. Portanto, estou referindo-me somente às técnicas que conheço, que testei e que aprovei para o meu estilo e para as características da minha disciplina. É o caso da dinâmica de grupo.

Da mesma forma que nas técnicas do desempenho de papéis e do seminário, tenho mais facilidade de valer-me da dinâmica de grupo em cursos de pós-graduação. Mas, devido à sua versatilidade, dá para empregar grande espectro de técnicas de grupo em qualquer disciplina de cursos de graduação, sejam as classes grandes, sejam elas pequenas. Nestas últimas acho mais fácil realizar algumas formas de discussão de grupo.

Em certas ocasiões, o tamanho das classes grandes fica reduzido por excesso de ausências, como nas vésperas de feriados ou por motivo de mau tempo (como se isto fosse motivo). Aproveito, então, para lidar com o pequeno grupo presente fomentando a discussão em grupo.

Generalidades sobre dinâmica de grupo

De acordo com a pesquisa que fiz entre meus alunos, citada no final do capítulo anterior, a dinâmica de grupo fica em quinto lugar na preferência deles em relação às estratégias de ensino.

Já participei de muitas discussões em grupo tecnicamente organizadas, em congressos, cursos, oficinas, reuniões e em aulas oficiais, seja como debatedor, seja como professor orientador. A discussão permite escarafunchar o assunto, tratá-lo em profundidade.

Adoro formar um círculo com as cadeiras da sala (se não forem fixas) e trocar ideias com todos se olhando de frente. Quem não gosta é o funcionário, que vai arrumar a sala no final da discussão.

Até aqui tenho usado indistintamente os termos técnicas (de dinâmica) de grupo e discussão em grupo. Para ser específico, as primeiras são procedimentos sistematizados de organização da segunda, porque há uma técnica adequada para cada situação. À medida que as situações vão exigindo adaptações diversas, quebra-se a rigidez da técnica e criam-se novos arranjos. Flexibilidade está sempre presente.

Técnica adequada à situação significa a seleção das técnicas conforme estes aspectos: 1. objetivos que se pretendem alcançar; 2. tamanho do grupo; 3. ambiente físico; 4. tempo disponível, de acordo com publicação avulsa, sem data, do NUTES/CLATES.

As técnicas podem ser de "esquentamento" (para preparar interesse e atenção diante de algum assunto a ser exposto ou debatido posteriormente), de criatividade (para obtenção de novas concepções e soluções) e de aprofundamento (para se chegar a conclusões com estudo detalhado de temas ou de situações polêmicas). Todas elas estimulam o pensamento individual e a desinibição, desenvolvem formas de expressão oral, o saber ouvir e favorecem o trabalho cooperativo e as relações interpessoais. MINICUCCI (1977) conta que, ao aplicar uma técnica de esquentamento, a tempestade cerebral, para levantar ideias para o uso de uma lâmpada queimada, conseguiu colher 300 ideias e que, a partir daí, um professor de ciências realizou uma "feira de ciências da lâmpada queimada".

Técnicas de grupo

Segure-se que lá vai técnica! Vou pautar aquelas com as quais tenho mais intimidade. Descrevo-as segundo meu modo de usá-las e depois completo a redação ao consultar dois bons livros específicos sobre dinâmica de grupo que tenho em minha biblioteca (MINICUCCI, 1977; FRITZEN, 2002) e outros não específicos.

Técnicas de "esquentamento"

1. Discussão 66 (Phillips 66): é uma técnica de fracionamento de grandes grupos:
   - seis alunos discutem um tema durante 6 minutos;
   - cada grupo tem um relator, que anota as conclusões, e um animador, que movimenta o debate, fazendo com que todos participem;
   - o tema de discussão é o mesmo para todos os grupos;
   - cada componente do grupo tem um minuto para se expressar;
   - há um tempo para a organização das conclusões;
   - na reunião em assembleia, cada relator escreve na lousa as conclusões de seu grupo;
   - como última etapa, pode haver um debate entre os relatores e os demais membros.

   A despeito de seis ser um bom número, o grupo pode ser constituído de sete ou oito membros, com um prazo também dilatado para encerrar a discussão. São muitas as variantes possíveis. Segundo MINICUCCI (1977), quando o professor nota que sua aula está se tornando monótona, pode suspendê-la e, daí para frente, trocá-la pela Discussão 66. Diz ele que é um excelente meio de motivação e interesse.
2. Técnica da pergunta circular: o grupo é disposto em círculo:
   - o professor, também no círculo, dirige uma mesma pergunta a todos os participantes;
   - as respostas vão sendo dadas sucessivamente.

   Na técnica anterior foi fixado um tempo pelo seu criador e isto parece ser importante. Nesta e nas demais técnicas também pode haver um tempo preestabelecido. Mas acho que o prazo para o professor pedir que as discussões entrem na culminância e logo se encerrem deve estar no seu poder de percepção.

3. A "tempestade cerebral" é a técnica de esquentamento que mais emprego em minhas aulas. Por esta razão, ela irá merecer uma abordagem separada, constituindo o próximo capítulo.

Técnicas de criatividade

1. GV – GO: a classe é dividida em dois grupos de 15 ou menos participantes, com funções diferentes:
   - os grupos são dispostos em círculos concêntricos e têm até uma hora para discutir;
   - o GV (grupo de verbalização) discute o tema no círculo de dentro e o GO (grupo de observação) acompanha toda a dinâmica do GV no círculo de fora, relata e analisa o trabalho do grupo anterior;
   - tal como os membros do GO, o professor não fala, somente observa;
   - posteriormente, os papéis dos grupos são invertidos;
   - os membros do GO podem trocar bilhetinhos com opiniões sobre a discussão em curso pelo GV.

   Nesta técnica, cada grupo deve providenciar um secretário ou relator e um animador. Quando o relator está expondo deve haver silêncio, sem nenhum aparte, pergunta, protesto ou apoio. No final, o professor complementa com novas observações e faz a avaliação e o fechamento.

2. Técnica de elaboração progressiva: reunião em pares durante uns 5 minutos para levantar ideias sobre um tema, uma questão, um problema:
   - cada par se reúne com outro par, formando um grupo maior, de quatro membros, sendo que cada par traz suas ideias e conclusões para serem rediscutidas;
   - novas nuances, novos ângulos são percebidos na discussão do outro par, os quais podem ser aceitos, contestados ou reelaborados;
   - na continuação, os grupos unem-se dois a dois novamente, de modo a que sejam formados grupos de oito pessoas;
   - nestes novos grupos, aumentados, são retomados os assuntos numa discussão mais ampla para que sejam refeitas as conclusões a que se chegaram nos grupos menores anteriores.

   A formação de grupos de 16 pessoas é viável e fica a critério do professor; se preferir encerra a discussão em grupos e parte para uma plenária, durante a qual os secretários relatam as conclusões e os demais participantes intervêm com suas colocações, perguntas e contestações. O professor participa da plenária e complementa com novas observações, faz a avaliação e o fechamento.

Técnicas de aprofundamento

1. Técnica dos intergrupos (ou painel integrado, ou integração horizontal-vertical) – reunião em subgrupos de quatro a oito (se for menos que oito, melhor) elementos:
   - cada um recebe um número, de acordo com o número de seu grupo, digamos que sejam quatro no total: 1111, 2222, 3333, 4444;
   - passam a discutir sobre um tema, uma pergunta, uma situação-problema, sendo que cada subgrupo discute sobre um tema diferente;
   - em seguida são formados novos subgrupos, compostos por membros representantes de cada um dos subgrupos anteriores (reunião dos elementos 1, 2, 3 e 4, para formar quatro grupos: 1234, 1234, 1234, 1234), que trarão para o novo subgrupo as conclusões de seu subgrupo inicial.

   Sem apartes, cada representante relata as conclusões de seu subgrupo para posterior discussão e, desta forma, vários e diferentes problemas são rediscutidos nesta segunda etapa, para complementar ou modificar as primeiras conclusões. A discussão pode ser encerrada nesse ponto, se todas as conclusões foram analisadas, ou evoluir para a abertura de uma sessão plenária para retomar as ideias elaboradas para uma discussão final dessa segunda etapa da discussão. Numa terceira etapa, os grupos iniciais são reorganizados para uma retomada de tudo que foi discutido e análise de uma nova proposição, mais abrangente, que tenha como ponto de partida as conclusões a que se chegou nas fases precedentes. O encerramento se dá sob forma de sessão plenária, onde são relatados os conteúdos das discussões e as experiências vividas. De preferência, o tema deve ser estudado de maneira que cada grupo analise um de seus aspectos ou itens.
2. O seminário por grupos diversificados não deixa de ser uma técnica de aprofundamento, como dinâmica de grupo que é. Foi descrito no capítulo anterior.

18. Tempestade cerebral (explosão de ideias)

Apresento mais um modelo de ensino que adoto e recomendo porque, durante meus anos de magistério, sempre deu certo.

A literatura sobre a tempestade cerebral (do inglês, *brainstorming*) geralmente a descreve de modo padronizado. No entanto, proponho variações do modelo desta técnica que, por ser versátil, permite adaptações, como se verá mais adiante. Proponho também a diversificação dos momentos de seu uso.

Certa vez interrompi a técnica que estava em andamento (no começo), porque notei que não havia clima para continuar e em outra vez iniciei-a de repente, no meio de uma aula, sem que houvesse previsto o seu uso naquele dia.

O que o professor precisa ter são opções para dar o melhor prosseguimento ao seu ensino em momentos de emergência. Se conduzir a aula de outro modo pode evitar um fracasso porque se persistir fracassa mesmo.

Passos da técnica

A tempestade cerebral consiste, basicamente, do seguinte:

1. orientação (rápida) sobre a técnica;
2. apresentação de um tema a ser explorado; a preferência é por um tópico novo do conteúdo da disciplina;
3. solicitação aos alunos para se expressarem em relação ao tema, pronunciando (gritando) uma palavra;
4. a regra é não pensar muito, mas proferir o que lhe vem à cabeça, mesmo que seja algo insólito, meio louco; roubar e transformar as ideias do outro também vale; nenhuma crítica é permitida; tempestade é isso: o imprevisível; ela faz entrar no ilógico, para depois voltar ao lógico;
5. as palavras, que sintetizam as ideias dos alunos, vão sendo escritas, de preferência na lousa, para todos acompanharem;
6. o professor esperto escreve, ele mesmo, ao mesmo tempo que vai pensando no sentido das palavras e vai ordenando-as de modo a ajuntá-las de acordo com seus significados;
7. se for dado um tempo entre esta primeira parte e a segunda parte que vem a seguir, o trabalho esfria e pode ser comprometido; por conseguinte, o rápido prosseguimento é requerido;

8. como o professor fica sem tempo, rapidamente faz o melhor que pode para proceder à análise e agrupamento final das opiniões; é aconselhável não desprezar nenhuma palavra, mas aproveitar todas até para fazer alguma brincadeira, o que cai bem numa técnica socializante como esta;
9. o professor aproveita as manifestações espontâneas dos alunos para montar e proferir imediatamente uma aula expositiva improvisada sobre o tema e assim o novo assunto fica introduzido; depois é só dar continuidade, talvez com outra estratégia;
10. ou pode aproveitar o material levantado para dar-lhe novo tratamento por meio de uma dinâmica de grupo ou alguma técnica individualizante.

Como variantes da técnica, pode ser organizada a formação de ideias em grupos e não individualmente, com um elemento do grupo expressando-se de cada vez.

Os itens 8 e 10 podem ser desenvolvidos pelos alunos, que se ocupam de, agora sim, selecionar as palavras, agrupar as palavras que têm algo em comum para trabalhá-las em grupo. Deste modo, a análise das palavras e a produção de concepções, conceitos, julgamentos, opiniões ficam por conta dos alunos, melhor ainda, por conta de grupos competitivos de alunos.

Outra variante desta técnica é ser aplicada "por um indivíduo pensando independentemente". Neste caso, ele faz sozinho sua lista de ideias, que certamente será menor do que quando se trabalha em grupo porque não haverá trocas, sugestões e associações (ALENCAR, 2009).

Quando e porque usar a técnica

Não se pode usar essa técnica com muita constância. Ela entra no ensino de vez em quando para incentivar a iniciativa e a criatividade, para estabelecer relações entre as ideias lembradas e para aprofundar o significado delas. As vantagens são várias: é uma técnica de aquecimento; os alunos ficam excitados e querem verbalizar; permite a liberação de tensões; favorece a espontaneidade; a animação cresce a olhos vistos; as ideias são levantadas em pequeno espaço de tempo; não há espaço para a censura: a liberdade é total; oferece opções de continuidade, como uma aula explicativa do professor, dinâmica de grupo para aprofundar o assunto, trabalho escrito e talvez outras.

Estas vantagens não serão percebidas se não houver ambiente propício para aplicar a técnica. Imaginemos que a classe esteja revoltada, com alguma preocupação, desanimada devido a algo inesperado, ou com uma "provona" pesada na aula seguinte. Nessas condições, possivelmente não haverá o engajamento necessário para que seja criado o clima agradável, típico da explosão espontânea e descontraída de concepções. Foi por um desses motivos que certa vez interrompi a técnica e passei a usar uma alternativa.

Acho que trabalhar com o *brainstorming* é muito prazeroso. Dá para organizar um grupo pequeno de dez pessoas e também grupo de mais de 150 pessoas. Os alunos respondem favoravelmente aos apelos da técnica e o ambiente sempre fica agradável.

> A atenção é total quando começo a apontar (riscar, apagar) as palavras que dão azo ao meu raciocínio e aí eles notam que há verdadeiramente uma relação entre o que foi levantado por eles e a minha exposição de especialista. Às vezes dou uma passada geral assinalando as palavras, uma a uma, e volto depois fazendo novas considerações, mais aprofundadas, ao mesmo tempo que vou apagando-as. Quando não sobra nenhuma palavra, eles respiram.
>
> Não raro, deixo por último algum vocábulo estranho, insólito, que parece não ter relação nenhuma com o tema enunciado, mas invento alguma relação, nem se for como brincadeira. Ao apagar a última palavra a lousa fica limpa e a explicação termina.

Isto não é querer chamar a atenção sobre si. Não é querer dar show, o que é próprio do professor estrela. É uma questão de vivacidade, em que a participação dos alunos é também viva e, portanto, agradável. Este exercício não pode ser desanimado ou triste.

Na tempestade cerebral, o ambiente animado favorece a aprendizagem porque obtém a participação e faz pensar. Tem mais: os alunos aproximam-se do professor, perdem qualquer medo que porventura tinham dele. Porque ele abre as portas de acesso à sua pessoa. Isso é bom. Facilita o diálogo e o entendimento futuros.

P.S. – Brincadeirinha com Piracicaba: dizem que lá o nome desta técnica é "toró de parpite"!

20. Recursos audiovisuais

O estudante de hoje pertence a uma geração eletrônica, isto é, a que cresceu na frente do computador, e tem grande intimidade com a imagem, com o movimento e com a velocidade da informação. Para o jovem, na apresentação de um fluxograma, os assuntos e as imagens devem suceder-se com grande celeridade, porque rapidez e dinamismo fazem parte da cultura da aprendizagem atual.

Ao transportar para a sala de aula meios eletrônicos para produzir imagens e sons, o professor reproduz a técnica vigente baseada na sobrecarga de informações, excesso de movimentos e muita velocidade. As frases são imensas, formadas por letras que vão surgindo sei lá de onde e se encaixando perfeitamente, num encadeamento que chama (e também desvia) a atenção e diverte. As imagens, bastante coloridas e chamativas, sucedem-se freneticamente, numa movimentação nervosa que deixa a assistência inquieta. "Mais assusta do que convence de sua real utilidade" (KENSKI, 2003).

"E quanto mais imagens vemos, mais deixamos de enxergar a realidade. É tanta chuva de imagens que não mais exercemos a imaginação. E o que é pior, bem pior: confundimos a imagem do real com o próprio real ou, mais exatamente, tendemos a colocar a imagem acima do real" (RAMOS-DE-OLIVEIRA, 2003).

Antigamente não havia o recurso dessa parafernália tecnológica; mesmo assim as faculdades formaram os grandes cientistas que fizeram a história da ciência.

O uso judicioso da tecnologia educacional

A atração pela velocidade de comunicação promove planejamentos de aula em que a sistematização, os encadeamentos lógicos das ideias, as pausas e a sedimentação são postos de lado. Esquece o professor que assim procede que a aprendizagem necessita de ritmo e de tempo para ser bem feita. É mais a lentidão do que a velocidade, que ajuda a entender o assunto em foco.

Mas, às vezes ocorre o contrário: numa sucessão demorada, imagens desnecessárias tomam a tela e seus longos textos são lidos vagarosamente, para uma plateia alfabetizada! Recurso utilizado dessa forma mais serve de cola para o professor do que como meio auxiliar para a condução da aula.

AQUINO (2007) condena a reprodução veloz de imagens como se fosse "uma exposição de vendas, um treinamento profissional, uma palestra de autoajuda (...) numa repetição literal do que já está disposto na tela". Sem falar pela própria boca, o apressado professor reduz a narração, que deveria ser mais detalhada, "em favor da racionalização e da produtividade pedagógica" para uma plateia quieta. Quieta, silente, acomodada porque fica desestimulada a agir mais ativamente.

O apresentador passa a ser um mero leitor de *slides*, um coadjuvante, em vez de criar palavras e imagens em tempo real como quando utiliza (bem) giz e lousa, como personagem central. Sobre isso, CINTRA (2006) preconiza o uso de "palavras-chave nos *slides*, em vez de texto, projeção gradual e animação. E o apresentador interrompe frequentemente a apresentação, trazendo a atenção para si e tornando-se o ator principal da apresentação".

Enfim, tudo isso é o tecnicismo a serviço do docente, que se agarra à telemática para agilizar seu ensino e acaba usando-a como um fim e não como um meio. Não para p'ra pensar criticamente por que usar. Na maioria das vezes, utiliza a nova tecnologia para estar em dia com a ordem vigente, com a moda, com os padrões estabelecidos e com a pressão cultural. Há que se submeter à nova ordem, sob pena de exclusão profissional. Subjacente a isto, pode-se notar "a forma arrogante e desdenhosa com que técnicos e tecnólogos encaram os educadores, numa nova forma de submissão intelectual" (KENSKI, 2003).

A tecnologia chama então toda a atenção sobre si, a ponto de dispensar o professor.

Talvez seja esse o motivo para a proliferação de cursos a distância ou tele-ensino. À equipe de professores cabe a tarefa de organizar os textos, articulá-los, dar-lhes sequência e, a partir daí, sua presença é dispensável! Os pacotes instrucionais são produzidos com a melhor forma de apresentação, reproduzidos e comercializados.

Todavia, é claro que a tecnologia educacional tem sua razão de ser. O bom professor não pode ficar alheio às novas tecnologias de comunicação e informação, mas deve saber empregá-las conforme as necessidades reais do ensino.

Um vídeo bem elaborado me encanta. Uma boa série de imagens, estáticas ou dinâmicas, ilustra bem e me ajuda a entender o que o professor está explicando. Eu aplaudo o uso judicioso (veja o título do subcapítulo) de multimeios.

Porém, abomino seu uso indiscriminado. Usar por usar. Ou porque é moda! Deveria ser moda, isso sim, o professor cuidar de si, preparar-se melhor, treinar para se comunicar melhor, tornar-se capaz de envolver o auditório nas suas apresentações.

Tenho um colega que dizia, no tempo dos diapositivos: "não conheço meus alunos; só dou aula no escuro". Este e tantos mais transformaram a telemática em ídolo, uma obsessão que prende os colegas a uma constante apreensão de rechear suas aulas com uma parafernália de recursos audiovisuais. No lugar de recursos, acabam sendo o direcionador da atividade didática. A tecnologia passa então a ser sua patroa e não sua empregada.

As lindas imagens projetadas não têm significado se não estiverem atreladas a uma aula também linda. É como "um excelente violino sem o talento do violinista (...) não passa de um objeto de decoração" (MEIRIEU, 2008).

GIL (2008) tem uma regra básica para a utilização dos recursos tecnológicos: "O alcance dos objetivos da disciplina fica muito prejudicado se os recursos não puderem ser aplicados. Se a resposta for 'não', o recurso deverá ser reconsiderado, a fim de justificar sua utilização".

Mais um exemplo dentro da Anatomia

Como a Anatomia lida com forma e contorno, fotos ou desenhos de formações anatômicas são muito úteis para mostrar limites bem contorneados e detalhes morfológicos. Porém, há professores que apresentam imagens em todas as suas aulas, como se isso fosse imperioso.

Pode-se prescindir desse recurso em favor de outros. Dentro da variabilidade das alternativas de estratégias de ensino, pode o professor optar por outras igualmente eficazes.

Imaginemos uma aula expositiva de anatomia sobre uma víscera, sem recursos audiovisuais. Nesse tipo de aula, o professor comumente descreve seu contorno, forma, posição, relações etc., e o aluno sai da aula com uma noção incompleta daquela víscera. Quando a aula é ilustrada com projeções de figuras da víscera, o aluno entende melhor.

Entretanto, creio que uma aula de laboratório, durante a qual a descrição da mesma víscera é exibida *in natura*, seja isoladamente, seja em posição dentro do cadáver, o aluno entende melhor ainda. Ao examinar detalhadamente a víscera ele não precisará de muito tempo para ter uma noção muito mais precisa de seu aspecto, tamanho, cor, consistência, sintopia, esqueletopia e configuração interna. Se, numa elaboração própria, descobrir o estômago usando as próprias mãos, como na dissecção, o aluno aprende com mais realidade, porque "é necessário fazer para saber".

Mais um caso pessoal

Sobre o uso da tecnologia educacional, lembro-me de um episódio de participação (meio forçada) do aluno. Durante uma sucessão de imagens, no *power point*, quando mostrava detalhes morfológicos de figuras e dava explicações, pedi a um aluno não participativo, de notória ausência mental, que me substituísse no ato de apontar os detalhes na tela, enquanto eu, agora sentado em uma carteira de aluno, continuava a explicação. Tínhamos, nós dois, que estar sincronizados e isso nem sempre se dava. Os outros se divertiam com as falhas do colega, que parecia estar levando em brincadeira, mas que na verdade se esforçava para acertar. Alguns o ajudavam, outros iam se preparando para fazer o mesmo se fossem chamados. Todos participavam; ninguém desertou ou dormiu. Às vezes, à guisa de brincadeira, eu mudava a posição da imagem enquanto o aluno mantinha fixo o apontador. Eu ficava caçando a extremidade do apontador, com o detalhe morfológico que deveria ter sido apontado por ele. Quando conseguíamos a sintonia havia a interrupção do suspense criado em sala, com manifestações ruidosas. Pequenos episódios como este levam o reinício da aula a um nível de participação e aproveitamento mais elevado.

Bem, minha intenção não era simplesmente propor meios para resolver questões de ensino, mas agitar o assunto e provocar inquietações que, seguramente, gerarão reflexões, tendo em vista que tudo que se pode fazer para se preparar a fim de praticar uma boa docência é um compromisso nosso.

21. Avaliação discente (diagnóstica e formativa) e docente

Os termos pré, trans e pós são prefixos que podem ser associados ao vocábulo operatório, para definir os estágios de uma cirurgia. Pensando em transferir esses termos para cá, para empregá-los na definição dos tipos de avaliação discente, dá certo porque a didática prevê a avaliação diagnóstica, que é a pré-avaliação (pré-teste); a avaliação somativa, que é a pós-avaliação (pós-teste); e a avaliação formativa, que pode ser a transavaliação ou transteste.

O termo trans indica que verificações podem ocorrer durante o processo ensino-aprendizagem, para dar *feedback* ao aluno, para permitir rever o sentido do aprendizado e tomar novas decisões em relação ao estudo. Chamo a atenção para o valor dessa transavaliação (formativa), que tem uma conotação de acompanhamento porque deve acontecer durante o ensino. Segundo Libâneo (1998), tem as funções de corrigir falhas no estudo, esclarecer dúvidas e estimular os alunos a continuarem trabalhando até alcançarem melhores resultados. Por esta avaliação, o professor também recebe "informações como ele está conduzindo o seu trabalho: andamento da matéria, adequação de métodos e materiais, comunicação com os alunos, adequabilidade da sua linguagem etc."

A avaliação formativa é diferente de uma pré-avaliação (diagnóstica) ou de uma pós-avaliação ou somativa. Esta última é global, porque mede os resultados da aprendizagem no final de uma unidade de ensino ou no final de todo o conteúdo. Um capítulo a parte (o próximo) será consagrado à avaliação somativa, por ser a mais comumente utilizada.

Um quarto tipo de avaliação, a do professor/disciplina, é também lembrado no final do texto e nos Capítulos 31, 32 e 33.

As avaliações, de modo geral, promovem resultados que podem ser comparados com os objetivos da disciplina e que permitem verificar não apenas o progresso de cada aluno, mas também o andamento de todo o processo ensino-aprendizagem. Mais ainda, induz à reflexão sobre todas as atividades do aluno e também do professor.

Meu propósito é fazer algumas abordagens sobre a avaliação discente, para oferecer sugestões e desta forma beneficiar alguns colegas menos experientes. Procurarei caracterizar sucintamente cada tipo de avaliação e mostrarei exemplos (em Anatomia), na seguinte ordem: 1. avaliação diagnóstica; 2. avaliação formativa; 3. avaliação do professor/disciplina; 4. avaliação somativa (Capítulo 22).

Avaliação diagnóstica

Antes de entrar propriamente no assunto, lembremos que realiza melhor trabalho docente aquele que conhece bem a sua clientela. Mas, se a disciplina é lecionada no 1º ano, como conhecer alunos ingressantes nos primeiros dias de aula? Os professores têm apenas no histórico escolar (somente notas e cargas horárias) do curso colegial, a nota do Enem e a classificação no vestibular, os meios para estimar o nível de conhecimento prévio do grupo com o qual vai trabalhar.

Para ampliar as possibilidades de informação sobre o grupo, quanto à sua capacidade em relação ao conteúdo a ser lecionado, é aconselhável realizar uma pré-avaliação, tal como o trecho abaixo, que ofereço como exemplo. O trecho em questão corresponde a quatro perguntas de Anatomia, tiradas da avaliação completa que foi aplicada na FUNEC/Santa Fé do Sul, SP.

> "AVALIAÇÃO DIAGNÓSTICA (Prova para alunos ingressantes)
>
> Caro aluno: Queira mostrar, por meio desta prova escrita, o quanto conhece dos assuntos relacionados às disciplinas básicas deste seu novo curso. Estamos partindo do pressuposto que provavelmente você saiba algo do que está especificado abaixo, seja pela sua cultura geral, seja porque esses assuntos fizeram parte do conteúdo dos cursos de 2º grau que realizou. O resultado da prova servirá de guia para o planejamento de uma parte do nosso projeto pedagógico.
>
> **Questão 1** (gabarito em negrito e itálico)
>
> Relacione a coluna da esquerda com a da direita, colocando nos parênteses as letras correspondentes:
>
> **A.** o osso fêmur pertence à (***D***) perna
> **B.** o osso frontal pertence ao (***A***) coxa
> **C.** o osso falange pertence ao (***B***) crânio
> **D.** o osso tíbia pertence à (***E***) face
> **E.** o osso mandíbula pertence à (***G***) pé
> **F.** o osso esterno pertence ao (***C***) dedo
> **G.** o osso calcâneo pertence ao (***H***) coluna vertebral
> **H.** o osso vértebra pertence à (***F***) tórax
>
> **Questão 2**
>
> Coloque a letra da 1ª coluna entre os parênteses da 2ª coluna, para formar frases corretas. *Exemplo*: se você colocar a letra A entre os primeiros parênteses da 2ª coluna formará a frase "A articulação divide-se em dois brônquios, que se dirigem aos pulmões", o que obviamente é errado.
>
> **A.** a articulação (***B***) divide-se em dois brônquios, que se dirigem aos pulmões
> **B.** a traqueia (***E***) produz bile, que é lançada no duodeno
> **C.** o esôfago (***D***) regula o volume e purifica o sangue, removendo substâncias tóxicas
> **D.** o rim (***G***) é a principal glândula de secreção interna (endócrina)
> **E.** o fígado (***C***) localiza-se entre a faringe e o estômago

F. o nervo (*F*) corresponde a um conjunto de axônios (prolongamentos de neurônios)
G. a hipófise (*H*) localiza-se na cavidade pélvica (bacia) atrás do púbis
H. a bexiga urinária (*I*) é a primeira porção do intestino delgado
I. o duodeno (*A*) é revestida por cartilagem nas extremidades ósseas

Questão 3

O sangue leva nutrientes, oxigênio, hormônios, vitaminas etc. para todas as partes do corpo, após ser impulsionado por um órgão chamado: .... *coração* ....
A principal artéria que inicia a distribuição do sangue é conhecida por: .... *aorta* ....
Após suas sucessivas divisões (ramificações), as artérias resultantes dessas divisões também se dividem originando ramos cada vez menores, sendo que os últimos se entrelaçam em forma de rede e são denominados: .... *capilares* .... Estes se encarregam das trocas metabólicas, nutrindo as células e recolhendo o produto catabólico do metabolismo (resíduos), que deverá ser excretado e para isto o sangue é purificado principalmente por um órgão chamado: ...... *rim* ......
Ao nutrir as células o sangue fica mais pobre, principalmente de oxigênio. Tem, então, de se reabastecer em um órgão conhecido pelo nome de: .... *pulmão* .... Para isto, faz um trajeto inverso através de vasos sanguíneos chamados: .... *veias* ....
Ao chegar no órgão que recebe e envia sangue, ritmicamente, conhecido por: ..... *coração* ....., o sangue o adentra pelo átrio: .... *direito* .... Em seguida, passa para o ventrículo direito e é ejetado em direção aos dois: .... *pulmões* ...., a fim de receber e incorporar o elemento denominado: .... *oxigênio* ...., completando assim a chamada pequena .... *circulação* .... ou circulação: .... *pulmonar* ....

Questão 4

Responda à pergunta abaixo, marcando *x* na única alternativa correta.
A dentição completa do homem adulto é formada por:

( ) seis incisivos, quatro caninos, oito pré-molares e oito molares
( ) oito incisivos, quatro caninos, quatro pré-molares e doze molares
( ) seis incisivos, quatro caninos, quatro pré-molares e oito molares
(*X*) oito incisivos, quatro caninos, oito pré-molares e doze molares
( ) oito incisivos, oito caninos, oito pré-molares e doze molares"

Avaliação formativa

Pronto, já está diagnosticado. É o bastante para a avaliação diagnóstica. Vamos agora à transavaliação, porque é importante também realizar avaliações formativas e não somente somativas. Podem ser usadas na forma de diferentes tarefas, durante ou ao final de uma unidade (bloco, módulo, tema, tópico) de ensino. Dá ciência do progresso do aluno naquela unidade de ensino e possibilita localizar as falhas ocorridas no estudo no transcorrer ou no final da unidade. Esse mecanismo de constante controle do rendimento escolar faz com que os alunos se apropriem de maneira significativa dos conhecimentos ensinados (CASTANHO, 2007) e também serve para informar ao professor se os objetivos e, portanto, os comportamentos esperados estão sendo atingidos. No fundo, não é uma verificação de conhecimentos, mas uma oportunidade de reflexão sobre o processo ensino-aprendizagem e um mecanismo de reciclagem desse processo que permitem os ajustes necessários.

A avaliação formativa é tratada no Capítulo 13, "Estudo dirigido", com numerosos exemplos. No *link* "Saiba mais" do *site* www.anatomiafacial.com o leitor pode encontrar sete textos de estudo dirigido, bem como 14 testes de autoavaliação, que abrangem assuntos fundamentais. Eles permitem reestudo e avaliação do aproveitamento do estudo, por conta própria. Ambos têm a conotação e o propósito de uma avaliação formativa. Se os exemplos porventura forem, de alguma forma, aproveitados por alguns leitores, dou-me por satisfeito.

Uma outra categoria de avaliação formativa é a elaboração de trabalhos escritos pelos alunos, uma prática bastante disseminada no ensino superior. Mas, a minha experiência com essa atividade não é das melhores. Talvez seja por imperícia que não tenho obtido bons resultados, tanto é que quase abandonei totalmente essa prática. Entretanto, depois de ler três livros recentes em que o assunto é referido, vejo motivos para recomeçar a solicitar trabalhos escritos a meus alunos. No primeiro livro (GIL, 2008), o autor ensina em detalhes "como propor trabalhos escritos", referindo-se à sua importância, a como formular objetivos, como evitar plágio e como orientar e acompanhar os trabalhos. No outro livro, a autora (DE SORDI, 2007) sintetiza seu pensamento em poucas linhas, mas o suficiente para se entender que o trabalho escrito não é proposto para "ajudar" na nota, mas como uma forma complementar de avaliação. Ambos os autores enfatizam o valor do papel do professor como mediador/orientador, que acompanha o desenvolvimento da atividade. No terceiro livro, CARLINI (2008) realça que nos trabalhos escritos, como aqueles de ensino com pesquisa e ensino por projetos, deveriam ter estes objetivos no meio de outros: "Treinar a capacidade de observação, investigação e reflexão". "Trabalhar com fontes diversificadas de informação, como revistas, livros, fotos, filmes, letras de música". "Transitar por diversos ambientes educativos, como biblioteca, videoteca, hemeroteca, *sites* na Internet, entre outros". "Desenvolver o raciocínio diante de problemas propostos pela realidade imediata". "Observar, investigar, refletir e propor alternativas de solução". "Desenvolver a autoconfiança e a criatividade, na busca de soluções originais para o problema em análise". "Registrar as conclusões, descrevendo o processo de intervenção na realidade".

Avaliação do desempenho do professor e da disciplina

No Capítulo 2 propus ao professor que procure ouvir seus alunos quanto à sua atuação durante seu ensino, dentro e fora da sala de aula. Avançando mais no assunto, ressalto que: a) essa avaliação seja feita mais de uma vez no ano; b) a disciplina e o plano de ensino também sejam aquilatados; c) os alunos tenham o máximo de liberdade para comentar/opinar; c) respostas ou opiniões livres no lugar de respostas estruturadas tipo teste objetivo são as mais indicadas; d) os alunos devem permanecer incógnitos em suas apreciações; e) as informações dos alunos devem ser levadas à sala de aula para que sejam comentadas, complementadas ou esclarecidas ou seja lá o que for.

Essa análise sobre o desenvolvimento do trabalho do professor em sua disciplina ajuda-o a refletir sobre seus objetivos, o desenvolvimento do conteúdo, a metodologia empregada, a eficácia de sua comunicação, a atenção que dá aos alunos. A reflexão tem um só escopo: aperfeiçoar sua docência.

Um tipo de avaliação que me agrada e que já usei bastante é o de completar frases, com bastante espaço para o aluno se expressar sem economia de palavras. O assunto é sugerido no início, mas a acepção da frase é dada pelo aluno. Dou exemplos.

O professor...
O desempenho do professor na sala de aula...
As aulas expositivas...
As técnicas de ensino...
As aulas práticas...
O sistema de avaliação...
Não gostei...
Gostei...
Nunca pensei que...
Ficou faltando...
Que pena! Poderia...

Como nem todo o início de frase corresponde a possíveis sugestões que os alunos querem dar em relação ao aprimoramento do desempenho do professor ou de sua disciplina, é aconselhável abrir um espaço, depois das frases, para os alunos escreverem à vontade num parecer final.

MASETTO (2003) traz uma contribuição importante para essa prática avaliativa, ao introduzir nova modalidade que assim descreve: "Pode-se organizar uma técnica de grupos que se misturem duas vezes, na ausência do professor, para que tenham maior liberdade de expressão e se sintam mais à vontade. Não interessa ao professor saber 'quem disse o quê' sobre suas ações, mas quais informações podem ser trazidas para ajudá-lo a melhorar seu desempenho perante aquele grupo especificamente. Com essas informações dialoga-se com os alunos para se verificar o que é possível e necessário ser alterado".

Outra contribuição de grande importância nesse sentido é apresentada por GIL (2008): "Um procedimento eficiente para encorajar o oferecimento de *feedback* consiste em solicitar dos estudantes a formulação de perguntas a respeito do conteúdo programático, das estratégias de ensino ou de qualquer outra coisa que queiram saber acerca do professor, da matéria ou do curso. Para tornar operacional esse procedimento, o professor pode, ao longo do desenvolvimento do curso, distribuir fichas e pedir que escrevam nelas as perguntas referentes àquilo que desejam saber. Convém esclarecer que os estudantes têm toda a liberdade para fazer as perguntas ou os comentários anonimamente, mas que receberão uma resposta pessoal caso indiquem seus nomes".

Finalmente, LOWMAN (2007) sugere que, ocasionalmente, haja um espaço de tempo no final da aula para os alunos escreverem uma breve observação sobre o tópico da aula: o que está mais confuso ou o que os estimulou menos ou outra coisa qualquer. É uma avaliação rápida em sala de aula que dá ao professor importantes informações.

22. Avaliação somativa (aspectos práticos da verificação do rendimento escolar)

Por ser a avaliação de toda hora, até mesmo obrigatória por determinação das faculdades, está sendo abordada separadamente e com uma série de exemplos práticos. A avaliação somativa é aquela do rendimento escolar, que é aplicada no fim de uma unidade, semestre ou ano letivo, para aprovar (classificar) ou reprovar o aluno. Corresponde à verificação da consecução dos objetivos específicos, para saber se o desempenho do aluno coincide com o desempenho exigido por eles, sendo possível quantificar esse seu padrão de rendimento. O professor bem atento aos insucessos na avaliação não considera os alunos que estão nesse caso como aqueles que, terminantemente, não aprenderam, mas como aqueles que *ainda* não aprenderam e procura entender os motivos por que a aprendizagem não se deu, já que as avaliações são orientadoras de seu trabalho.

Uma premissa importante prende-se à variabilidade de formas de avaliação, que contempla a diversificação. Garante-se assim a alternância das avaliações que, além de evitar a recorrência, impede que alunos, que têm mais facilidade para realizar certo tipo de prova, sejam sempre favorecidos. Os alunos valorizam professores que não se baseiam em um único tipo de avaliação.

Isto ficou claro na classificação feita por alunos a partir de uma lista de 17 procedimentos relacionados com a avaliação, se bem que as duas opções que obtiveram maior frequência foram: "Mostra os erros e ensina como deveria ser para que você não erre mais" e "Deixa claros os critérios de avaliação, qual a matéria que cairá na prova" (PATRÍCIO, 2005).

Algumas faculdades recomendam (impõem) aos professores realizarem provas escritas com perguntas discursivas em substituição aos testes objetivos. Quando muito, aceitam mesclar os dois tipos de questões. Alegam que houve um abuso na utilização dos testes, provavelmente devido à facilidade de correção. Alegam também que, com perguntas de respostas livres, o aluno tem liberdade para se expressar, para concatenar ideias, para desenvolver um longo raciocínio, o que seria objeto de análise crítica. O professor julgaria e comentaria a resposta discursiva do aluno e lhe ofereceria o *feedback* necessário. Procedimento semelhante não se aplicaria aos testes objetivos.

Alguns cursos recomendam também a elaboração de perguntas que associem dados de ciências básicas com a prática clínica. Como hoje, na área da saúde, prega-se o ensino multidisciplinar integrado e a todo o momento evoca-se a interdisciplinaridade como forma ideal de educação, preconizam-se também questões de avaliação que integrem conhecimentos relativos a várias disciplinas.

Durante algum tempo, o "provão" do Enade/MEC apresentou questões desse tipo, que acabaram servindo de modelo para uma nova elaboração de provas escritas nas faculdades. Estas passaram a recomendar ou a exigir perguntas integradas, mesmo que o ensino não fosse integrado (currículo integrado é raramente encontrado nos cursos da área da saúde). Com isso, apareciam perguntas pseudointegradas com um longo enunciado envolvendo paciente, história do caso, tratamento clínico previsto e, de raspão, uma pergunta sobre anatomia que bem poderia ser feita sem que nenhum enunciado a precedesse.

Nada contra as questões de cunho multidisciplinar. São as mais apropriadas quando o ensino é também de cunho multidisciplinar.

> Como eu não trabalho e nunca trabalhei em cursos que tivessem currículos verdadeiramente integrados, minha experiência nesse sentido é nula. Por coerência, não elaboro provas que realmente envolvam integração de conteúdos de disciplinas diversas. Isto obviamente não exclui questões de caráter aplicado, que planejo de conformidade com a anatomia de aplicação prática ou voltada para a clínica, que leciono.

Em minha opinião, o mais importante é planejar a avaliação em consonância com os objetivos de ensino. Se a avaliação não refletir os objetivos, que correspondem aos conhecimentos ensinados, será um pacote de surpresa, vago e irreal. Atingir esses objetivos, isto é, confirmar domínio dos conhecimentos é o que se espera dos alunos.

Ao serem declarados os objetivos específicos de cada disciplina, é recomendável separar alguns mais importantes para se fazer uma relação adicional dos objetivos fundamentais, considerados mínimos necessários para a continuação do curso. Em uma avaliação, se o aluno não conseguir atingir pelo menos esses objetivos mínimos, tidos como essenciais, não poderá ser aprovado.

No Capítulo 7, "Modelo de plano de ensino", são arrolados os objetivos que considero mínimos necessários e indispensáveis para a formação básica do dentista.

Alguns exemplos

Perguntas inteligíveis

Na correção da avaliação são valorizadas as respostas completas e coesas em provas discursivas e respostas coerentes em testes objetivos. Mas, para isso é preciso que as questões de Anatomia sejam compreensíveis.

Por exemplo, ao pedir que o aluno descreva a coluna vertebral, pode-se sugerir um roteiro para a resposta (correspondente ao que o professor espera como resposta):

> Descreva a coluna vertebral (não deixe de citar: tipos de vértebras, quantas vértebras, curvaturas da coluna, canal vertebral, nomes das primeiras vértebras, com o que se articulam, nomes das últimas, com o que se articulam, o que há entre os corpos vertebrais, por que etc.).

Outro exemplo:

Discorra sobre o músculo bucinador (discorrer significa narrar, expor, descrever, ou seja, escrever sobre localização, relações, origem, inserção e ação ou função do músculo; ilustre com desenhos, se quiser).

Na realidade, o verbo discorrer pode não fazer parte do vocabulário do jovem aluno. Daí a utilidade da explicação prévia.

Certa vez, montei uma prova que continha a seguinte questão:

Estabeleça diferenças anatômicas entre...

Para minha surpresa, um aluno quis saber o que significava o verbo da frase (estabelecer).

Perguntas indutoras do raciocínio

Tenho muita dificuldade em elaborar questões que exijam especial raciocínio do aluno ou que sejam de caráter aplicado. Como já afirmei antes, em outro texto, os objetivos de ensino da Anatomia dificilmente ultrapassam cognição e compreensão e raramente atingem os graus de maior complexidade como os de aplicação, síntese, análise e avaliação. Por esta razão, e como a avaliação escolar é planejada de conformidade com os próprios objetivos, fica difícil também preparar questões de níveis de complexidade mais altos, que exigem menos memorização e mais entendimento. Mesmo assim, tento obter respostas que revelem a capacidade de estabelecer relações e de resolver problemas. Veja nos exemplos abaixo questões que envolvem aplicação:

"Qual é a sequência de drenagem linfática (drenagem primária, secundária e terciária) de um tumor da parte média do lábio inferior? E de uma lesão do lábio superior e partes laterais do lábio inferior?"

"Um câncer situado no dorso da língua, entre o plano mediano e a borda lateral esquerda, é drenado por vasos linfáticos que passarão por linfonodos, os quais irão ficando intumescidos ou hipertrofiados. Durante o exame do paciente, é provável que se verifique intumescimento dos seguintes grupos de linfonodos: (*X*) submandibulares e cervicais profundos direitos e esquerdos ( ) cervicais superficiais e cervicais profundos direitos e esquerdos ( ) submentonianos e cervicais profundos esquerdos ( ) submentonianos e submandibulares direitos e esquerdos ( ) submandibulares e cervicais profundos esquerdos."

Não se esqueça do trajeto contralateral (cruzamento do plano mediano) de vasos linfáticos da língua.

"Na luxação do dente, durante uma exodontia, são feitos movimentos do dente em direção às lâminas ósseas ou paredes do alvéolo. O osso alveolar é úmido e flexível e suporta certa pressão, que chegue até a deformá-lo, mas que não o frature. As lâminas ósseas mais delgadas permitem maior deformação, por serem menos resistentes e, portanto, mais elásticas, facilitando assim o trabalho de soltar o dente do alvéolo. Considerando as extrações dos dentes 15 e 38, os movimentos de luxação devem ser mais insistentes e vigorosos, respectivamente, para os lados: ( ) vestibular e vestibular ( ) lingual e lingual ( ) lingual e vestibular (*X*) vestibular e lingual ( ) mesial e distal."

Um dos recursos que encontro para conseguir preparar questões indutoras do entendimento é utilizar aquelas das categorias asserção-razão e identificação de causa-efeito, que exigem habilidade intelectual do aluno (e do professor também).

Exemplos:

"**Instruções:** Preencha as lacunas abaixo com as letras de A a E, de acordo com o seguinte código:

A – Asserção correta, razão correta, justificando a asserção
B – Asserção correta, razão correta, porém não justificando a asserção
C – Asserção correta, razão incorreta
D – Asserção incorreta, razão correta
E – Asserção e razão incorretas

(*A*) Na exodontia do segundo pré-molar superior, após a anestesia dos nervos alveolares superiores anteriores, infraorbital e nasopalatino, o paciente sentiu dor na gengiva lingual durante a sindesmotomia porque o nervo palatino maior não fora anestesiado.

(*A*) Durante a apicectomia (cirurgia de acesso vestibular para secção e remoção do ápice da raiz do dente) do canino superior, o nervo nasopalatino, a rigor, não precisa ser anestesiado porque essa cirurgia pode ser feita apenas pelo lado vestibular.

(*D*) Para a extração de um segundo molar inferior é necessário anestesiar apenas os nervos alveolar inferior e bucal porque o alveolar inferior inerva o dente e o bucal todos os tecidos de suporte desse dente.

(*D*) Em todas as cirurgias e preparos cavitários profundos dos dentes inferiores, o nervo lingual deve ser anestesiado porque ele envia ramos gengivais para toda a gengiva lingual dos dentes inferiores.

(*C*) O nervo mentoniano não inerva dentes porque ele é nervo motor."

"**Instruções:** As questões abaixo são constituídas de duas proposições (a e b). Uma das proposições (a ou b) expressa uma causa, e a outra (a ou b), um efeito. Assinale a sua resposta no local adequado.

a) As veias da face são superficiais e profundas, formando uma rede de captação e drenagem.
Causa ..... *X* ..... Efeito .....

b) As grandes veias do pescoço encaminham o sangue venoso da face para a veia cava superior.
Causa ..... Efeito ..... *X* .....

a) Uma meningite foi instalada a partir de um trombo pericraniano infectado que migrou para o cérebro por via hematógena.
Causa ..... Efeito ..... *X* .....

b) As veias emissárias do crânio podem veicular o sangue em duas direções, ora de fora (do pericrânio) para dentro, ora de dentro para fora do neurocrânio.
Causa ..... *X* ..... Efeito .....

a) As veias são mais superficiais e de paredes mais delgadas que as artérias.
Causa ..... *X* ..... Efeito .....

b) Lesões mecânicas, como secções e esgarçaduras, são mais comuns nas veias que nas artérias.
Causa ..... Efeito ..... *X* .....

a) A circulação linfática é remetida para, ou termina na, circulação sanguínea.
Causa ..... Efeito ..... *X* .....

b) Vasos linfáticos recolhem líquido intersticial do corpo.
Causa ..... *X* ..... Efeito .....

a) Palpação de linfonodos permite identificar os que estão comprometidos.
Causa ..... Efeito ..... *X* .....

b) Linfonodos intumescem-se ao lutar contra infecções.
Causa ..... *X* ..... Efeito .....

Outra espécie de pergunta que exige esforço mental do aluno é aquela que se inicia por uma assertiva e, baseada nela, surge uma questão a ser resolvida. Exemplo:

"Prepare-se para uma afirmativa e uma pergunta. Afirmativa: **para a exodontia de um dente superior, depois da anestesia terminal infiltrativa no lado vestibular, é preciso complementar com uma anestesia do lado lingual.** Pergunta: **e para a exodontia de um dente inferior, depois da anestesia do nervo do dente, é também necessário complementar com uma anestesia do lado lingual? Por que sim e/ou por que não?**
Resposta:.."

Ou então se inicia por uma pergunta, mas para respondê-la é necessário primeiro resolver algumas questões que facilitarão a resposta da pergunta principal. Exemplos:

1ª) pergunta: **O nervo nasopalatino deve ser anestesiado antes de um preparo cavitário profundo no incisivo lateral superior?**
Antes de responder, pense no seguinte:
a) o nervo nasopalatino percorre o seguinte trajeto: ______________
______________ ______________ ______________
______________ ______________ ______________;
b) e aparece na cavidade bucal pelo forame ______________; c) que se localiza atrás dos ______________; d) as estruturas inervadas por ele são: ______________ ______________
______________ ______________. Agora responda à 1ª pergunta:
____

2ª) pergunta: **Quais são as estruturas que ficam insensibilizadas após a infiltração anestésica do nervo alveolar inferior?**
Antes de responder, pense no seguinte:
a) o nervo alveolar inferior penetra no ______________ e percorre o ______________, dando ramos dentais e peridentais; b) o nervo mentoniano, que é ramo do alveolar inferior, inerva ______________
______________ c) com essa anestesia, a gengiva vestibular dos molares inferiores também fica insensibilizada?
______________ Por quê? ______________
______________; d) qual é o nervo responsável pela inervação da mucosa e do periósteo da área lingual do processo alveolar mandibular?______________. Agora responda a 2ª pergunta: ______________
____

Perguntas alternativas

Uma última prática, que tenho realizado com certo sucesso, não pode deixar de ser anunciada.

É a opção de escolha das perguntas por parte do aluno. São realizadas perguntas em maior número do que as que são pedidas para serem respondidas. Mas, essas perguntas alternativas ou opcionais precisam ser equivalentes. Não se podem misturar assuntos ou níveis de dificuldade.

Algo mais ou menos assim:

Responda duas das quatro perguntas abaixo (1 e 2 ou 3 e 4 ou 2 e 4 ou 1 e 3 etc.):

Seguem mais dois exemplos:

Esta prova consta de seis perguntas. No entanto, foram feitas 12 perguntas. Responda as seis que você preferir, escolhendo uma de cada bloco (*somente uma de cada bloco*!).

Bloco 1

Quais são as diferenças entre as camadas dos lábios e da bochecha?

Quais são as diferenças entre as mucosas do palato e do soalho da boca.

Bloco 2

A língua é ligada a que ossos? Através de quais músculos?

Descreva os 2/3 anteriores da língua. O que predomina no 1/3 posterior da língua? Para que serve?

Bloco 3

Quais são os quatro músculos que se situam mais próximos da glândula submandibular?

Descreva o trajeto e relações do ducto submandibular.

Bloco 4 .... etc.

Das 16 perguntas a seguir, escolha três perguntas pares ou três perguntas ímpares e responda. Não misture pares com ímpares

Bloco 1

1. Quais são os dois movimentos básicos da ATM? Eles podem ser realizados isoladamente? E ao mesmo tempo? Explique.
1. Como é realizado o movimento de abaixamento da mandíbula (abertura da boca)? Não deixe de mencionar os músculos que concorrem para este movimento.
1. Como é realizado o movimento de elevação da mandíbula? Não deixe de mencionar os músculos que concorrem para este movimento.

Bloco 2

2. Por que os indivíduos desdentados posteriores sobrecarregam suas articulações?
2. O que acontece quando se instala um contato prematuro na área molar? Considere também aqui os problemas oclusais e sua relação com a inervação sensitiva.
2. O que você entendeu por protrusão simétrica e protrusão assimétrica?

Quais músculos participam destes movimentos?

Bloco 3 .... etc.

Foram dados dois exemplos, mas muitas alternativas têm sido usadas, dentre elas perguntas tipo teste, como esta questão de lacunas a seguir:

Relacione a coluna da esquerda com a da direita, colocando nos parênteses as letras correspondentes. Escolha uma das duas questões:

A. O testículo	(*E*) produz um fluido que torna o líquido seminal com pH mais alcalino
B. O epidídimo	(*C*) produz a maior parte do líquido seminal
C. A glândula seminal	(*D*) é atravessado pela uretra
D. O corpo esponjoso do pênis	(*B*) situa-se entre o testículo e o ducto deferente
E. A próstata	(*F*) une o ducto deferente e a glândula seminal com a uretra
F. O ducto ejaculatório	(*G*) passa pelo canal inguinal
G. O ducto deferente	(*A*) produz espermatozoides

ou

A. O ovário	(*C*) lubrifica o vestíbulo da vagina
B. O endométrio	(*D*) comprime e estreita o vestíbulo da vagina
C. A glândula vestibular maior	(*E*) capta o óvulo e o transfere para a ampola da tuba uterina
D. O bulbo esponjoso	(*B*) é a camada mucosa que reveste o útero internamente
E. O infundíbulo da tuba uterina	(*F*) projeta-se para o interior do fundo da vagina
F. O colo do útero	(*G*) é composto de tecido erétil semelhante aos corpos cavernosos do pênis
G. O clitóris	(*A*) produz óvulos

Esta possibilidade de escolher a pergunta que deseja responder é bem recebida pelo aluno. O professor pode fazer a advertência que a pergunta é escolhida porque foi mais bem estudada ou porque pode ser mais bem respondida. Dá a entender que as perguntas descartadas não seriam tão bem respondidas. Isto aumenta a responsabilidade do aluno. É como acontece nas provas didáticas de concursos da carreira docente quando o assunto da aula é escolhido e não sorteado. Se o candidato tem uma preferência e o escolhe, a banca passa a esperar dele uma belíssima aula!

Considerando que as tentativas de copiar (colar) do colega são frequentes, o que também frequentemente ocorre é um aluno escolher uma pergunta para responder, enquanto seu colega vizinho escolhe outra.

Devolvendo as provas

Ao notificar as notas/conceitos e entregar as avaliações, LOWMAN (2007) sugere o seguinte: "Permaneça calmo e relaxado. Seja razoável, mas firme na discussão das provas. Pergunte se o aluno tem dúvidas gerais, mas não passe a aula toda falando de itens específicos. Circule as respostas corretas dos itens de múltipla escolha e passe cópias das duas ou três melhores dissertações, removendo o nome dos alunos, para fornecer uma base mais objetiva de comparação".

TERCEIRA PARTE
COMPLEMENTO
(INCLUI MENSAGENS AOS ESTUDANTES)

23. Motivação

"Os estudantes, quando motivados, assistem às aulas de forma mais atenta e interessada. Quando os cursos têm má reputação, já entram nas aulas a contragosto e o rendimento tende a ser menor" (KRASILCHIK, 1998). Cursos fracos, com alunos em apatia generalizada, crônica, mostram grande tendência à evasão e à repetência e os professores sentem-se em uma condição de insatisfação com sua profissão.

"A motivação para aprender é despertada por estímulos próprios ou internos, como necessidade, vontade, interesse, que incentivam a aprendizagem. Mas há também fatores externos que ajudam a despertar a motivação, dentre eles a intervenção do professor" (LIBÂNEO, 1998).

O professor motiva ou incentiva o aluno?

Do último parágrafo, depreende-se que o professor não motiva diretamente o aluno porque motivação é um fenômeno psicológico, intrínseco. O que o professor pode fazer é incentivar ou estimular, despertando e polarizando a atenção e o interesse do aluno, isto é, sensibilizando-o e esperando que haja ressonância em seu interior. Portanto, "motivo" é um estímulo interno, um fato interior; e incentivo é um estímulo externo, provém de forças ambientais (HAYDT, 2007).

Realmente, o incentivo ou a sensibilização é uma obrigação do professor, para que haja verdadeira inclusão do aluno no processo ensino-aprendizagem. Sua tarefa é criar um ambiente motivador que estimule o trabalho, o esforço e a cooperação do grupo, dentro de um clima de confiança e respeito mútuos, porque na aprendizagem intervêm vários fatores afetivos e relacionais (ZABALA, 2008). Não é essa motivação tola com ações exteriores, brincadeiras, piadas e coreografias, mas com reiteradas inovações na ação docente. Motivação (do latim, *movere*) é a força que move para aprender quando se tem um motivo para isso. É aí que entra o professor dando um sentido ao seu ensino e procurando novos caminhos, novas estratégias de ensino, com engenhosidade e autenticidade, desafiando a mente do aluno com problemas oriundos de seu mundo. Agindo assim, firma-se um compromisso ético inerente ao professor, que é o de praticar uma boa docência. O bom professor (aquele que *está* bom professor, porque alguns bons estão em má fase) sabe disso e convida o aluno a participar de um trabalho educacional significativo e produtivo.

Qualquer professor alcança esse desiderato com imaginação, entusiasmo e leitura. Repetimos: uma boa dose de imaginação combinada com forte entusiasmo e algum embasamento teórico, que se busca nas leituras, intercâmbios e subsídios didático-pedagógicos. Deixe-me insistir um pouco mais nesse predicado das pessoas que trabalham com vibração e boa vontade, fazem aquilo que gostam: o entusiasmo.

Afinal, somos ou não somos intelectuais comprometidos?

O interesse despertado pelos assuntos

O grande móbil do aprendizado e fator de retenção na memória de longo prazo é o binômio necessidade (o que se irá usar) e prazer (agradável de entender e de estudar). Se não houver necessidade ou prazer no estudo, o aluno perde parte do interesse diante dos assuntos. Decora para passar de ano e depois esquece tudo. Podemos ver isso por nós mesmos, que só aprendemos coisas novas quando elas são interessantes, importantes e nos tocam.

Alguns insistem em querer aprender somente o que é agradável de entender e de estudar, o que dá prazer. Mas um prazer obtido na facilidade, sem esforço nenhum. Sabemos que esta forma de prazer é inconsequente; é o desejo de saber não precedido pelo ato de aprender, de estudar.

Mas, de qualquer forma, o estudo dito prazeroso é positivo para o aprendizado. É certo que se aprende muito mais tirando prazer do estudo, que tirando desprazer. No caso em que o aluno acha ser desagradável estudar certa disciplina, por lhe ter antipatia ou por não entender seus temas, o professor pode tentar meios motivadores e ajudar o aluno, mas a responsabilidade do aprendizado é do aluno.

"Pesquisa e elaboração própria"

Uma das boas medidas motivadoras é a mudança constante de maneiras de ensinar, para tornar o curso mais dinâmico. O professor criativo busca inúmeros meios para promover o aprendizado do aluno. Definitivamente, "professor não é quem dá aula, mas quem sabe fazer o aluno aprender" (DEMO, 2002). Não é como o caso do menino que disse ter ensinado seu cachorro a falar; mas como o cachorro não falava, disse: "pode não ter aprendido, mas que eu ensinei, ensinei".

Também acho que ensinar a qualquer um é fácil, o difícil é fazê-lo aprender. Mas, para isso, o próprio Demo tem a fórmula: "pesquisa e elaboração própria".

Acrescento esta menção à educação pela "pesquisa", que é, comprovadamente, uma alternativa bastante expressiva, uma ideia a ser admitida. Desafortunadamente, não estou associando a pesquisa à minha prática docente.

No caso da "elaboração própria", tenho experiência com aulas de dissecção de cadáveres e de construção de figuras e modelos em sala de aula. Maior experiência era a de um de meus mestres, o Prof. E. Lloyd Du Brul, que abria espaços para os alunos desenharem, elaborarem gráficos e construírem modelos, em cera e argila, de dentes e de ossos como a maxila e a mandíbula. Achava ele, com razão, que os alunos aprendem melhor quando são realizadas atividades como a construção de alguma coisa durante as aulas. Dizia: não adianta somente ouvir, ler e ver; para aprender bem tem também que usar as mãos, porque é necessário fazer para saber.

Esses grandes mestres devem nos servir como inspiração. Mas não como imitação. São luminares que passaram por nossas vidas e não estão mais ao nosso lado. Agora as decisões pertencem a nós. A autenticidade está em criar nossa prática de acordo com o nosso próprio estilo.

O segredo de um bom trabalho docente é exatamente este: criar ou construir caminhos novos, mas com legitimidade, reflexão e, sobretudo, com entusiasmo. Certamente, será necessário também o indispensável fundamento teórico para se ter um bom planejamento.

A mencionada frase do Prof. Demo sobre aquele que sabe fazer o aluno aprender me faz lembrar de uma outra (desconheço a autoria) que também encerra grande sabedoria: "o professor experiente ensina o que o aluno precisa e o professor iniciante ensina tudo o que sabe". Certamente isso não é uma regra geral, mas na verdade as aulas dos antigos mestres são diferentes daquelas dos pós-graduandos ou recém-saídos dos cursos de pós.

Na comparação, as primeiras são imbatíveis, se forem atualizadas e ditas com vibração e entusiasmo. Se forem chochas, como as de certos mestres cansados e repetitivos, pobre plateia!

Motivação pela sedução

Ainda dentro do tema motivação, estou pensando na educação como um exercício de sedução. Uma sedução sem exagero, no sentido de atração, encanto, fascínio, graça. Pode ser um algo mais apresentado, uma novidade que agrada, uma demonstração de sensibilidade, uma palavra que afaga e anima, um espaço para externar emoções e sentimentos, uma solicitação acatada, uma concessão aprovada, uma metáfora lançada, uma elucidação que convence, um momento de descontração. Todos estes atrativos podem conviver com a lógica do trabalho.

De acordo com MORIN (2000), nossa vida é tecida de prosa e poesia. O estado prosaico da vida corresponde às atividades racionais, práticas, funcionais, técnicas e burocráticas. O estado poético confunde-se com nossos sonhos, devaneios, amor, festa, alegria, música, dança. "São duas polaridades, necessárias uma à outra (...) que podem se opor, se justapor ou se misturar".

Por que não as justapor na sala de aula? Como se fossem momentos entremeados de descanso, para renovar a mente, para retomar o assunto com mais disposição após uma agradável pausa. Um espaço aberto para o diálogo com assuntos variados, uma brincadeira oportuna para o momento, uma narrativa interessante, tudo isto suaviza o trabalho docente. A ginástica laboral, em que o trabalho dentro de uma empresa é suspenso por um tempo, para realizar movimentos diferentes com o corpo e descansar a mente, é um exemplo do que estou falando. A hora do cafezinho também.

Um dia, o Conselho Universitário da UNESP deliberava sobre um assunto polêmico sob acalorado debate, a ponto de provocar desentendimentos pessoais. Os ânimos estavam muito acirrados. No clímax da discussão a sessão foi interrompida pelo reitor que, numa tentativa de sedução, fez entrar no recinto um professor do Instituto de Artes do Planalto, também da UNESP, que logo executou ao violino lindas melodias. A contenda ficou de lado e as pessoas jogaram fora as pedras que tinham nas mãos. Deixaram se arrastar pelo som melodioso da música e mais tarde reiniciaram a discussão, com nova disposição e mais entendimento mútuo.

Atendimento personalizado

O alunado não constitui um grupo homogêneo. Há mentes de todos os tipos, concretudes diversas, o que supõem diferentes formas de aprender. Este fato torna mais difícil a tarefa do professor.

Dedicado que é, ele dará atenção específica ao aluno. É trabalhoso agir assim? Claro que sim, mas é eficaz. Não é possível definir competência do professor sem pensar em seu produto: o aluno. Vamos a um exemplo. Um aluno pede ao professor para ensiná-lo a estudar, porque julga que seu estudo é falho, porque seu aproveitamento é baixo ou porque suas notas são insuficientes. Pois bem, de acordo com os pedagogos, a única forma de ensinar o aluno a estudar é estudar junto com ele. Passa a ser o atendimento personalizado, trabalhoso, porém eficaz. Através desse procedimento valoriza-se a aprendizagem mais do que o ensino: trata-se da construção do conhecimento na questão de como o indivíduo aprende.

Quer maior motivação do que esta de estudar junto com o professor? É quando o aluno aprende convivendo em um clima humano, cheio de interações.

O que foi escrito neste último parágrafo resume grosseiramente uma nova pauta do paradigma educacional deste início de século, ou seja, atender o aluno nas suas necessidades específicas e não mais dar tratamento igual para todos. Colocá-lo no centro do processo de aprendizagem e tornar-se participante desse processo junto com o aluno (parceiro). Abre-se assim melhor oportunidade para o professor detectar as dificuldades de um aluno mas, melhor que isso, pode detectar o aluno talentoso, com grande potencial a ser desenvolvido, e que deverá merecer investimento e atenção especial (mais que os outros) porque se trata de um futuro líder, pesquisador e coisas assim. A aplicação deste princípio educativo é facilitada pela recomendação do MEC que prevê uma proporção de um professor para um pequeno grupo de alunos nas aulas práticas.

24. O ensino das ciências básicas e suas dificuldades

As ciências básicas são muito científicas e exigem estudo aprofundado. São, portanto, "pesadas" para os alunos das primeiras séries. Eles ingressam na certeza de um contato antecipado com temas da sua futura profissão, mas têm de passar por uma formação básica, muitas vezes dissociada do curso. Alguns alunos de séries mais adiantadas lamentam ter passado por determinadas disciplinas "inúteis" e sem aplicabilidade. "Perda de tempo", dizem eles. O fato de as disciplinas básicas entrarem nos assuntos específicos com profundidade provoca reação: "Eu não vou ser bioquímico/fisiologista/histologista".

Afinal de contas, eles não deixam de ter razão quando a disciplina é lecionada de maneira técnico-acadêmica e se esgota em si mesma. Quando é tratada pormenorizadamente, seu aprendizado é árduo, pouco motivado. As disciplinas clínicas são mais dinâmicas e mais próximas da realidade do futuro profissional. Em decorrência disso, são automotivadoras.

Os conteúdos das disciplinas básicas

Os alunos reclamam do conteúdo amplo e novo (nunca viram nada parecido antes), da falta de base, do curto tempo para estudar, da nomenclatura extensa e da pluralidade de detalhes.

Esta reclamação precisa ser bem pesada pelo professor que quer evitar uma relação traumática dos alunos com a sua disciplina. É lógico que providências exageradas de simplificação dos assuntos, para atender a insistentes pedidos desprovidos de argumentação, não são coerentes com uma decisão madura. Mas, quando são providos de justificativa convincente, algo precisa ser feito.

Ainda na fase de planejamento, portanto antes de qualquer reclamação, o professor deve estudar bem o programa e fazer os ajustes necessários para cada curso que leciona, além de estabelecer de antemão estratégias de ensino apropriadas. Pode-se dizer que o melhor professor é aquele que for capaz de aplicar, no momento certo, a técnica de ensino mais apropriada, para melhor comunicar-se e para fazer entender o conteúdo programático.

Para o professor, o impedimento que a classe alega em relação à sua disciplina é preocupante. Tem ele de se utilizar de alguns artifícios ou estratagemas para desenvolver bem a matéria de estudo. Mas não deve mutilar essa matéria simplesmente para atender aos apelos dos alunos que alegam ter dificuldades. Nem abaixar o nível do ensino para adaptá-lo a um suposto nível intelectual ou de preparação prévia do alunado. Isto seria aceitar a pressão e concordar com um pedido sem argumentos que se sustentem. Seria a conspurcação da educação.

Não é a disciplina que se adapta à condição dos alunos; são eles que se esforçam para alcançar o nível da disciplina. Já devem ter trazido os pré-requisitos necessários para cursar a disciplina, mas, se uma avaliação diagnóstica mostra que não, então que se submetam a um curso prévio, de nivelamento. É melhor que a carga horária seja parcialmente sacrificada para a introdução de um programa de recuperação do que lecionar para um grupo sem capacidade de entender os assuntos.

Quando é possível, professores organizam um conteúdo mínimo indispensável que deve ser estabelecido como primazia no ensino e na avaliação, priorizando assim os assuntos considerados essenciais para o curso. É preferível o estudo aprofundado dos assuntos importantes do que o ensino superficial de todo o conteúdo programático.

E, a partir desse ponto, sempre que plausível, dirigir os assuntos para a prática, na tentativa de integrá-los com os das disciplinas clínicas (interdisciplinaridade). Não estou admitindo, dessa forma, a ideia de enfocar temas relativos unicamente à profissão, mas também não aconselho avançar para um estudo aprofundado, abordando tópicos que não trarão uma contribuição significativa ou que não farão parte da realidade do aluno. Ele precisa iniciar sua vida profissional com um enxoval científico rico de possibilidades, porém dentro da sua realidade.

Outra medida que facilita o trabalho do professor e o aprendizado é ter bibliografia às mãos. A disciplina deve basear-se em um livro de texto, no qual os estudantes busquem conhecimentos para acompanhar a matéria de estudo e resolver seus problemas de entendimento.

Variação de técnicas (novamente)

Fator importante na aprendizagem das ciências básicas é a estratégia de ensino. Tenho dito, reiteradamente, que é preciso variar o formato das aulas. Um modelo de curso que prevê um único método didático, desde o início até o final, é pouco motivador. Melhor seria selecionar algumas técnicas pedagógicas e usá-las de maneira diversificada para evitar a cansativa repetição dos meios. As tradicionais aulas expositivas e o estudo prático-demonstrativo de laboratório podem ser usados alternativamente com uma série de outras técnicas. Essa variação torna o curso mais dinâmico e também desafiador, à medida que passa a requerer do professor renovação e criatividade. Além disso, passa a atender melhor às individualidades dos alunos, pois, como é sabido, alguns aprendem melhor vendo e lendo, outros ouvindo e debatendo e outros, ainda, realizando trabalhos.

O curso deve oferecer ao estudante participação pessoal para constituir vivência, experiência e atitude mental mais ativa. Se o seu interesse puder ser estimulado pelo trabalho manual, tanto melhor. O velho provérbio chinês diz: "o que eu ouço, eu esqueço; o que eu vejo, eu lembro; o que eu faço, eu sei".

Enfim, a grande tarefa do professor é procurar oferecer ao estudante oportunidades de aprendizagem que gerem o prazer intelectual, afeiçoando-o ao estudo da disciplina. Essa condição emocional e afetiva em relação ao curso é muito importante para que seja alcançado um aprendizado de alto nível.

Amor e aversão

Muitos alunos se identificam com as ciências básicas, estudam-nas com gosto, tornam-se monitores e nelas estagiam. São os que ficam mais bem preparados para o prosseguimento do curso. Outros desenvolvem birra pela disciplina que, entretanto, será parcialmente superada com inteligentes manobras motivadoras do professor. Parcialmente porque não se pode dar ao professor a responsabilidade total pelo aprendizado. Este é alcançado pelo aluno mediante uma dedicação metódica, persistente e trabalhosa.

É isso mesmo: trabalhosa e fatigante. Mas é só com esse esforço que se executa a empreitada do bom estudo e se alcança a recompensa da educação conquistada. Neste caso, o verbo na forma passiva, "ser educado", que exprime ação recebida pelo sujeito, deve dar lugar ao verbo pronominal que vem acompanhado por um pronome oblíquo, "educar-se". É, portanto, o aluno que deve mobilizar-se intelectualmente, muito mais do que qualquer tentativa motivadora do professor.

A simples aprendizagem dita prazerosa, com facilidade e sem esforço, por demais almejada, é insensata. A verdadeira aprendizagem envolve, de acordo com DEMO (2002), dedicação sistemática, assídua, insistente, cansativa. Está mais para o sofrimento do que para o prazer. Sofrimento no sentido do "desempenho adequado, da realização conquistada, da etapa vencida". Destarte, uma forma de prazer pode ser retirada daí, ou seja, do bom combate, da vitória alcançada pelo esforço.

Alguns alunos demonstram claramente uma relação traumática com alguma disciplina, mas não é por isso que a deixarão de lado. Terão de enfrentá-la, confrontá-la para suplantar sua aversão. De acordo com o mesmo autor, "traumas não se superam pela repressão, mas pelo confronto racionalizado".

Mais uma vez, a disciplina de Anatomia

O aspecto físico final do corpo corresponde ao que se chama configuração (formato, contorno, constituição, organização e relações das formações anatômicas), bem como as suas variações anatômicas. A descrição da configuração é objeto da Anatomia que, dessa forma, prevê os locais dos eventos bioquímicos, fisiológicos, farmacológicos, genéticos, patológicos e clínicos, estabelecendo assim uma ponte natural, indissociável, com as outras disciplinas do curso. Os eventos ou fenômenos orgânicos exigem uma abordagem baseada em raciocínios analíticos ou sintéticos, que permitem tirar ilações, avaliar, enfim, estabelecer diagnóstico e prognóstico.

Certamente a Anatomia se associa a essas especialidades para auxiliar o raciocínio, uma vez que isoladamente não consegue concluir em termos de avaliação e diagnóstico. Por ser apenas morfológico, seu estudo é menos dinâmico e exige muita memorização, devido à extensa nomenclatura anatômica acompanhada de alto número de informações factuais. Corresponde a uma série de dados que seriam imutáveis não fossem as constantes variações anatômicas da forma.

Os alunos reclamam do conteúdo amplo, da nomenclatura vasta e da pluralidade de detalhes, o que os obriga a uma memorização extenuante, às vezes maçante e, em certos casos, desnecessária. Segundo eles, há dados supérfluos, constituindo um excesso que nunca é dispensado.

Realmente, a larga terminologia anatômica associada a descrições muito pormenorizadas torna o aprendizado árido, pouco motivado, além de demandar uma memória prodigiosa. É preferível, sempre que possível, emitir conceitos e estudar os fatos em suas mútuas relações, em detrimento de exposições minuciosas e cheias de particularidades. Não é a descrição circunstanciada de uma formação anatômica o que mais importa, mas o seu significado morfofuncional aplicado.

Mesmo assim, os estudantes de Anatomia geralmente reagem bem à ministração desse conteúdo extenso e detalhado. Talvez seja porque ela constitua o alicerce de todas as disciplinas clínicas e seja uma disciplina instrumental e, portanto, indispensável. Disciplina instrumental significa o que será usado, um instrumento, uma ferramenta, uma atividade intelectual eficaz.

Conhecê-la bem é uma necessidade.

Leitura recomendada

O artigo "Dicotomia básico-profissional no ensino superior em saúde: dilemas e perspectivas", de Irani Ferreira da Silva (SILVA, 2004), traz extenso levantamento bibliográfico sobre o assunto e apresenta interessantes pontos de vista, dentre eles, "a integração como alternativa".

25. Cursos noturnos e diurnos

Até aqui, tenho feito ponderações diversas sobre o ensino e sugerido estratégias didáticas, sem considerar local de trabalho, horário, tamanho da classe, preparação básica dos alunos. A falta de especificação destes detalhes remete meus escritos a certa padronização de ação do professor. Sabemos que as aulas não podem ser estereotipadas, mas adaptadas às características da assistência. A aula sobre determinado tema preparada para um curso de graduação tem de sofrer as modificações necessárias para alcançar êxito diante de uma plateia diferenciada de um curso de especialização. Neste, os alunos costumeiramente são em pequeno número, todos graduados, com propósitos definidos, de tal modo que a abordagem deve ser diferente quanto ao alcance e quanto à forma.

A forma da abordagem a que me refiro refere-se às várias maneiras de enfocar e de apresentar o assunto do dia, considerando-se as várias estratégias instrucionais disponíveis. Estas também devem ser alteradas segundo o local de trabalho, o tamanho da classe e o horário da aula.

Horários de aula

Os horários correspondem aos chamados cursos diurnos integrais, matutinos, vespertinos e noturnos. Alunos de cursos integrais comparecem à escola nos períodos da manhã e da tarde e, portanto, ficam integralmente à disposição dos professores. Não realizam atividades que os desviem de seu objetivo maior, que é o estudo.

Cursos de somente um período diurno correspondem àqueles cuja carga horária não é elevada e, por vezes, são projetados para deixar o outro período sem atividades didáticas e, consequentemente, sem alunos, sem professores, sem funcionários e... sem despesas. Os cursos matutinos são mais frequentes que os vespertinos porque são intencionalmente oferecidos a pessoas que trabalham à tarde (ocorrência maior que de manhã) ou à tarde e à noite.

A UNESP – Universidade Estadual Paulista – possui cursos de Odontologia diurnos e noturnos em alguns de seus *campi*. As informações que recebi sobre os noturnos não são desabonadoras, mas, na comparação, o aproveitamento é maior no diurno, apesar de as classes serem repletas de alunos.

O ensino noturno na Unesp foi criado para beneficiar o aluno trabalhador, porém apenas 5% de seus alunos estão empregados. Rejeitado de início pela maioria dos professores, permanece com a justificativa de ter uma função social, mas não recebe dos professores nem dos alunos a mesma dedicação que há no curso diurno.

Vou dar alguns depoimentos para mostrar prós e contras em relação a horários de aula.

> Fui professor de um curso que programava as aulas da semana para dois dos três períodos de cada dia, sempre intercalados com períodos vazios. Os períodos letivos podiam ser à tarde e à noite na segunda-feira; de manhã e à tarde na terça-feira; de manhã e à noite na quarta-feira; e assim por diante. Estava me transferindo de uma faculdade cujos alunos ficavam diariamente ocupados com aulas diurnas (manhã e tarde). Eles se queixavam nervosamente que não tinham "janelas" no horário: faltavam períodos diurnos destinados a descanso, lazer, estudo, idas à biblioteca etc. Queixas desse tipo eram totalmente ausentes naquela minha nova faculdade. Ao avaliar o horário de aulas, os alunos julgavam que tinham folgas suficientes (cinco períodos livres, sem contar os do sábado e domingo) para se dedicarem às demais atividades universitárias.
>
> Hoje dou aulas em cursos matutino e noturno. No curso matutino de Enfermagem, vários de meus alunos já desempenham a função de técnico de enfermagem. Alguns deles passam a noite trabalhando em algum hospital. Na manhã seguinte, não raro, chegam atrasados à aula e não conseguem segurar o sono. São uns esforçados: trabalham à noite, vão à escola pela manhã e dormem à tarde. Se o dia tivesse mais um período, eles o dedicariam ao estudo. Como não tem...

O curso noturno tem peculiaridades semelhantes. Os alunos são, em sua maioria, egressos da escola pública (91,3%) e trabalhadores (67,3%), segundo levantamento feito por mim em 2010. De acordo com MACHADO (2000), 30% deles dormem menos de seis horas diárias e 63% entre seis e oito horas; 61% alimentam-se mal e 34% informam que lhes falta tempo para repouso; são jovens (menos de 25 anos) e solteiros.

É justamente isso que encontro nos cursos noturnos de que faço parte atualmente: jovens agitados (passam o dia sendo vigiados em seu trabalho e ao chegarem à escola se soltam), atrasados para a aula, cansados, às vezes sonolentos e sem jantar. Por isso tudo, alguns deles se isolam no fundo da classe e não participam da aula, seja para se desligarem das lembranças do dia pesado que tiveram, seja para descansarem.

> Uma das minhas salas de aula é longa e tem a única porta de entrada (e de saída) na extremidade de trás. Os que ali se sentam ficam estrategicamente distantes do professor, cuja posição na sala é geralmente na frente, e perto da porta, para chegarem atrasados ou para abandonarem a sala sem chamar a atenção sobre si. Como as carteiras são móveis eles as aproximam para ficarem próximos e poderem conversar. É a turma do "fundão". Um grupo desligado, que, atrapalha a todos. Não respondem aos apelos de participação, fogem das aulas dialógicas e das dinâmicas de grupo. Compartilhar não é com eles.
>
> Houve um dia em que ao entrar na sala, permaneci no fundo e, quando todos também tinham entrado, pedi para virarem as carteiras em minha direção, invertendo assim as posições. Fiquei longe da lousa e da tela, mas perto dos alunos do fundão. Eles ficaram desconcertados. A surpresa deixou-os inibidos. Quanto a mim, diverti-me com a nova situação, ao ver aqueles alunos assistindo a uma aula pela primeira vez. O bom disso é que eles poderiam até gostar e daí estrear sua condição discente. "Tudo tem uma primeira vez".

Repetir sempre o mesmo estratagema para obter a atenção de alunos desligados não dá certo. Dei apenas um exemplo; tentativas equivalentes ficam por conta da imaginação do leitor.

Mas, antes de terminar o subcapítulo, quero me referir às geometrias tradicionais – estreitas e profundas – das salas de aula, que devem ser logo substituídas por formatos mais adequados.

Durante anos, dei aulas expositivas em salas em forma de meia-lua, largas e não profundas. Com essa geometria, as fileiras de carteiras não passavam de cinco e, portanto, todos os alunos ficavam mais próximos do professor. Lá não havia turma do "fundão".

Hábitos de estudo

No meio dos jovens sempre há alguns alunos mais velhos, chefes de família, que estão voltando a estudar depois de ficarem anos sem frequentar escolas. De modo geral, jovens ou não, o nível de conhecimento e habilidades intelectuais que trazem do segundo grau é insuficiente como pré-requisito para o curso superior. Faltam-lhes especialmente hábitos de leitura e de estudo, que dificultam a interpretação de textos e a compreensão do discurso do professor.

A consciência dessa carência pode decorrer de uma avaliação diagnóstica promovida pelo professor nos moldes do que foi proposto no capítulo "Planejamento de ensino", que, além de guiá-lo na decisão de rever ou não lições básicas, proporciona ao aluno um diagnóstico de seu grau de conhecimento e de suas possibilidades. Fica ele sabendo que, para a consecução do curso, não precisa apenas matricular-se e pagar mensalidades. Somam-se a isto os fatores voltados para a intelectualidade, como leitura, interpretação, raciocínio, discernimento e análise crítica do que está aprendendo ou do que deve aprender. Sabendo que tem um longo caminho a percorrer, pelo menos teoricamente, o aluno vê fortalecido em si o desejo de melhoramento de sua condição.

Aos alunos, de modo geral, sonda-lhes uma possível reprovação e daí a constante preocupação com as notas tiradas nas provas. Sugerem ao professor que exija deles um "trabalho" sobre o último assunto ministrado, a fim de que a classe se "recupere" do insucesso na avaliação. A todo o momento tentam justificar seu baixo aproveitamento por não terem tempo para estudar. Os que têm tempo, às vezes, dão a mesma desculpa. Esta análise corresponde às minhas próprias observações, mas estão plenamente de acordo com a apreciação das professoras PIMENTA & ANASTASIOU (2005).

Porém, a generalização é perigosa e injusta porque não é exclusiva do curso noturno. Comportamento semelhante é notado nos alunos do diurno. Injusta também com uma porcentagem de alunos que demonstra motivação própria e uma vontade férrea de acompanhar bem o curso. A respeito desse interesse superior, tenho a relatar o que aconteceu comigo no curso noturno de Educação Física.

Durante vários anos abri para os alunos a possibilidade de realizarem estudo extra, laboratorial, supervisionado, por uma hora e meia no período da manhã. Essas aulas complementares ocorriam conforme as necessidades dos alunos, geralmente para revisões em vésperas de provas ou para complementar assuntos que requeriam mais tempo e mais esforço para serem compreendidos. Os interessados, que estavam livres, compareciam em grande número. Alguns faltavam no emprego ou tiravam folga de uma ou duas horas, outros viajavam a partir das cidades onde moravam. Havia os que queriam participar, mas não podiam, e os que não queriam nada com nada. Concluindo: para os que compareciam, o aproveitamento era superlativo porque como voluntários estavam motivados e, para mim, a satisfação era grande porque se traduzia na melhor aula da semana.

E como fica o professor iniciante?

O professor estreante pode ser escalado para lecionar numa classe privilegiada, de alunos cuja profissão é a de estudante e não de trabalhador e de horário integral. Neste caso é estimulado a realizar um trabalho docente mais significativo, obtendo boa contrapartida do alunado. Pode também cair em uma classe carente e enfrentar outra concepção que "é a de considerar o aluno como 'cliente', que ali está pagando por um 'produto', sendo a função de o professor tornar esse produto 'atraente', numa situação em que o importante é o certificado, e não necessariamente a qualidade das aprendizagens" (PIMENTA & ANASTASIOU, 2005).

O ensino superior privado, que possui 75% dos estudantes universitários, está atravessando uma fase de carência. O número de alunos caiu assustadoramente, a ponto de determinar o encerramento de cursos. Em 2005, estava com 42% das vagas ociosas. Os especialistas afirmam que é preciso modernizar e se adequar para enfrentar os próximos anos. A gestão tem de ser profissional se as universidades quiserem sobreviver.

Nesta época de grande concorrência, quem sobrevive já está ganhando. Quem sobrevive com folga tem lucro dobrado. Lucro é a palavra; aumentar lucros é a meta. Para contornar o problema e abocanhar maior fatia do mercado, trocam-se os horários de diurno para noturno a fim de tornar as classes mais cheias, facilita-se a entrada de alunos, remanejam-se horários de acordo com a disponibilidade dos alunos, encurtam-se cursos quando isto é possível, estimula-se a vinda de alunos transferidos, facilitando sua vida e sua adaptação, negociam-se preços de mensalidade.

Se meu tom parece ser de crítica a essas medidas, há engano. Entendo que sejam necessárias. Vejo faculdades de boa qualidade sofrendo as injunções dos novos tempos. Tempos de escassez. É necessário reagir e as escolas reagem assim: a primeira e grande meta é aumentar o número de alunos. Classe lotada é o sonho de todos os mantenedores. Mas, enquanto a direção da escola comemora como vitória a classe lotada, o professor se vê atarantado com o ensino massificado que atrapalha e prejudica a aprendizagem.

Os diretores e coordenadores de curso são envolvidos nesse processo institucional. O propósito de preencher vagas a todo custo é também o discurso deles:

> Todo o início de ano, participo de reuniões preparatórias ou de planejamento ou pedagógicas como são também chamadas. Em uma delas, o coordenador abriu a reunião exaltando o elevado número de alunos que o vestibular "selecionou" e que foram matriculados. Após este assunto mais importante passou ao "planejamento". Tratou o corpo docente como objeto de exigência, fazendo comunicados e fixando-se naquilo que era proibido ou que não se devia fazer. Insistiu burocraticamente na pontualidade do professor, nos horários, na assinatura de ponto e registro do conteúdo, no relacionamento camarada com os alunos, nos prazos de entrega das notas, na fiscalização do uso do uniforme. Em momento algum referiu-se ao aspecto qualitativo da educação. O recado era mais ou menos assim: "deem péssimas aulas – isto não importa – mas cumpram suas obrigações formais com a escola". Interessante é que nessa mesma escola as constantes avaliações dos professores feitas pelo corpo discente são montadas com perguntas igualmente burocratizadas que recordam a fala do coordenador. Pelo menos a política é uma só e existe consonância: planeja-se lá, ressoa aqui.

Constato com tristeza que a preocupação que existia no passado, a oferta de boa qualidade no ensino como forma de conquistar alunos, já não é o principal objetivo. Corpo docente estável, de categoria, não é mais indispensável. O professor titulado sai muito caro para a instituição e os antigos já acumularam direitos que assustam a tesouraria da escola. É melhor dar lugar a outro, que não onere tanto a folha de pagamento. A rotatividade é enorme. É aí que entra o novato!

O Prof. Pedro Demo (DEMO, 2004) faz duras críticas à qualidade dos cursos noturnos, com seus alunos cansados e sem tempo, pelo abuso da aula reprodutiva e falta de um ensino por pesquisa no qual se elabora o próprio conhecimento. Diz ele que "existe um pacto de mediocridade: o aluno nem sempre está disposto a pesquisar e elaborar; prefere aula, porque significa o menor esforço; busca apenas o diploma, sem preocupação com sua qualidade, e o professor entra no mesmo jogo, ou até empurra nesta direção, porque ele mesmo jamais aprendeu a aprender".

Críticas semelhantes são feitas por GRECO (2002) aos cursos (não apenas os noturnos) das novas escolas particulares, que ele chama de "não tradicionais". Preocupa-se muito com esse baixo nível de ensino e chega a propor uma "proposta educacional para o ensino superior", na segunda parte de seu livro, com destaque para "medidas pedagógicas para o enfrentamento de carências". Medidas que não têm nada a ver com economia de verba para superar dificuldades, mas com a superação do atraso na educação. Ora, já é moeda corrente que, no caso das faculdades, contornam-se deficiências várias com o aumento da qualidade do serviço prestado.

E agora, professor?

Após essas considerações desfavoráveis, dá para rejeitá-las? Dá para contestar os argumentos? Ou dá para promover um ensino realmente formativo e altamente significativo? Mas, e os outros fatores intervenientes, como a falta de pré-requisitos do discente? Seria melhor simplificar o ensino? Dá para conciliar tudo isso?

Mas, você que é novato não se amofine; não é fácil lidar com essas incertezas e ninguém está lhe pedindo uma posição, já. Veja: um professor com 48 anos de experiência docente, certo de que o curso noturno é necessário, tem seu valor inconteste e que seu aluno tem o direito de estudar, fica embaraçado ao tentar responder perguntas como essas. Pior: estando ele no exercício de sua profissão, deve rapidamente adotar uma postura sensata para harmonizar essas contradições.

Não se amofine, repito, mas não fuja do problema. Ao contrário, mostre a autonomia e a grandeza de reunir meios para oferecer, com o tempo, a melhor resposta.

26. Indisciplina na sala de aula

O escopo deste livro é abordar assuntos de interesse imediato do professor universitário sem entrar em definições e conceitos. Consequentemente, não vejo necessidade de iniciar o texto sobre indisciplina, explicando o que é indisciplina e nem tampouco desejo me reportar aos chavões "preocupação crescente entre professores", "falência da autoridade", "conduz à delinquência" e outros.

A bibliografia que consultei é voltada principalmente para a desobediência infantil e infantojuvenil, que realmente constitui um problema de sérias consequências. Vou citá-las no decorrer do texto, apesar de restringir minhas ponderações à indisciplina do adulto, que pode ou não ter suas raízes na infância.

Vamos, pois, às feras (alunos problemáticos que atrapalham as aulas).

"Aluno indisciplinado"

Não gosto do termo "aluno indisciplinado", assim no pretérito, como um rótulo do qual não se pode livrar. Do mesmo modo que o bom professor pode não estar bom professor em certo momento de sua vida, o aluno disciplinado também pode estar indisciplinado sem que isto seja seu comportamento definitivo. Falta-lhe, de quando em quando, o autocontrole.

Por outro lado, PEDRO-SILVA (2006), ao citar a dissertação de mestrado de 2001, do colega Lepre, chama a atenção para uma observação interessante e digna de reflexão: "o aluno indisciplinado (...) denominado ultimamente de hiperativo (...) é o mais inteligente, curioso, esperto e desenvolvido moralmente".

A mente do aluno universitário, mais madura, enseja-lhe a adoção de "princípios e regras (...) e a tomada de consciência das exigências da vida pessoal e social..." Vai ele assim "construindo" sua autodisciplina, que será a base de sua cultura e de sua vida (HAYDT, 2007). Dessa forma, segundo a autora, a disciplina rígida e coercitiva do passado caminha gradativamente "em direção à prevenção e correção", isto é, à autodisciplina elaborada livremente pela pessoa.

Parece-me correta a comparação da concepção que o professor que sensibiliza e incentiva o aluno para despertar a motivação, que é algo intrínseco, deve também sensibilizar e incentivar o aluno para despertar a autodisciplina, que é algo igualmente intrínseco.

Ah, mas tem uma coisa: se o próprio professor não for disciplinado, de nada valerá evocar e exigir a disciplina escolar. Faltará autenticidade.

Indisciplina geral

Pior ainda que a alcunha "aluno indisciplinado" é a generalização "classe indisciplinada", que não poupa ninguém. Há momentos em que a insubordinação é mesmo geral e em algumas classes esse estado se repete com frequência. Creio que todos já ouviram a expressão "nenhum professor consegue dar aula naquela classe". Todos nós sabemos que há sublevação em massa, ruidosa ou não, quando os alunos não aceitam certos professores.

Lembro-me de um lance recente em que um professor pediu ao coordenador do curso para permanecer em sua sala enquanto a aula ia sendo dada, para fazer valer sua autoridade e obter silêncio. Foi um caso patente de balbúrdia, cujas causas pediam análise.

> Outro episódio de insubordinação geral, ou quase geral, aconteceu dentro de uma de minhas salas de aula. Os alunos revoltaram-se com o nível do ensino ministrado e manifestaram-se de modo agressivo, solicitando ascensão daquele nível. Entenderam eles que estavam sendo subestimados. Ora, elogiei a pretensão, dizendo que finalmente havia encontrado uma turma que sabia o que queria e que aspirava um ensino mais elevado, preocupados que estavam com sua formação. Anseio legítimo. Pois bem, não exagerei; apenas aumentei um pouco a complexidade dos assuntos, mas fui surpreendido um mês e meio depois com um pedido de arrego da pretensão.

Há outros motivos para a indisciplina e o mais leve deles é o estado de euforia geral, que leva a conversas em voz alta, brincadeiras e outras manifestações do gênero.

> Repetidas vezes encontrei a classe em estado de alegria intensa ou então revolta generalizada por motivos variados. Como trabalhar em uma situação assim? Deve-se recorrer a um processo de disciplinarização urgente ou conviver com certa desordem marcada pela agitação, dispersão e por rejeição às normas de conduta?

Pensemos na indisciplina como um desafio pedagógico e não como um obstáculo. Atentemos para a possibilidade de os alunos indisciplinados estarem querendo dizer alguma coisa com seus atos de não acatamento e de rebeldia. Desertar aulas, por exemplo, pode acontecer porque eles as consideram maçantes. Ao decifrar as mensagens que os alunos querem nos passar, estaremos conhecendo o problema e com maior chance de resolvê-lo.

O aluno do século XXI

Já foi dito algures neste livro que os alunos faltam às aulas porque elas não são motivadoras. É realmente plausível imaginar que por essa razão os alunos se desinteressem e até perturbem as aulas porque, além de não serem motivadoras, chegam a ser enfadonhas. O aluno de hoje, para usar um vocabulário moderno, é digital e não analógico e não se submete passivamente à soberania do professor.

Sobre aulas tediosas e a reação dos alunos, MEIRIEU (2008) acrescenta algo mais. Diz ele que a pressão da mídia faz com que crianças e jovens sejam consumidores de imagens, sempre com nível técnico elevado apesar da explosão de cores e excesso de sons, ligadas a programas que podem ser mudados a qualquer momento nos canais de TV ou nas páginas da internet. Dá para assistir a vários programas ao mesmo tempo e, paralelamente, atender ao telefone, fazer lanche, conversar, cortar unhas, sair à janela. Eles se acostumam com essa liberdade de escolher e fazer o que quiser. No teatro ou no cinema limitam-se a assistir a um único espetáculo, do início ao fim, sem fazer mais nada, com o que se veem atados. A agitação faz falta. Na sala de aula é a mesma coisa. Mas, como não conseguem ficar atentos por muito tempo, dedicam-se a atividades paralelas com a escrita, o desenho, a conversa, o exame do menu do celular etc. Lamentam que as imagens projetadas pelo professor não sejam da mesma qualidade daquelas das máquinas lá de casa e que faz falta um controle remoto para mudar de canal.

Ah, mestre, que competição inglória! Como rivalizar?

Quando não existe empecilho algum e as aulas são bem aproveitadas estamos diante de um professor de sucesso. Quem já não ouviu dizer que "nas aulas do professor fulano os alunos se comportam bem!" É o caso de se fazer uma pequena investigação para conhecer os motivos que levam as aulas daquele professor a serem bem aceitas.

"Jogo de cintura"

Não prego a obediência cega como na disciplina militar. Não se pode confundir obediência com subserviência. Na universidade não há lugar para a submissão. Esta leva ao conformismo e daí à indiferença. Na atualidade, o conceito de disciplina mudou em relação ao passado. Nem sempre alguma perturbação ou um comportamento anárquico significa falta de respeito que deva ser neutralizado com imposição coercitiva.

BUEB (2008) utiliza uma imagem que o acompanhou na redação de seu livro e que lembro agora ao tratar o fenômeno da indisciplina. É a figura do barqueiro de Thomas Mann, "o qual se inclina para a direita quando o barquinho se inclina para a esquerda a fim de restabelecer o equilíbrio". Corresponde ao nosso "jogo de cintura", que é o que o professor também deve ter ao encarar lances de desobediência.

Mas, como "aprender" esse tal jogo? Ou não se aprende, é uma disposição interior? Aquisição ou aptidão, o certo é que ele é sinônimo de bom senso, pois evita o confronto e ajuda a equilibrar o comportamento na classe e o relacionamento com o aluno. Mas há quem prefira tratar esta matéria objetivamente, de maneira normativa.

Normas de conduta

A autora HAYDT (2007) sugere cinco regrinhas de procedimento que podem ajudar o professor a orientar o comportamento dos alunos. A que mais me chamou a atenção foi a primeira: "Estabeleça, em conjunto com os alunos, padrões de comportamento a serem seguidos, permitindo que eles analisem e discutam..." Acha ela que após a discussão, com a livre expressão de suas opiniões e sugestões, os alunos tendem a aceitar e a acatar mais facilmente as regras de conduta.

> Um pacto igual a esse nunca foi ajustado entre mim e os alunos. Poderia funcionar bem, porque seria estabelecido com base em princípios democráticos. Talvez não tenha pensado nisso porque confio no meu "jogo de cintura", que entendo como tolerância. Exerço-o muito no início da aula, que é um momento (constante) de descontração dos alunos, muita excitação e barulho. Às vezes até caio na farra com eles. Pacientemente espero o restabelecimento da ordem, que se dá em poucos minutos. O que me amola é a indisciplina extemporânea de alguns. Mas, para isso tenho um antídoto, cuja fórmula aprendi com professores mais argutos do que eu. Veja a seguir.

Evitando a indisciplina (e a desatenção) no decorrer da aula

Muita atividade, esta é a primeira medida. De preferência atividade desafiadora, com métodos ativos. O propósito é obter concentração e atenção do aluno. Pode ele fazer pausas, descansar, pode até sair da sala no meio da atividade, mas depois ele retoma a tarefa que lhe foi destinada. Sua constante participação evita o comportamento inadequado. A esta proposta de muito trabalho na sala de aula, o ideal é obter a participação de todos de uma só vez, mas para alguns recalcitrantes é permitido terem adesão tardia. "O apetite vem com a comida". Entretanto, se o professor preferir adotar a atitude do *laissez faire*, sem propor atividades, sua autoridade é deixada de lado e começa a bagunça.

A segunda medida é a fuga da rotina de aula, recorrendo para tanto à maior variedade possível de meios de ensino. Os tipos de atividade não podem virar hábito, porque o aluno já fica esperando aquele meio de aprendizagem sempre igual, desinteressa-se e tem deste modo seu comportamento alterado. Por conseguinte, renovação é a palavra.

Com estas duas medidas, a classe mantém-se ocupada e as exigências do professor certamente serão acatadas.

Autoridade (poder) do professor

A disciplina está diretamente ligada à autoridade do professor, que transparece não somente por sua competência técnica, mas também pela integridade moral. O exercício e o exemplo dessa autoridade dão aos alunos orientação e apoio, mas eles só a aceitam se for autêntica. Se desde o início do ano letivo o professor "não tiver um posicionamento claro e não estabelecer o seu poder, na pior das hipóteses sua autoridade poderá ser questionada durante todo o ano escolar. Os alunos aproveitam-se sem piedade das fraquezas que descobrem nos professores. Mais tarde, quando já são pais e avós, seguem explicando com orgulho como 'desmoralizaram' algum professor" (BUEB, 2008). O autor diz que "a disciplina representa tudo o que as pessoas detestam: obrigação, subordinação, renúncia decretada, repressão de instintos, delimitação das vontades próprias", mas, se a autoridade do professor for aceita, haverá respeito. As cobranças serão consideradas e atendidas.

Há também o grande fator que aumenta a autoridade do mestre, ao mesmo tempo que suaviza seu poder ou domínio: o bom relacionamento interpessoal. A frase de GIANCATERINO (2007) abona isso: "O professor amigo, compreensivo, consegue conter a maior parte da indisciplina na sala de aula".

Resumo e conclusões

Sem ter entrado na análise e na conceituação da disciplina/indisciplina e, particularmente, do aluno-problema, que tem algum tipo de distúrbio ou de carência, este capítulo encara a indisciplina como um desafio pedagógico e não como barreira intransponível. O primeiro a fazer é detectar as causas da indisciplina e depois procurar saber se o professor contribui para essas causas com suas aulas. Como muitas vezes é isso o que acontece, torna-se necessário tomar algumas medidas (brandas) para conter o ímpeto de alguns alunos e a possibilidade de conduta anarquizada geral. As três medidas que parecem ser as mais adequadas são: 1º) possuir (buscar, alcançar) autoridade moral, autenticidade e uma autoridade intelectual que permita bom desempenho técnico-pedagógico (pois é, amigos, não há outro jeito: é preciso crescer internamente, crescer em qualidade); 2º) manter com a classe um relacionamento tranquilo, sem excessos, marcado pelo respeito, atenção e bom ânimo, mas sem nunca instaurar a submissão ("sensibilizar, em vez de controlar"); 3º) realizar aulas dinâmicas com a oferta de bastante atividade; 4º) diversificar ao máximo as estratégias de ensino.

Não são receitas precisas, mesmo porque isto não existe em Pedagogia e também porque cada aluno e cada sala de aula têm sua concretude, sua realidade concreta e diferente de outros.

Quem quiser se aprofundar no assunto indisciplina pode consultar o livro "Indisciplina na escola" (AQUINO, 1996), que reputo primoroso. Nele, encontrei uma expressão da Profª Laurizete F. Passos (pág. 127) que faz referência à indisciplina como uma tarefa do professor "de enfrentá-la criativamente".

Aproveitando a sabedoria contida na expressão acima, ajuízo que este livro pode trazer uma série de preceitos e orientações benéficas, mas o leitor pode, baseando-se ou não neles, obter melhores resultados com sua criatividade. Não aceitando os preceitos e orientações como verdade irrefutável, o leitor deve ir mais além ao ativar suas próprias possibilidades.

27. Universo cultural do aluno

A vida universitária é, para os alunos, uma bela oportunidade de formação e de enriquecimento da formação já alcançada. Ela proporciona muitas formas de atuação, não apenas na área cognitiva e psicomotora, como também nas áreas de cultura, de cidadania, de esportes, de lazer etc. Em geral, as universidades públicas têm alunos que moram ou que passam a morar na cidade-sede da instituição e que despendem a maior parte de seu tempo dentro delas. Algumas universidades particulares são semelhantes. Propiciam aos alunos atividades opcionais variadas. É só aceitar as opções.

Cultura: iniciativa e criatividade

As faculdades pobres desse tipo de atividade, com alunos viajantes (ou horistas) e muitos cursos noturnos, dedicam-se apenas ao ensino.

Da mesma forma, os professores horistas têm pouco tempo de abraçar atividades extras ao lado dos alunos. Aqueles que trabalham em tempo integral nas universidades, estes sim podem dedicar-se e beneficiar-se desses programas extraoficiais. Mas, não são somente os programas existentes que podem ser seguidos. Com iniciativa e criatividade, professores e alunos num processo interativo e participativo podem ampliar os programas, desenvolvendo novas propostas de enriquecimento da vida cultural. A interação professor-aluno é, dessa forma, incrementada com o relacionamento extraclasse, que tanto pode ser acidental quanto programado.

E lá vou eu novamente como personagem de mais um episódio que passo a narrar. Não que eu queira ou que force a ser protagonista de mais um caso, mas eu o vivi, não preciso perguntar a ninguém, está intacto na minha memória. E, afinal de contas, nós que já vivemos mais, temos mesmo é que desvelar nossas histórias e testemunhar fatos ocorridos que sirvam de bons exemplos. Então lá vai.

> Nos anos 1980 eu era professor em tempo integral da Unesp e mantinha um bom relacionamento com os alunos. Por ser vizinho da faculdade, acabava sendo vizinho também de várias repúblicas que os alunos montavam nas cercanias e todos nós frequentávamos à noite e aos sábados a biblioteca, a quadra de esportes, as festas. A sede do diretório acadêmico ficava bem em frente à minha casa. Eu conhecia bem o universo cognitivo dos alunos, mas não o universo cultural, mas mesmo assim percebia uma lacuna na formação cultural deles. Eles se divertiam bastante, praticavam esportes, mas era só isso. Nada além. Daí, pensamos (minha mulher, que era professora de música, e eu) em realizar alguma atividade cultural com os alunos, funcionários e com os professores

que quisessem. Surgiu, assim, o "Coral da FOA", regido por uma voluntária, ex-aluna de minha mulher, e ensaiado na minha própria casa. Era frequente recebermos os coralistas com pipoca, bolachinhas, chá e até churrasco. Quando o coral já possuía bagagem suficiente para as apresentações, pensamos em dilatar o tempo da apresentação, incluindo uma programação mais eclética. Foi assim que iniciamos uma série de shows tipo "prata da casa", o "Show da FOA", com música cantada (coral e solo), tocada (piano, flauta, violão), balé, piada, *sketch*, mágica etc. Um colega professor se encarregou da sessão de mágicas, mas a sua apresentação tornou-se uma comédia, pois as tentativas eram sempre frustradas. Cada mágica que não dava certo era uma gargalhada só e muita vaia. Enfim, um ambiente amistoso e superalegre. Chegamos a nos apresentar em cidades vizinhas, de tão falado que ficou o "show".

A conclusão disso tudo é que a relação professores-alunos-alguns funcionários serviu para manter um ambiente muito agradável, de grande reciprocidade. Eu dava aula para meu colega de coral, para meu companheiro de futebol de salão, para aquele que ia comer pipoca em minha casa. Essa aproximação gerava afeição e confiança mútua, apesar da natural assimetria que existe entre professores e alunos.

Contei esse caso para mostrar que há maneiras de se aproximar do aluno, conhecer seu universo cultural e beneficiá-lo dentro deste particular, e que ações deste tipo terminam favorecendo a qualidade do ensino, porque é base de um processo de "ensinagem" com mais interação.

No capítulo sobre "Relações interpessoais" foi assegurado que "só há ensino quando há companheirismo entre ensinante e ensinando, o que faz mudar a condição da simples coexistência para uma condição superior de convivência, que verdadeiramente caracteriza o bom ensino" (MORAIS, 1986).

O enriquecimento cultural deve ser constantemente estimulado. Como as universidades localizam-se, preferentemente, em cidades de grande e médio porte os alunos têm à sua mercê realizações variadas no campo da cultura. Podem frequentar ambientes culturais e os alunos mais beneficiados são aqueles oriundos de cidades de pequeno porte, de meio cultural pobre ou incipiente.

Há universidades mais arrojadas que levam exposições de obras de arte, espetáculos ao vivo, cinema para dentro do próprio campus. Uma realização intramuros que, se não existe, pode ser peticionada.

Preocupação com o meio ambiente

Ser professor significa o mesmo que professar, fazer uma profissão de fé, o que o faz levar sua crença, sua convicção para onde vá, seja na sala de aula, seja algures. Não dá para dissociar: faz parte do ser completo.

Então, se o professor é convicto de que a educação ambiental, por exemplo, é uma necessidade, porque não fazer gestões para introduzi-la no meio universitário? Volta e meia a comunidade se preocupa com problemas que dizem respeito ao meio ambiente. Por que então não fazer gestões para programar ações conjuntas e atacar esses problemas?

Eu sempre critiquei (apesar de nunca ter agido) o desperdício em relação a papel usado nas faculdades pelas quais passei. Uma grande instituição de ensino envia para o lixo toneladas de papel. Por que não transformá-lo para a reutilização? Na USP, alguém mais dinâmico e arrojado que eu (que fiquei somente no discurso) implantou o programa "Recicla USP", que, além de papel, coleta também plástico, metal e vidro para promover a reciclagem. De acordo com a reportagem à página 47 da revista Ensino Superior, ano 10, nº 112, de janeiro de 2008, a USP mantém também outros programas de sustentabilidade ambiental como o Programa de Uso Racional de Energia (Pure) e o Programa de Uso Racional da Água (Pura). Ambos significam uma economia de alguns milhões de reais à Universidade.

A coleta seletiva de lixo, que ocorre em muitas de nossas casas, já é uma prática disseminada em muitas faculdades. No campus de Jaboticabal, UNESP, por respeito ao meio ambiente e também por razões econômicas, o gás desprendido do lixo em decomposição é tratado e canalizado (pelo menos era quando visitei o campus em 1992) para ser aproveitado como combustível dos fogões no restaurante universitário.

Poderiam ser dados mais exemplos, mas estes são suficientes, para mostrar quantas iniciativas podem ser encetadas por alguém ou por alguns. Se forem alguns será melhor; e que formem um belo grupo interativo com pessoas de várias procedências, professores e alunos e, por que não, funcionários e até colaboradores externos.

É louvável o engajamento a programas externos, seja de educação ambiental sejam outros de finalidade semelhante, a filiação a ONGs, a participação em projetos que visam melhorar as condições de poluição, coibir o desmatamento irresponsável, atentar para o esgotamento progressivo dos mananciais aquíferos.

A propósito da falta d'água, o aumento do consumo de água vem sendo monitorado há vários anos. Pode-se dizer que o aumento é exorbitante e descontrolado. Como a população mundial cresce rapidamente, pode-se prever sensível agravamento. O desperdício de água é uma realidade cultural bem radicada, difícil de mudar. A distribuição desigual está gerando no mundo 6.000 mortes diárias, porque um bilhão de pessoas têm dificuldades para o acesso à água. Esse número aumenta para dois bilhões quando se trata de água potável para consumo. Pior ainda: a poluição dos mananciais é exagerada, quase incontrolável.

Em vista disso, além das providências que estão sendo tomadas pelas instituições públicas e civis, para reverter esse quadro, é necessária e urgente a educação da população voltada para esses problemas. A educação levará à conscientização e esta gerará a mobilização popular, por meio de ONGs, grupos ambientalistas, de ecologistas, de sanitaristas, ações de partidos políticos, universidades, associações de classes, sociedades científicas, sindicatos, grupos de serviço. Entretanto, essa mobilização coletiva inicia-se com a tomada de consciência individual. A detecção do problema, que traz graves implicações para o futuro da humanidade, é o início da conscientização. A real tomada de conhecimento leva à sensibilização que, por sua vez, promove mudanças de atitudes e de decisões. O indivíduo passa, então, a integrar um grupo informal, não constituído, que se preocupa em estabelecer uma ética da água, exercendo influência sobre as demais pessoas. Assim começa aquela bola de neve, que eu quero ver crescer, rolar e provocar enorme avalanche. E quero ver também a universidade fazendo parte de uma ação desse vulto.

Isto tem a ver com o título do capítulo? Sim; em minha opinião, educação ambiental entra no universo cultural do aluno.

O aluno deve ter seu tempo dentro da escola bem aproveitado. As alternativas ficam por nossa conta: dirigentes e professores. O professor estreante tem aqui boa chance de se envolver e se enturmar.

28. Recado aos alunos ingressantes

Se você, leitor, é um estudante que teve sua atenção voltada para o título chamativo deste texto e está começando suas leituras do livro por aqui, não deixe de examinar o capítulo anterior e veja o que pode fazer em relação àquele assunto.

Ao me dirigir aos estudantes que presentemente começam seu curso universitário, inicio com a reprodução parcial de uma redação que fez parte da Introdução de uma das edições do livro "Anatomia da face" (MADEIRA, 2010).

"Sou frequentemente abordado por ex-alunos que desejam voltar a frequentar o laboratório de Anatomia para reestudar a matéria. Isto ocorre no momento em que conseguem perceber a carência de sua formação anatômica e a falta que esse conhecimento faz.

Sinto-me, pois, no dever de alertar o aluno ingressante para cuidar bem de sua formação geral, buscando assimilar o aprendizado com satisfação, com convicção, com raciocínio, e não mecanicamente. Mais tarde, ao dispor de boa informação teórica e capacitação prática, poderá, como profissional, desenvolver suas atividades com idoneidade, com fundamentação científica e disposição de melhoramento permanente.

Hoje em dia não é suficiente apenas ter um diploma para garantir êxito profissional. Não espere que a faculdade resolva todos os seus problemas. Lembre-se de que é o aluno que realça a escola e não a escola que faz o profissional; assim como é o homem quem dignifica sua profissão e não é esta que o faz digno.

Não creia também que cursos de aperfeiçoamento ou de especialização irão suprir suas deficiências ou sanar sua incompetência. Na realidade, estes são destinados a aperfeiçoar o que já foi conseguido no curso de graduação.

Em vista do exposto, comece bem o seu curso. Aproveite eficientemente o seu tempo na Universidade. Aceite bem os desafios incentivadores e as oportunidades de enriquecer sua formação".

Faço desta última frase o ponto de partida dos meus comentários.

Desafios incentivadores e oportunidades

Para o estudante atento, desafios e oportunidades surgem a todo o momento. São chances de crescimento que se sucedem como verdadeiros reptos. Afinal de contas, são somente 10,9% os jovens de 18 a 24 anos da população estudantil os que fazem cursos superiores. Um pequeno grupo de jovens privilegiados, do qual se espera muito. Ser profissional competente, com uma formação completa e bem aproveitada, é uma obrigação desse grupo.

A adesão a projetos acadêmicos, monitoria, iniciação científica, trabalhos de extensão, estágios laboratoriais, parceria científica, viagens de observação, estudos de campo são desafios que, se aceitos, abrirão novos horizontes e promoverão o crescimento pessoal.

Os professores vivem procurando alunos esforçados e donos de um bom potencial para oferecer oportunidades como essas. Mas, aquele que reconhece sua própria garra e seu elevado potencial científico e de trabalho deve mostrar interesse, entrar em contato com professores orientadores. É uma decisão sábia apresentar-se como voluntário para desenvolver projetos dessa natureza.

Ao longo de todos estes anos, vi poucos alunos com essa disposição de trabalho, que não desperdiçaram os desafios e as oportunidades. São, entretanto, exatamente aqueles que logo se encaixaram profissionalmente e se encaminharam bem na vida.

Palavras aos alunos ingressantes

Em todas as iniciativas e empreendimentos, o início é determinante do sucesso ou do fracasso. Se tudo começa bem, as chances de preservação da condição de bom funcionamento são maiores. O início claudicante leva ao insucesso, quando não é logo corrigido. Também para o aluno, um começo incerto pode comprometer a sequência do curso.

A propósito disso, aproveito para mostrar um acontecimento muito comum entre os jovens ingressantes. Após a conquista de um lugar na universidade, que não deixa de ser uma vitória importante, muitos se deixam levar por uma sensação de deslumbramento. É a ilusão de que uma nova etapa da vida, sem ligação com as anteriores, conquistada com esforço, merece ser comemorada. O fascínio pelo novo, o contato com os alunos veteranos, a autonomia de ação, a liberdade encontrada (principalmente os que saíram das casas dos pais) às vezes levam a uma comemoração desmesurada. As festas sucedem-se com uma constância incrível. A ordem é aproveitar ao máximo a nova vida de alegria. Descontar o tempo perdido, aproveitar tudo de uma vez. É isso aí: para alguns não há parcimônia. É tudo ou nada. Não se divertem de maneira moderada. É folia ou nada.

Infelizmente, alguns alunos começam assim e assim permanecem agindo. Realizam, no curso, o mínimo necessário (somente os objetivos essenciais) e as práticas laboratoriais e clínicas obrigatórias para serem promovidos de ano. São os alunos nota 5. Nada mais que isso.

Felizmente, a maioria não age desta forma. Exercita a sua alta responsabilidade durante a vida acadêmica. Na realidade, cada um deve ser copartícipe do processo ensino-aprendizagem. Como parceiro de trabalho do professor, tem grande parcela de responsabilidade no processo.

O projeto pedagógico de cada curso traça um perfil discente que deverá ser alcançado. Leia o do seu curso para entender o que se espera de si. Verá que você deverá se enquadrar no perfil delineado pela sua faculdade.

Não se preocupe se julgar difícil esse enquadramento a essa expectativa. Seu curso de graduação lhe propiciará maturidade suficiente para ir se desenvolvendo e se ajustando ao perfil discente. Mas, mesmo alcançando essa meta no final do curso, você não estará pronto. A colação de grau significará a conclusão do período do curso de graduação, mas não a conclusão da formação. Você continuará sendo um protótipo, um ser inconcluso que precisará de educação continuada para sempre, para o seu devir. A competência, a criatividade, o equilíbrio e até a sensibilidade são adquiridos ao longo da vida.

Por enquanto é de esperar de sua parte um esforço inteligente em busca do "ser maior" que está dentro de si mesmo, adquirindo ao mesmo tempo uma consciência de seu valor, possibilidades e limites.

Conselhos, mais uma vez

Neste momento de interlocução consigo, sugiro alguns comportamentos, ***no estudo***, que facilitarão o seu desempenho durante o curso.

1. Dormir bem, comer nas horas certas; buscar o silêncio e colocar-se em ambiente confortável nos momentos de estudo. Equipar-se com todo o material antes de iniciar o estudo, para não ter que interrompê-lo. Fazer uma leitura prévia para separar as ideias centrais das demais que complementam o texto. Relacionar os conteúdos novos com os já conhecidos, formando uma ponte entre eles.
2. Fazer pausas durante o estudo para a reflexão sobre o tema em foco. Buscar suas próprias conclusões sobre o assunto estudado, após reflexão (construir o seu conhecimento).
3. Estudar diariamente e não apenas sob pressão, como nas vésperas das avaliações. Mas, estudar com vontade (sem vontade é o mesmo que comer sem apetite) e se ela está sempre distante tentar transformar-se, traçar metas de aprendizagem, fazer projetos de estudo.
4. Preparar-se para as avaliações de modo a alcançar suficiência com competência e não apenas a alcançar notas. Evitar decorar simplesmente os assuntos. Realizar esforços para entendê-los.
5. Revisar constantemente os assuntos para guardá-los na memória de longo prazo. Na realidade, alguns assuntos ficam vivos na memória e outros são dela excluídos. A maior parte do que se aprende, entretanto, fica numa posição intermediária, como se fosse a penumbra entre a noite e o dia. Revisá-la sempre é trazê-la para a luz, não a deixando ir para a escuridão do esquecimento.
6. Lembrar que quanto maior for o número de sentidos estimulados, maior é a chance de aprender, mas aqueles que aprendem melhor pela visão devem ler, fazer anotações, usar esquemas, desenhos, ilustrações, construir imagens mentais, escrever. Aqueles que aprendem melhor pela audição devem ficar atentos às aulas expositivas, às explicações no laboratório, estudar lendo em voz alta, debater com os colegas.

7. Realizar tarefas mais bem feitas do que mais rápidas.
8. Reconhecer que o seu esforço, interesse e dedicação são mais importantes do que a quantidade e a qualidade das aulas a que você assiste.

Advirto ainda que, ***no relacionamento interpessoal***, são esperados de você os seguintes procedimentos:

1. Questionar sem receio os professores quando julgar necessário.
2. Oferecer opiniões e sugestões oportunas e variadas, porém refletir bem antes de oferecê-las.
3. Elogiar tanto quanto criticar.
4. Fazer tentativas de conversar informalmente com os professores para conhecê-los melhor, para obter informações adicionais sobre a disciplina em estudo, obter informações sobre si e pedir aconselhamento.
5. Colaborar para que a atmosfera em seu grupo de estudo seja saudável, sendo sensato, participativo e cooperativo.
6. Oferecer oportunidades para que seus colegas o consultem e peçam ajuda.
7. Fazer autocrítica.

Finalmente, restam as sugestões para se sair bem ***na vida universitária***, de modo geral.

1. Participar plenamente da vida universitária.
2. Cultivar talentos pessoais, desenvolver criatividade e iniciativa. Cultivar o enriquecimento cultural.
3. Exigir mais de si mesmo, ter contornos, definir-se.
4. Crescer no respeito por si e pelo outro. Ser alguém que mereça confiança e respeito.

29. Liberdade/pesquisa, igualdade/ensino, fraternidade/extensão

Modificação de artigo inicialmente publicado como um dos capítulos do livro "Educação odontológica" (PERRI DE CARVALHO & KRIGER, 2006).

Desde muito tempo são proferidos discursos apaixonados sobre ensino-pesquisa-extensão, os três sustentáculos em que se funda o ensino superior. Foram cunhados como o tripé da universidade, articulados entre si, e que viria a ser oficialmente reconhecido mais tarde.

Em 1988, a nova Constituição brasileira consagrou o sistema tríplice da indissolubilidade, ao assegurar que: "as universidades (...) obedecerão ao princípio de indissociabilidade entre ensino, pesquisa e extensão".

Um sistema tríplice, com aspectos que se interseccionam em momentos variados nas atividades universitárias, como as vertentes de um todo. Uma premissa de indissolubilidade.

Ontem

Porém, bem antes de 1988 já se valorizava o chamado tripé da universidade.

No início de minha carreira, quantos apelos eu ouvi, quantos chamamentos foram feitos para que essa concepção fosse observada. São três pilares, diziam, se não existe um deles os outros não se sustentam; irão ruir.

A constante insistência para a observância desse verdadeiro dogma deixava os colegas da minha geração com um sentimento de culpa, quando não se podia ou não se conseguia realizar as atividades universitárias em consonância com o famoso tripé. Propúnhamos sempre tentar integrar ensino, pesquisa e extensão em cada relatório, cada projeto, cada tarefa que fazíamos, geralmente sem sucesso. Para mim e para muitos, isto se tornou um mito. Talvez nós próprios tenhamos mitificado essa proposição, colocando-a como algo distante, inatingível. Mesmo assim buscávamos alguma integração. Quando conseguíamos atingir o verdadeiro sentido da proposição, oh! Suprema glória! Os chefes de departamento, coordenadores, diretores, pró-reitores, que a todo o momento recomendavam a atenção ao sistema tríplice, exultavam com o sucesso de alguns empreendimentos em que os aspectos ensino, pesquisa e extensão ou pelo menos dois deles estivessem presentes e vinculados entre si.

Os burocratas sentiam-se aliviados em poder quantificar uma boa soma de ações que não fossem voltadas somente para o ensino, em seus relatórios de fim de ano, sobre a produção acadêmica.

Hoje

Hoje, depois de toda experiência acumulada, de tanta observação de sucessos e insucessos, de benefícios colhidos ou deixados de colher, eu paro para pensar nisso que para mim se constituía em, como denominei atrás, um dogma e um mito, e aquilatar a sua legitimidade.

Vejo hoje que aquela insistência, ainda que dogmática e obsessiva, em torno do propósito que estou abordando, tinha validade.

Chego então à conclusão amadurecida que foi grande a sabedoria daqueles que no início proclamaram esse preceito de sustentação tríplice da Universidade como concepção factível e, mais que isso, útil.

Para expressar de outra maneira, uma maneira muito peculiar como encaro o assunto, escrevi o texto que se inicia no próximo parágrafo, ajudado por algumas reflexões do filósofo Edgar Morin (MORIN, 2000).

Ensino, pesquisa, extensão

Esta tríade é a base sobre a qual se assenta a Universidade. São os aspectos (integrados) da educação.

Ensino, pesquisa e extensão, apesar de serem complementares (mais), tornam-se também antagônicos (menos) porque um sozinho tende a ignorar e destruir os outros. Deve haver pelo menos um mínimo de pesquisa e extensão para que haja o ensino. Deve haver ensino e extensão para que a pesquisa não seja abusiva. A extensão isolada é inconsequente. O ensino isolado é capenga. Alguém já disse que "a pesquisa está para o ensino assim como o pecado está para a confissão; se não há o primeiro... (houver pecado)... não há o que falar no segundo... (dizer na confissão)...

Juntos, um estimula a produção do outro. A extensão socializa com a comunidade o resultado de um fato (pesquisa) ou de um aprendizado (ensino). Portanto, a extensão pratica uma ação junto à comunidade, que é o resultado do ensino ou da pesquisa.

A pesquisa é a ciência em movimento, é a geradora do saber científico; beneficia tanto o ensino quanto a extensão. O ensino é a reprodução do saber (ou a divulgação do saber produzido), visando uma sociedade melhor. Por isso ele depende da pesquisa, que o instrumentaliza, e da extensão, que permite o contato com a sociedade.

Quando nós evocamos os **domínios** (integrados) **da educação**, enxergamos um quadro mais ou menos assim: o **cognitivo**, mais ligado à pesquisa, porque ele é o conhecimento e ela é a investigação científica que irá gerá-lo; o **psicomotor**, mais próximo do ensino, porque o primeiro é o fazer ensinado na escola e que será a ferramenta para o exercício da profissão; e o **afetivo**, que se confunde mais com a extensão porque ambos se alicerçam em valores humanos e fraternos.

Para terminar este raciocínio, incluímos o que chamamos de **princípios** (integrados) **da educação**. Para tal, tomamos emprestado o princípio trinitário da norma democrática da Revolução Francesa: Liberdade, Igualdade e Fraternidade. Tal como o aspecto trinitário da educação, esta trindade mostra certa complexidade porque os seus termos também são, ao mesmo tempo, complementares e antagônicos.

Tentando fazer com estes princípios um elo com aquilo que já foi por nós ligados, colocamos unidas a **liberdade** com a pesquisa, tendo em vista que a criação necessita de liberdade para pensar e investigar. Na educação, a liberdade associa-se à flexibilidade, à criatividade e à adaptabilidade.

A **igualdade** aproxima-se do ensino (na Constituição também). Em termos de educação, igualdade significa para todos que ninguém seja discriminado, porque todos merecem atenção, oportunidade e credibilidade. Ou, ainda, que todos sejam incluídos no processo.

A **fraternidade**, a extensão e o afetivo alinham-se idiopaticamente. É a linha da solidariedade. A fraternidade é "azulzinha". Os outros dois também.

Mas, será que a fraternidade não deve estender-se ao ensino e à pesquisa? Por que a liberdade não estaria conectada ao ensino e à extensão? E a igualdade não seria o princípio a se ajustar à pesquisa e à extensão? Está claro que sim. A perfeita integração deve existir não somente dos aspectos da educação com os seus domínios, mas também com os princípios da educação.

Dando ênfase à extensão

Pois bem, essas reflexões servem-me de mote para direcionar meus próximos comentários, mais especificamente a partir dessa linha idiopática fraternidade/extensão/afetivo (uma das vertentes da concepção do sistema tríplice). A linha que se preocupa com os valores e atitudes e não apenas com a faceta técnica da formação educacional, que é a preocupação do cognitivo.

Por ora, vou abster-me de comentar o cognitivo: a pesquisa e o ensino que, junto com o psicomotor, dentro de currículos instrumentais, geram a visão tecnicista do saber.

É claro que nessa visão tecnicista a competência técnica continua sendo e será sempre fundamental. A formação humanística forte, conjugada com um ensino apenas superficial nos aspectos cognitivo e psicomotor, seria um ato inconsequente.

A extensão universitária entra nessa tríade para socializar o saber acadêmico ou ainda para interagir o saber acadêmico com o saber popular. Se, de um lado, transforma a teoria em prática, viabilizando a melhoria das condições de vida da população na qual a universidade está inserida, de outro, proporciona uma "oxigenação necessária à vida acadêmica".

Com isso, a universidade prioriza o equilíbrio entre a vocação técnica-científica e a vocação humanística, porque a universidade não deve distanciar-se dos interesses da sociedade.

SAVIANI (1986) define bem essa intenção: "Cabe à universidade socializar seus conhecimentos, difundindo-os à comunidade e se convertendo, assim, na força viva capaz de elevar o nível cultural geral da sociedade (...) É o contato com os problemas efetivos da sociedade que vai permitir à universidade transformar os objetos de suas pesquisas em algo relevante para a sociedade e adequar o ensino às necessidades da sociedade".

Na mesma linha de raciocínio, a FUNEC (2005) lembra que a extensão universitária é "considerada ferramenta de mudança, não só acadêmica, mas social (...) objetiva buscar o equilíbrio entre a demanda (comunidade), o saber e o trabalho que envolve professor, aluno e funcionários".

E acrescenta: "o aluno precisa ser o sujeito dessa ação transformadora da realidade, da qual ele terá a oportunidade de ensinar aprendendo porque só assim haverá a socialização do saber acadêmico. Essa interação entre dois polos de conhecimento tornará indissociável o ensino, pesquisa e extensão".

A perspectiva de formar o aluno com um ser integral

Estou pensando nessa perspectiva desafiadora de atingir a sensibilidade, a criatividade e a inteligência do aluno, voltando-me mais para a pessoa que para o técnico. O aluno não deve transformar-se apenas em um profissional, mas em um profissional-cidadão capaz de interagir com a sociedade.

Para dar conta desse propósito educacional, deve-se trabalhar em duas frentes: 1ª) os objetivos da formação docente; 2ª) os objetivos da formação discente.

Em relação aos docentes, ratifico o preceito de MASETTO (1998), segundo o qual é preciso valorizar cada vez mais a formação de profissionais professores, trabalhando o seu coração, isto é, o desenvolvimento no aspecto afetivo-emocional (atenção, respeito, cooperação, solidariedade) e o desenvolvimento em atitudes e valores (ética, democracia, cidadania).

Quanto à segunda frente, as faculdades têm introduzido conteúdos humanísticos em sua estrutura curricular, para se adaptar aos novos clamores e para corrigir a negligência do passado em relação ao domínio afetivo da educação. A bioética, por exemplo, surge como um novo espaço para a reflexão crítica e juízo de valores. Mais que isso, alguns cursos estão adotando "valores-guia", como uma bandeira própria, visando à construção da cidadania.

Ao incluir essa concepção em seus projetos pedagógicos, os cursos procuram cultivar a preocupação ética, impregnando a competência profissional de princípios éticos, comprometimento, humildade e simplicidade de atitudes.

A resistência do educando à assimilação desse aspecto afetivo da sua formação será resolvida com meios que induzem à motivação consciente (intrínseca) e com um trabalho de totalidade dos professores. Ou melhor, dos bons professores, já que essa concepção exclui professores medíocres.

Professores com consciência social se preocupam com esse lado ético, oferecendo espaços para a reflexão e para a problematização da ética e da cidadania e meios para a aproximação com a comunidade por meio de projetos de extensão.

E agora, aluno?

Os alunos devem ser estimulados e convidados a compor equipes de extensão e selecionados de acordo com a sua vontade, disponibilidade, aptidão e outros requisitos. Quando não é possível integrar todos os alunos à equipe, a seleção torna-se obrigatória.

Por sua vez, o aluno universitário deve cogitar da possibilidade de participar de um projeto de atendimento à comunidade, tomando a própria iniciativa. Ao suscitar esse desejo, acaba estimulando em si próprio a vontade de conhecer melhor os problemas da nossa sociedade e de se aproximar dela.

Se o momento não for oportuno para pleitear uma atividade dessa natureza, em alguma disciplina da faculdade, ele deve ir cultivando a perspectiva e decidir-se, em breve tempo, a conversar com os professores e mostrar a sua pretensão.

É óbvio que o engajamento em projetos intramuros de pesquisa, de monitoria, de estágio etc. são também pretensões lídimas, que devem, da mesma forma, ser estimuladas e desenvolvidas. Entende-se com isso que o curso de graduação oferece chances de engrandecimento, além daquela de ofertar o ensino instrumental para o exercício específico da profissão.

Aquele que se inicia em ciência, cultura e extensão dentro da escola passa a receber uma formação mais significativa e dessa forma se torna mais preparado para dar prosseguimento a projetos ou empreender novos, dentro de outras perspectivas. Aliado a isso, acaba desenvolvendo em si, naturalmente, o desejo permanente de educação e aperfeiçoamento.

É esta condição que todos nós queremos ver instalada em nossos profissionais: a educação continuada que promove o aprimoramento constante e progressivo.

30. Aluno que cola

Modificação de artigo inicialmente publicado como um dos capítulos do livro "Educação odontológica" (PERRI DE CARVALHO & KRIGER, 2006).

Uma possível cena escolar (1)

A cena é a seguinte: estudante universitário em dia de prova, com acento estrategicamente escolhido junto a uma das paredes da sala de aula. À sua frente, um colega de porte alto lhe providencia uma trincheira. Textos em letras miúdas à mão, posição encolhida, olhares furtivos para vigiar os passos do professor. É hora de colar.

Perguntas de prova apresentadas, cola localizada, começa a farsa.

Momento tenso, de puro individualismo. O egocêntrico infrator isola-se completamente, numa estranha interiorização. Com cuidado, copia o texto da cola como se fosse dele próprio, de sua criação. É um dolo, um logro, uma trapaça, uma burla, como se queira chamar. O estudante (?) está consciente de sua ilicitude, mas continua a colar. Se a consciência pesa, fica mais difícil. Mas continua. Agora é tudo ou nada.

A cena segue tensa, grave, pesada. Nada mais existe. Somente ele e seu ato. É como estar perdido na mata, isolado de todos. Solidão completa.

Nesse momento ele está sendo observado pelos colegas. Cada qual faz um juízo do seu procedimento e, por conseguinte, do seu caráter. E guarda a impressão na mente.

Quem confiaria nesse fraudador alguns anos depois? Quem lhe venderia a prazo, quem lhe daria trabalho ou o aceitaria como sócio? "– Ele? Ora, passou a vida colando..."

Vamos encerrar o texto de duas formas possíveis.

1ª) O professor surpreende o colador, anexa a cola à sua prova, dá-lhe zero. Ele colocou em risco sua reputação, seu conceito, sua nota escolar e deu-se mal. E agora? Agora é continuar a farsa, acrescentando mentiras, fazendo apelos dramáticos ao coração do professor. "– Eu nunca fiz isso, foi a primeira vez". "– Estou passando por um período difícil..."

2ª) O professor não o surpreende, corrige a prova, atribui nota alta e o elogia pelas boas respostas. E ele, confirmando seu mau caráter, e complicando-se mais ainda, responde com pretensa humildade. "– Obrigado, professor. Muito obrigado".

Melancólico!...

Outra cena (2)

Há dois tipos de alunos que não colam: o convicto e o medroso.

Deixar de colar por convicção não significa apenas repelir esse ato por ter noção do certo e do errado e, consequentemente, a certeza de que é ilícito. É mais que isso. É *sentir* que estaria errado se cometesse o ato. É a internalização de um sentimento que o impede de fraudar, porque já está incorporado em sua personalidade, faz parte de seu caráter. Ele não se sentiria bem praticando qualquer ato incorreto.

Pessoas desse naipe estarão sempre comprometidas com o bem.
Para o medroso, somente medroso, falta certo tipo de coragem. As possíveis consequências negativas o aterrorizam. Para o medroso inconsequente, falta habilidade.
Daqueles que colam, os piores são os que tentam aparentar respeitabilidade, artificializando seu comportamento e seu caráter. Chegam a adotar uma postura angelical, para enganar.
Os menos piores são os autênticos. "Colo mesmo, e daí?" "Não tive tempo de estudar".
Fingidos ou autênticos, são donos de uma mentalidade pobre, forjada a partir de uma carência moral, cultural ou intelectual. Sucumbem facilmente diante do apelo da facilidade.
Quando irão perceber que devem romper com essa prática e outras semelhantes? Quando irão estabelecer um compromisso mais nobre com a sua própria consciência?
A vida do homem pode seguir dois caminhos. É ele quem escolhe um deles: ser íntegro, dono de uma moral que exige o cumprimento de valores de consciência e responsabilidade, ou ser alguém que não atraia confiança e respeito.

Estes dois textos, que iniciam o presente capítulo, são os primeiros de uma série de cinco (os demais se encontram a seguir). Eles têm sido passados a alunos de vários cursos, em dias de avaliação, anexados a folhas de prova. Encimando o primeiro texto, constava o seguinte alerta:

"Nós sabemos que você não cola e nunca chegou a cogitar isso ("Deus me livre!"); entretanto, não se ofenda se nós entramos nesse assunto. A leitura do seguinte texto, sobre a péssima mania de colar, servirá para você reforçar sua convicção e firmar-se como um aluno não colador".

Ainda não tenho certeza se a iniciativa deu bons resultados, mas, pelo menos, os textos foram largamente comentados por alunos e professores. Alguns os levavam consigo para mostrar a parentes e amigos.

Tomei esta iniciativa porque um dos papéis do professor, dentro e fora da sala de aula, é opinar sobre as atitudes dos alunos, dando orientação, informação, recomendação ou advertência.

Comentários sobre a cola

Essa preocupação com as avaliações escolares é legítima porque o uso da cola é uma prática ilícita. Por ser ilícita, é condenável.

Infelizmente, está disseminada por todo o país e se firma cada vez mais. A partir das antigas colinhas houve uma enorme sofisticação tecnológica dessa fraude: celulares que enviam textos e fotos, computadores de mão e *palmtops* ou calculadoras que transmitem mensagens por raios infravermelhos e Internet.

"Com a Internet, a cola instala-se também nos trabalhos de casa. Casos e casos de cola recheiam as comunidades *Orkut*. Em uma delas, chamada *Quem não cola, não sai da escola*, não faltam casos" (JORGE, 2005).

Colar significa levar vantagem, mesmo que se esteja cometendo uma trapaça. De tão popular, promoveu a trapaça a uma categoria institucional. É a institucionalização do ilícito.

Seria bom se fosse dada mais atenção ao assunto cola e se ele fosse considerado nos encontros e discussões sobre ensino/avaliação. A partir desses encontros, talvez nós, que repudiamos a cola, pudéssemos tomar uma posição para combatê-lla, divulgando meios práticos e inteligentes para inibir esse ato aético.

Ao se fazer uma cruzada contra a cola, é preciso, em contraposição, destacar o valor da ética incorporada ao ser. Na escola, ao valorizar a necessidade de sermos éticos, devemos levar os alunos a fazer um esforço inteligente tendo em vista o cultivo de bons hábitos e o reconhecimento da consciência de seu valor e de suas possibilidades.

Alguns educadores tentam vincular a cola ao mau ensino e justificar o seu uso como um recurso opcional. Para uns, o aluno cola porque não entendeu a matéria ou porque foi mal dada. Para outros, não é preciso reter tanto conhecimento na memória de longo prazo, pois o conhecimento pode ser consultado no livro.

MARTINS (2006) vê a cola "não como fraude ou ato clandestino do aluno, mas como manifestação ou recurso de liberdade de aprender do aluno e estratégia de recuperação dos alunos de baixo rendimento do professor. Encaro, pois, a cola como uma manifestação de liberdade de aprender do aluno".

Manifestações desse tipo não me persuadem. Estou convencido de que a cultura da cola é muito, muito nociva. O pior é que colar já se tornou uma prática comum; pode-se dizer uma banalização da fraude. LOWMAN (2007) também acha que o professor deve tomar precauções contra a cola, mas busca conhecer as motivações que levam a ela para compreender as razões do aluno colador a fim de combatê-las e impedir a perpetração do ato.

Na tentativa de inibir a cola, alguns professores planejam suas avaliações escolares de modo a exigir aplicação de conhecimentos, raciocínio e dedução, muito mais do que a simples memorização. É o próprio LOWMAN (2007) quem sugere convidar os alunos a prepararem e trazerem pequenas colas para o exame, com definições, fórmulas, exemplos, somente termos básicos. Esta técnica toma tempo e o aluno aprende ao preparar a cola.

Outros procuram estabelecer uma relação de confiança com os alunos, corrigindo provas juntos ou dando esta responsabilidade ao próprio aluno. Trata-se de uma opção pela honestidade. Costuma funcionar porque essa relação de confiança passa a ser também de respeito e de amizade, que o aluno não quer quebrar e desapontar o professor.

No ITA – Instituto Tecnológico de Aeronáutica – em São José dos Campos, os próprios alunos repudiam a cola e conversam com os colegas que querem recorrer a esse recurso, tentando dissuadi-los. "Eles dizem que a formação de qualidade é a excelência do aluno e isso não acontecerá se a prática da cola for disseminada na escola" (JORGE, 2005).

Na verdade, o estudante universitário deve edificar sua habilidade profissional, cuidando, ao mesmo tempo, de sua formação ética. Mas, para isso tem de contar com o suporte da família e dos professores. Na família, certos valores, como o mérito da educação, devem ser passados de pais para filhos. Na escola, valores e atitudes devem ser trabalhados como parte da formação educacional, tal como nas interessantes e maduras propostas dos dois parágrafos anteriores.

Com esse estímulo, o aluno começa a exigir mais de si mesmo, buscar contornos próprios, definir-se. Isto significa crescer no respeito por si, o que gerará respeito e confiança dos outros em sua pessoa.

O ato de colar aplica-se igualmente ao professor (palavras-chave na tela, frases e até longos textos) e mesmo ao pesquisador e/ou escritor se recorre ao plágio, pequeno que seja, que também é cola.

Mais três cenas sobre a cola e o colador

(3) Colar não é diferente do ato de aplicar umas mentirinhas, de comprar um CD pirata ou produtos contrabandeados, de xerocar um livro completo, de não devolver um troco a mais, de surripiar um talher do restaurante ou uma toalha do hotel.

Há quem ache que seja normal uma mentirinha, uma receptação ilícita, o pirateamento de obras passando por cima de direitos autorais e editoriais, a não restituição de dinheiro obtido por descuido do caixa e a "engraçada" subtração de um objeto de pequeno valor.

Sinto muito, mas as pessoas que assim procedem são desonestas. Essa desonestidade incipiente as tornará capazes (se já não são) de: contar mentiras para tirar proveito próprio, repassar material contrabandeado, adulterar ou falsificar produto a ser vendido, premeditar o não pagamento de contas e cometer furtos e pequenos assaltos.

Como "o homem vive sempre situações decorrentes do que praticou", pode-se depreender que quem já passou pelos estágios anteriores está pronto para iniciar uma nova fase de ilicitudes. Suas mentiras serão ardilosamente planejadas a fim de se locupletar. Como já traficou material clandestino, o narcotráfico será natural. Suas primeiras adulterações foram preparatórias para a falsificação de assinaturas, documentos, balanços, laudos. Quem reteve, indevidamente, dinheiro de outrem, terá facilidade em desviar verbas, pagar propinas, transitar bem em ambientes de corrupção. Finalmente, quem já cometeu furtos e pequenos assaltos já está preparado para praticar grandes assaltos à mão armada.

Escalada semelhante acontece no jogo, no vício, na agressão, no crime. Tudo tem um começo. Os graus de complexidade vão aumentando aos poucos.

Estou superestimando o pequeno ato ilícito? Estou errado em meus comentários?

(4) A cola, como ilicitude, pode ser mesmo o início de uma escalada. "Cada evento é filho dos precedentes e igualmente pai de situações consequentes" (José F. C. Vital).

Imaginemos uma nova sequência. Depois de colar, de cara dura e ridicularizar o professor que não conseguiu surpreendê-lo, o aluno acha-se suficientemente esperto, e mais fortalecido, para:

– plagiar um trabalho
– tentar corromper o funcionário da chamada

– seduzir um professor
– tentar subornar alguém para ter sua nota alterada
– coagir um funcionário da instituição para obter cópia de uma prova
– tentar vender para os colegas provas assim obtidas
– invadir a secretaria da escola para roubar prova ou alterar nota
– já que invadiu, cometer outras atrocidades
– se for descoberto por alguém, chantageá-lo ou ameaçá-lo de várias formas
– não tendo sucesso nas ameaças, espancá-lo
– se não conseguir espancá-lo, tentar contratar alguém para que o faça
– se o espancamento não for suficiente, pensar em algo mais forte e efetivo
– comprar uma arma... etc. etc.

É isso aí. A sequência bem que pode ser essa. Se você está no começo da escalada, pare já. Lembre-se: para a semeadura indevida, uma colheita amarga. Sempre.

Se a sua formação não permite que você inicie a escalada, não deixe que isso apenas transpareça em suas atitudes. O exemplo já é bom, mas a ação é melhor ainda. Deixe que o outro conheça suas convicções, revelando para ele os seus valores. Declare a sua visão da vida e do mundo. Ajude na transformação íntima das pessoas.

(5) Imaginemos **quatro situações** de ilicitude.

A **primeira** não é imaginação. Eu próprio a presenciei no metrô de Madrid. Um rapaz arrancou uma joia do pescoço de uma passageira, pouco antes da porta se fechar para a partida. Ele saiu rapidamente do vagão e permaneceu do lado de fora fitando, com estranho prazer, a vítima em sua aflição. Com a movimentação do trem ele a seguiu com os olhos denotando comprazimento, gozo. Nunca vi tamanha satisfação em roubar. Isso me fez lembrar crimes de morte com requintes de perversidade. Matar é pouco, é preciso torturar.

A **segunda** situação é a do desafio. O ladrão se arrisca, passa perigo, medo, muita adrenalina como se diz. A vitória está mais em sair ileso, ser bem-sucedido, do que colocar as mãos no produto do roubo. É a sensação de ser habilidoso e sagaz. Tal como o jogador que se arrisca a perder e se ganha tem satisfação redobrada.

O **terceiro** tipo de ilicitude que me ocorre é a do administrador que cobra propina, que superfatura o preço de obras, que desvia verbas. É um crime mais ou menos institucionalizado em nosso meio, como algo cultural. "– Ora, todo mundo faz...", defendem-se os que o praticam.

A **quarta** hipótese é o crime cometido por desespero. Sabe-se, por exemplo, de roubos decorrentes de situações aflitivas, como família passando fome, absoluta falta de dinheiro, problemas sociais desse tipo.

No **primeiro** caso a regeneração é difícil. O bandido gosta do crime, se compraz com ele. Que remédio teria? A solução depende de quem?

O **segundo** caso é de quem usa mal suas habilidades e sua criatividade. Canaliza a esperteza para o mal. Depende muito dele próprio a superação.

A **terceira** situação está tornando-se comum. É a banalização do crime. Precisa ser coibida pela sociedade que, ao detectar o crime, puna o responsável e preencha o cargo vago com um homem novo, transformado.

A **quarta** depende mais ainda da sociedade, porque é um problema social de, até certo ponto, fácil localização.

Tentando causar impacto, faço a forte comparação que vem a seguir.

A cola também é uma ilicitude e também pode se enquadrar nessas quatro situações. Senão, vejamos as situações possíveis: a **primeira** é a dos coladores inveterados, que se comprazem em colar; a **segunda** é a dos jogadores, que desafiam o risco; a **terceira** é dos que vão na onda, fazem o que os outros fazem; a **quarta** situação é a do pusilânime, que não fraudaria em condições normais, porém em situação de desespero acaba apelando para a fraude.

Últimos comentários

Nas três últimas cenas tento demonstrar que a linha divisória entre a cola e o crime não é tão forte como pode parecer. É mais tênue do que se pensa. São casos em que o sentimento de vergonha está ausente.

"Uma pessoa 'sem-vergonha' é justamente alguém que, por um lado, ignora e despreza o juízo dos outros (...) e, por outro, não considera condenável, aviltante cometer certos atos condenados pela moral" (LA TAILLE, 1996). Acrescenta ainda, o autor, que os desavergonhados são pessoas voltadas para si mesmo, que se interessam somente pelo que lhes diz respeito. Não se interessam pela sociedade, e não se importam de ser julgados negativamente pelos outros. Podem até sentir algum respeito pelas pessoas dignas e honradas, mas, no fundo mesmo, moralidade para eles ocupa lugar periférico.

Insisto que a prática de colar deve ser preocupação de estudo e discussão e de "reforçar, no aluno, o sentimento de sua dignidade como ser moral" (LA TAILLE, 1996).

31. Avaliação docente (avaliação do desempenho do professor)

Depois de ter proposto, no Capítulo 2, que o professor procure saber qual é o conceito, firmado pelos alunos, em relação ao seu desempenho dentro e fora da sala de aula; e depois de ter avançado um pouco mais nesta questão no último item do Capítulo 21, volto ao assunto por julgá-lo bastante relevante.

Começo traçando um panorama nacional da condição do professor, primeiro o do ensino inicial e depois o do universitário, mas sem a mínima intenção de fazer comparações entre ambos.

O conceito do professor não universitário

Não é dos melhores. Notadamente o daquele vinculado à escola pública, cujo trabalho tem sido mais pesquisado. Investigações sobre o trabalho do professor de escola particular são escassas.

O trabalho do professor é a principal determinante do conceito da Educação, o qual, segundo MACHADO (2009), também não é dos melhores. O autor assim se expressa: "Existe um aparente consenso com relação ao fato de que a educação brasileira é de má qualidade. Os mais variados indicadores, em diferentes processos de avaliação, em âmbitos regionais, nacionais ou internacionais, parecem tornar tal fato indiscutível. Na verdade, a situação é tão crítica que, mesmo sem os inúmeros termômetros disponíveis, salta aos olhos o fato de que o paciente está febril".

Alguns dias antes de começar a delinear este capítulo, li nos jornais notícias baseadas em dados então recentes sobre o conceito do professor do ensino básico no panorama nacional brasileiro. A apreciação, estabelecida pela população em geral, é a de um profissional de atuação fraca. Vejamos algumas opiniões pontuais.

No final de 2008, Claudia Costin assina artigo na Folha de São Paulo, 05/11/2008, p. A3, revelando sua preocupação "com a dificuldade das IES de preparar professores para ensinar. No Brasil, muitos deles saem inseguros das faculdades, simplesmente não sabendo o que e como ensinar em sala de aula". Não é de se admirar, portanto, que em uma prova de classificação para professores temporários aplicada pelo governo estadual de São Paulo, em fevereiro de 2009, tenha havido tanta reprovação. Dos 100.000 temporários, 50% obtiveram nota abaixo de cinco e 1.500 (1,5%) tiraram zero, ou seja, não acertaram nenhuma das 25 perguntas da prova (Folha de S. Paulo, 11/02/2009, p. A2). Em data anterior, já havia lido no mesmo jornal (09/06/2008, p. C1) que apenas 5% dos melhores alunos que se formam no ensino médio desejam trabalhar como docentes da educação básica (ensino fundamental e médio).

> Mais recentemente (março/abril de 2010), acompanhei notícias sobre a greve dos professores de São Paulo decretada pelo sindicato da categoria que, além de reivindicar melhor salário, num arroubo corporativo, pede o fim da política salarial baseada na meritocracia (recusa da avaliação de forma periódica, medida que premia o mérito e evita o nivelamento por baixo) e das normas que beneficiam a assiduidade e reduzem o absenteísmo (regalia de faltas à vontade, sem limite por atestado médico)! Nada a ver com o avanço, metas de melhoria e produtividade premiada. Para completar, eram frequentes as denúncias de acúmulo de sujeira e desordem por onde a turba de grevistas se arrastava, na capital. Veja bem: reclamação pelo lixo deixado nas ruas pelos *professores*!

A autora RIOS (2008) arredonda essas observações todas com uma frase precisa: "...convivemos, na realidade, com altos índices de reprovação e evasão, com baixos salários, com insegurança nas escolas, com uma formação inicial e continuada ainda precária, na quase totalidade do Brasil. Tal situação tende a inviabilizar o exercício de uma prática docente competente, no sentido em que aqui esta é considerada. A docência e a competência ganham configuração diversa em razão dos princípios que as fundamentam".

A melancólica declaração a seguir põe um ponto final no diagnóstico nada animador deste começo de capítulo. "Antes de iniciarmos o exercício de nossa profissão, ouvimos discursos, muitas vezes, até eloquentes, sobre a necessidade de mudança no ensino, sobre a necessidade de práticas inovadoras e de busca contínua de novos conhecimentos. No entanto, ao iniciarmos nossa prática, somos apenas 'um' no meio de muitos professores, cansados, sofridos, com ânimo perdido, desejando apenas remar o seu barco a favor da correnteza para viver de bem com todos. E, para vivermos de bem com a instituição e com a sociedade, vamos, aos poucos, perdendo a nossa voz e o nosso sonho vai se ofuscando. Até que um dia entramos no mesmo barco em que a maioria entrou. Então, decidimos remar a favor da correnteza e, assim, esperar com mais tranquilidade a tão almejada aposentadoria (MARTINS, 2006).

Para fechar o quadro lastimoso que foi retratado, lá vai mais um dado negativo: de acordo com a avaliação de 2006 do Pisa (*Program for International Students Assessment*), que avalia o ensino de países do primeiro mundo e de alguns países emergentes, o Brasil estava em um dos últimos lugares do *ranking*. Atrás, até mesmo, de países africanos que apresentam baixíssimo IDH.

Notícias sobre os fracassos da educação são frequentes na mídia. Volta e meia somos informados de ocorrências inglórias nas escolas, muitas vezes com conotação espetacular. A recorrência das notícias, de constância admirável, concorre para a corriqueirice e o que é corriqueiro com o tempo passa a ser aceito pelo público como algo com o que se tem de conviver porque é comum, sempre foi e não tem jeito.

O conceito do docente universitário

O quadro traçado até aqui é muito drástico e não vou entrar no mérito desse cenário feio porque se refere mais ao professor do 2º grau. Contribui para ele opiniões isoladas, muitas baseadas em fatos incontestáveis e em decorrentes notícias midiáticas, mas também formadas nas conversas informais de pessoas que não conhecem de perto os mestres.

Todos esses dados e declarações concorrem para corroborar a opinião formada pela população sobre o trabalho dos professores e das escolas, que determinam a baixa qualidade do ensino. Não obstante os dados tenham a ver mais com a educação básica, respinga também na educação superior. Professor é sempre professor. A tendência é agrupar sob denominação única os professores de todos os níveis de ensino.

Especificamente sobre o professor de faculdade, opina CASTANHO (2007): "o professor universitário é o único profissional de nível superior do qual não se exige formação para o exercício da profissão. Isso redunda em muitas situações ruins de ensino e aprendizagem".

Como uma coisa leva à outra, pesquisa feita em 2007 pelo Sinpro-SP (Sindicato dos Professores de São Paulo), junto à rede particular da cidade de São Paulo, mostra que 30,5% dos professores do ensino superior querem mudar de profissão – no ensino fundamental é 44% e no médio é 28,3% – (Folha de S. Paulo, 29/12/2008, p. C3).

Mesmo com as sabidas limitações pedagógicas do professor universitário, imagino que seu perfil tenha um contorno melhor que o do professor não universitário. A partir de minhas observações, no convívio com esse grupo docente, noto o bom trabalho realizado por muitos colegas. Imagino também que os diretores e coordenadores notem o mesmo.

Esta constatação intestina tende a ser mais acertada que as anteriormente mencionadas, porém mais exata ainda deve ser uma avaliação formal tendo por base a ponderação do alunado. Talvez seja o melhor meio de obter o conceito final do corpo docente. Ambos se conhecem por convivência, que é mais do que coexistência. Levei isto em conta ao planejar uma enquete, que especifico mais adiante.

Mas, é necessário fazer uma ressalva que influi no desempenho docente do nível superior. Como sabemos, a melhor condição de trabalho nas faculdades públicas, associada à realização de pesquisa científica, difere da condição menos atraente de trabalho das faculdades particulares, nas quais o magistério é, praticamente, a única atividade do professor horista. É claro que esta declaração não condiz com todas as faculdades. A despeito de ser real, em linhas gerais, condições de trabalho e desempenho dos professores são diversos e não podem ser padronizados. Além disso, podem diferir se as faculdades fizerem parte de uma universidade que tem uma organização própria e especial.

Aprimoramento docente

De qualquer forma, há uma situação nada privilegiada de muitos docentes e uma condição desabonadora de muitas faculdades. Arnaldo Niskier (Folha de S. Paulo, 18/09/2009, p. A3) garante que "há tremores inusitados na base do sistema universitário. Coisa de 6 ou 7 na escala Richter" (...) pois no recente exame do Enade "cerca de 25% de todos os cursos existentes oferecem baixa qualidade – índices 1 e 2 – (...) são 449 cursos abaixo do padrão". Por outro lado, citando alguns cursos que se destacaram com notas máximas, diz ele que "não há mistério quando se busca uma explicação plausível para esses bons resultados: professores altamente qualificados".

Em vista disso, são urgentes as providências que se requer para promover a ascensão de faculdades e de professores.

Alguns países saíram na frente e mostraram interessantes reformas para elevar o *status* dos professores. Na Coreia do Sul, para ingresso no ensino superior, são selecionados os 5% melhores em um exame nacional, e na Finlândia, os professores são selecionados entre os 10% melhores alunos. Não é por acaso que os dois países são os primeiros colocados no exame internacional do Pisa, 2006. Índia e Irlanda também implantaram uma política de valorização do ensino em todos os níveis e já conquistaram avanços socioeconômicos nos últimos anos.

Imagino que as autoridades brasileiras tenham meios de alçar a educação a um patamar mais alto. Talvez estejam aguardando o melhor momento e os melhores motivos para acioná-los.

No caso específico do professor, as providências para qualificá-lo e erguer seu *status*, como já foi visto, foram abordadas no decorrer dos textos deste livro. Oferecer meios de crescimento do professor, principalmente o novato, foi sobejamente discutido no Capítulo 2.

Outras medidas

Algumas novidades estão acontecendo, como estas abaixo.

A Reitoria da Universidade da Carolina do Norte oferece, anualmente, seis prêmios para professores baseados na avaliação dos estudantes (principalmente), membros do corpo docente e dos funcionários. Um comitê formado por estudantes e professores revisa as indicações, coleta informações adicionais, faz entrevistas e faz recomendações ao reitor (LOWMAN, 2007).

Aqui no Brasil, determinadas escolas decidem recompensar os professores mais bem avaliados: A USP e a UNESP decidiram adotar sistemas de avaliação de seus professores a fim de valorizá-los (diferenciá-los). Na USP, funcionários e professores recebem valor em dinheiro caso as avaliações interna e externa (no Brasil e no exterior) sejam favoráveis. A UNESP passou a criar um sistema de pontuação para a manutenção do regime de trabalho e do salário. Se não for bem avaliado em sua produtividade, o professor terá seu regime de trabalho reduzido, o que causa perda salarial.

Avaliação docente

A avaliação docente já é uma prática consagrada no meio universitário. Utiliza, mais comumente, a aferição do desempenho docente na sala de aula. Não há o que temer, porque os alunos avaliam corretamente seus professores. Vejam o que nos diz LOWMAN (2007) mais uma vez: "...as avaliações do docente, feitas vários anos depois da graduação, têm sido notavelmente consistentes com as opiniões originais dos alunos. (...) Um estudo comparou avaliações feitas pelos estudantes, pelos professores sobre seu próprio ensino e por especialistas em Pedagogia (...) um padrão similar foi encontrado em cada uma das três medidas. Os professores universitários vistos como excelentes por seus estudantes foram também bem avaliados por especialistas e por si próprios; professores mais fracos também foram avaliados de maneira similar pelos três grupos".

No próximo capítulo, apresento o resultado do questionário respondido por alunos à guisa de avaliação, que ajudará a qualificar o professor universitário de acordo com suas ações e virtudes, colaborando assim com o julgamento do papel que cumpre.

Parece-me correto inferir que as opiniões dos alunos, que conhecem e participam da atuação dos professores, sejam mais consistentes que o parecer fixado por observadores que utilizam outros meios de avaliação, como no caso dos docentes do ensino inicial. Temo que alguns desses meios sejam perfunctórios – observam de longe e se deixam impressionar por atitudes pontuais negativas em relação aos professores divulgados pela mídia. Na avidez de noticiar casos, pedagógica ou disciplinarmente incorretos, esquece-se de tornar público um ato positivo, dignificante, que daria prestígio à profissão docente.

32. A figura do professor na opinião do aluno: a propósito de uma enquete

O capítulo anterior faz uma apreciação geral sobre o professor brasileiro. Alguns dados referem-se a professores do ensino inicial, em escolas públicas. Contestáveis ou não, são números e informações depreciativos que mostram uma tendência dominante que preocupa. Requerem medidas urgentes de reversão.

Restringindo as próximas análises e comentários ao professor universitário, distingo evidente contraste no meio do suposto caos do ensino. Não há por que compará-lo com o professor das séries iniciais – trabalham eles em mundos diferentes. As condições são diversas, as circunstâncias são várias. O ensino universitário, com sua característica profissionalizante, permite ao mestre uma educação diretiva e maior contato com os interesses do futuro profissional. Pode-se dizer que professor e aluno têm interesses mútuos.

Realmente contrastam com o panorama descrito nas atuações de muitos de meus colegas, que considero primorosas. Embora sejam profissionais sem formação específica para o exercício da profissão, como nas licenciaturas humanas e exatas, desenvolvem um ensino de ótima qualidade e têm grande satisfação pessoal em ensinar.

Simplesmente trabalhar com as informações encontradas na literatura, tendo às vezes de adaptá-las ao meu raciocínio e às ilações que desejo sacar, não é o melhor caminho. Por isso, fiz a própria pesquisa para alcançar os subsídios específicos que procurava.

Como os dados disponíveis mostram que as universidades públicas são as melhores do País, talvez pudesse haver uma diferença para cima na comparação com seus professores, se estes tivessem sido analisados em comparação com os outros. Talvez sim, talvez não. Como não fiz tal comparação, fica sendo uma pesquisa que pode ser projetada e realizada futuramente por alguém.

Na tentativa de quantificar e traçar o perfil do professor busquei a opinião de 275 alunos do último ano de oito cursos da área da saúde, quanto às possíveis virtudes desses profissionais, no meio de outros. Os cursos eram de Educação Física Bacharelado (1), Educação Física Licenciatura (1), Enfermagem (1), Fisioterapia (2), Nutrição (1) e Odontologia (2) de três instituições privadas, uma municipal e uma estadual. Vamos aos resultados.

Resultados

Os números dentro dos parênteses correspondem ao total das respostas de todos os respondentes de todos os cursos. Pouquíssimos deixaram de responder todas as perguntas.

Aviso prévio: não dei um tratamento estatístico aos dados nem pretendo dar. Uma visão panorâmica dos grupos de porcentagens maiores ou menores já me basta. Por elas tenho uma ideia geral da tendência de ajuizamento. Posso tirar daí inferências suficientemente corretas (o leitor também pode chegar às suas próprias conclusões) das atitudes e da conduta dos vários professores, que irão definir o conceito final do corpo docente de cada curso pesquisado.

Somei todos eles e dei o resultado final. Se o leitor quiser saber o resultado referente a um determinado curso, que peça pelos endereços eletrônicos assinalados ao final da Introdução.

QUESTIONÁRIO

Queira responder, anonimamente, o que está sendo pedido sobre a ação de ensinar de seus professores. Revele qual é a porcentagem aproximada de todos os professores com os quais já teve aula neste curso (todas as disciplinas que está cumprindo ou já cumpriu), que se enquadram nos itens de 1 a 8 abaixo.

1. **Entusiasmo e dedicação:** os professores que dão ou deram aula para você mostram entusiasmo e emoção em relação ao ensino de sua disciplina, são dedicados, ensinam com gosto, gostam do que fazem, trabalham com alegria e com empenho. São aqueles que poderiam ser definidos como entusiásticos, vivos e dedicados. Dentro do total dos professores, aqueles que verdadeiramente possuem estes predicados correspondem a: (2) 0-10%; (11) 10-20%; (9) 20-30%; (19) 30-40%; (18) 40-50%; (38) 50-60%; (41) 60-70%; (54) 70-80%; (60) 80-90%; (23) 90-100%(*).

   (*) Os números dentro dos parênteses correspondem ao total dos respondentes.

2. **Atenção e acolhimento:** seus professores preocupam-se com os alunos, com seu bem-estar, com suas necessidades, com suas dificuldades, com seus problemas, com suas metas, sendo, portanto, atenciosos, acolhedores, receptivos, corteses e amigos. Você calcula que os professores de seu curso têm estas características em uma porcentagem de: (6) 0-10%; (14) 10-20%; (13) 20-30%; (35) 30-40%; (28) 40-50%; (36) 50-60%; (32) 60-70%; (41) 70-80%; (49) 80-90%; (21) 90-100%.

3. **Estímulo e incentivo:** esses mesmos professores estimulam e incentivam os alunos a pensar no que estão estudando, encorajam-nos a fazer perguntas, a participar das aulas com sugestões e a procurar orientação. São, portanto, provocadores, inspiradores, ao mesmo tempo que despertam interesse nos alunos e são disponíveis para atendê-los e orientá-los. Quantos por cento do corpo docente são assim? (2) 0-10%; (10) 10-20%; (13) 20-30%; (31) 30-40%; (37) 40-50%; (48) 50-60%; (35) 60-70%; (33) 70-80%; (58) 80-90%; (19) 90-100%.

4. **Cultura e erudição:** seus professores são cultos, ilustrados (instruídos), conhecedores, atualizados, intelectuais de fato, o que lhes garante um conceito de doutos ou sábios e os coloca em uma posição de respeito na sociedade/comunidade. Ainda, como profissionais e como cidadãos, constituem para você modelo e referência? (-) 0-10%; (4) 10-20%; (-) 20-30%; (17) 30-40%; (28) 40-50%; (29) 50-60%; (29) 60-70%; (45) 70-80%; (68) 80-90%; (50) 90-100%.

5. **Competência e qualificação:** não estou perguntando se eles têm titulação (mestrado, doutorado etc.), mas se têm reconhecida qualificação ou capacitação técnica. Pergunto se têm competência didática, se são capazes, se usam linguagem acessível e ensinam com clareza e com eficácia. Se deixam claro que a informação que dão será útil e se demonstram aplicações práticas. Se respondem às perguntas com clareza. Enfim, são realmente bons educadores? (-) 0-10%; (1) 10-20%; (2) 20-30%; (6) 30-40%; (26) 40-50%; (30) 50-60%; (37) 60-70%; (43) 70-80%; (87) 80-90%; (40) 90-100%.
6. **Justiça e imparcialidade:** indago agora se eles são justos, imparciais, dignos, íntegros, firmes, seguros. Se mostram justiça e imparcialidade em suas ações, como, por exemplo, nas avaliações. Se mostram igual consideração a todos os alunos. Se os tratam da mesma forma, sem revelar nenhuma preferência aos ricos, belos, simpáticos e inteligentes: (7) 0-10%; (8) 10-20%; (9) 20-30%; (15) 30-40%; (17) 40-50%; (26) 50-60%; (33) 60-70%; (44) 70-80%; (60) 80-90%; (53) 90-100%.
7. **Organização e inovação** (deslocado para o próximo capítulo).
8. **Metodologia e tecnologia** (deslocado para o próximo capítulo).

Favor não se identificar

Análise dos dados

Para comodidade dos leitores, montei uma Tabela com as respostas agrupadas em quatro grupos: fraco (0-40%); razoável (40-70%); fraco + razoável (0-70%); bom (70-100%). Considero, assim, que este último segmento corresponde aos melhores professores. Justifico o ponto de partida de 70% até atingir 100%, tendo por base a nota mínima de aprovação em concursos de livre-docência (7,0) e a nota mínima convencional de aprovação por média (sem exame final) de alunos de graduação em muitas faculdades. Fica sendo, portanto, a nota sete a menor das melhores.

TABELA – Números de respostas para cada grupo percentual.

Item	Fraco (0-40%)	Razoável (40-70%)	Fraco + Razoável (0-70%)	Bom (70-100%)
1	41	97	138	137
2	68	96	164*	111
3	56	120	176*	110
4	21	85	106	163*
5	9	93	102	170*
6	39	76	115	157*

As constatações óbvias, mesmo sem cálculos estatísticos e níveis de significância, são: 1º) cada grupo "razoável" dos corpos docentes pesquisados é sempre maior (mais numeroso) que o "fraco"; 2º) a soma dos grupos fraco e razoável é menor que o número dos professores do grupo "bom", em relação aos itens 4, 5 e 6 (assinalados com * na Tabela); 3º) o número de professores do grupo "bom" é menor que a soma dos números de professores dos grupos fraco e razoável, em relação aos itens 2 e 3 (assinalados com * na Tabela).

Se fossem juntados os grupos razoável e bom, a soma seria muito maior que a do fraco, isto é, mostraria um enorme grupo de professores, de razoável para bom, que sobrepujaria com grande vantagem o grupo fraco.

Comentários gerais

Minha leitura é a seguinte. Há uma tendência dos alunos em considerar seus professores como bastante cultos (eruditos, sábios, doutos), competentes (qualificados) e justos ou imparciais. Segundo eles, são também, até certo ponto, entusiásticos e dedicados (somente 41, de um total de 275 respostas, caíram no grupo fraco).

Vale lembrar RALDI et al. (2003), que também entrevistaram estudantes, depreenderam que "o segredo do bom ensino é o entusiasmo pessoal do professor". Além dos professores que apresentam alto nível de entusiasmo pelo trabalho docente, seus alunos também preferem aqueles que os elogiam e encorajam e que usam de humor durante as aulas. O mesmo pode ser conferido no Capítulo "Aulas bonitas, alegres e entusiásticas".

Comentários sobre o item 3 – Estímulo e incentivo – e o item 2 – Atenção e acolhimento

Talvez os professores sejam um pouco menos incentivadores e encorajadores porque estas virtudes combinam com atitudes dialógicas, nas quais desafiam o aluno a resolver questões, a ser partícipe da aula e a inquietá-los com provocações estimuladoras.

Quantos professores que conhecemos têm esse perfil? Não são muitos, não é? A maioria cumpre seu horário geralmente apertado, com a habitual aula expositiva, apoiada ou não em projeções, e com sequência na prática clínica ou laboratorial. Quase não há tempo para convidar alunos a falar, opinar ou para ouvi-los se eles resolvem falar ou opinar por conta própria. Menos disponibilidade terão para atender alunos individualmente e orientá-los em estudos adicionais e de pesquisa.

Quanto a serem atenciosos ou acolhedores, não são mais ainda por serem na maioria horistas e, daí, sobrecarregados de aulas e apressados. Pela premência do tempo não permanecem longamente ao lado do aluno, ouvindo seus anseios e suas dificuldades.

Parêntese: no fundo mesmo, isso não é somente uma questão de tempo disponível; na verdade, não é a norma vigente para muitos nem para a escola.

Porém, se apenas 56 alunos de um total de 275 julgam que 0-40% dos seus mestres não são incentivadores ou encorajadores e 68 julgam o mesmo em relação a serem atenciosos e acolhedores, até que está de bom tamanho.

Conclusão

Surpreendeu-me, positivamente, a grande quantidade de colegas que os estudantes reputam como entusiastas/dedicados e cultos/eruditos, atributos estes que logicamente os levam à competência técnica.

Foi gratificante, portanto, saber que o conceito dos professores é, pode-se dizer, relativamente elevado, de acordo com esta fração pesquisada, mas que bem pode representar uma amostra legítima do universo todo.

Assim apontados como preeminentes, nesta concepção dos estudantes, granjeiam uma posição de respeito na comunidade a que pertencem e servem de modelo a outras pessoas.

33. Professor inovador e criativo (continuação da enquete)

"A prática educativa não começa do zero: quem quiser modificá-la tem de apanhar o processo em 'andamento'. A inovação não é mais do que uma correcção de trajetória."

António Nóvoa

As duas últimas perguntas formuladas na enquete do capítulo anterior mereceram um capítulo à parte. Nelas, dei destaque às práticas alternativas ao ensino tradicional, transmissivo e reprodutivo. Interessava-me saber o percentual de docentes preocupados com mudanças no ensino e a consequente aplicação de práticas inovadoras e criativas, como uma maneira de produzir ações educacionais. Não a inovação criada por outros, mas a chamada práxis inventiva, própria. Não a implementação de inovações prescritas pela instituição, mas aquelas que surgem a partir de dentro (IMBERNÓN, 2009a). É este mesmo autor quem fala de inovações institucionais não como na frase anterior, mas como a "geração de um processo de aprimoramento profissional coletivo, adotando inovações e dinâmicas de mudança nas instituições educativas". Segundo ele, essa intervenção no processo educativo, compartilhada por todos, produz uma melhoria também coletiva e não uma mera experiência pessoal ou uma "descentralização competitiva".

PREDEBON (2009) entende que alguns professores evitam dar uma "aula com novidades" por receio do perigo do fracasso, o que não ocorreria em uma aula tradicional. Esse perigo afastaria os colegas do desafio de "sair do feijão com arroz".

Muitos alunos relembram experiências (situações) diferenciadas desenvolvidas por seus professores. E é isto que eu quis saber e quantificar.

O que mais cogitei neste livro foi a inovação (tenho particular apego pela palavra inovação e o que ela significa) e a diversificação de ações docentes. Era, portanto, natural querer conhecer, com a enquete, o montante de professores cuja atuação prima pela variabilidade e inclusão de métodos autênticos, diferentes e incomuns ou simplesmente inovadores.

Vejamos as respostas ao item 7, seu resumo em uma Tabela e os comentários sobre os itens 7 e 8.

QUESTIONÁRIO

Queira responder, anonimamente, o que está sendo pedido sobre a ação de ensinar de seus professores. Revele qual é a porcentagem aproximada de todos os professores com os quais já teve aula neste curso (todas as disciplinas que está cumprindo ou já cumpriu), que se enquadram nos itens de 1 a 8 abaixo.

7. **Organização e inovação:** para fechar esta parte, consideremos que o docente deva ser um planejador, que organiza previamente as atividades instrucionais e respeita a ideia de renovação. Renovar, no ensino, significa fugir da rotina, inovar, variar os meios e as estratégias de ensino. E então? Seus professores não são rotineiros, mas planejam e organizam instruções interessantes e propõem diversificadas técnicas de ensino à classe? (6) 0-10%; (11) 10-20%; (17) 20-30%; (23) 30-40%; (30) 40-50%; (33) 50-60%; (46) 60-70%; (31) 70-80%; (51) 80-90%; (21) 90-100%*.

   * Os números dentro dos parênteses correspondem ao total dos respondentes.

8. **Metodologia e tecnologia**: cite um ou mais exemplos de técnica inovadora e interessante. Algo diferente e eficiente que lhe chamou a atenção em alguma(s) aula(s). Uma situação diferenciada. Alguma metodologia e/ou tecnologia não comum que algum professor tenha usado. Certo material didático incomum, algum método revolucionário. Determinado episódio que favoreceu sua aprendizagem, na teoria ou na prática, e que você o tem vivo na memória. Escreva aqui:

   ____

   ____

Favor não se identificar

TABELA – **Números de respostas para cada grupo percentual.**

Item	Fraco (0-40%)	Razoável (40-70%)	Fraco + Razoável (0-70%)	Bom (70-100%)
7	57	109	166*	103

Comentários gerais

Como em todo questionário, alguns alunos áulicos e/ou medrosos assinalam ótimo em quase tudo porque acham que suas respostas, aliadas a seus nomes, serão verificadas. Na outra ponta, alunos insatisfeitos ou revoltados assinalam porcentagens baixíssimas sempre. Felizmente ambos são grupos pequenos que não ameaçam a fidedignidade da pesquisa.

O curioso é que a maioria dos que atribuíram de 80% a 100% ao item 7 (inovação) deixaram em branco o item 8, sem citar nenhuma prática inovadora ou interessante utilizada pelos supostos professores inovadores que eles lembraram existir (!). Alguns deles, ainda por cima, escreveram no item 8: "não me recordo"..."nada digno de nota"..."não teve nada incomum" (!!).

Na autobiografia da fase infantojuvenil de José Saramago, o autor refere-se a um de seus primos como criança má. Consta de sua narração que o garoto era realmente perverso. Mas a tia (mãe do primo) o defendia com a justificativa que ele era ruim, mas tinha bom coração. Saramago, então, não perde a oportunidade para dizer com ironia que ficava assim comprovada a "quadratura do círculo". Aqui, cabe a mesma contraditória observação: ninguém nota, lembra-se ou comprova alguma ação específica de supostos professores inovadores... mas eles são inovadores. Fica assim realmente confirmada a quadratura do círculo.

Considerando o total dos inquiridos, poucos, muito pouco deles citaram alguma coisa pertinente; e quando citaram foi algo realizado no ano que estavam cursando (o último). Até parece que nos anos precedentes não tivesse acontecido nada que merecesse alguma menção. Enfim, os professores são inovadores, mas não inovam!

A despeito disso, julgo que os resultados representem a verdade dos alunos e suas respostas dão uma pista do que eles valorizam e apreciam.

Comentários específicos sobre o item 8 – Metodologia e tecnologia

Os procedimentos inovadores citados no item 8 quase nunca fazem alusão à aula expositiva (somente duas ou três citações de aulas magníficas ou fora de série), mas a uma metodologia mais dinâmica como as aulas e demonstrações práticas (58 citações). Os estudantes não se referem a uma aula prática obrigatória qualquer, mas àquelas especiais, das quais participam verdadeiramente, realizam e tornam-se capazes de fazer; ou nas quais os professores realizam demonstrações soberbas ao vivo ou em filmes, que agradam e convencem. O segundo tipo de aula mais apreciado e mais inovador são as dinâmicas de grupo ou debates, tendo por motivo casos clínicos ou não (32). Aí, a presença de um mestre sagaz, não somente coordenador, mas também instigador, é indispensável. O que os alunos citaram em terceiro lugar foram os "teatros" (desempenho de papéis) e os seminários (22). Estas técnicas podem não dar certo se não forem bem planejadas, instituídas e coordenadas. Uma coordenação para acompanhamento participativo, em que o professor açula os espectadores para provocar a sua participação e inquire e desafia os atores para dinamizar a atividade.

Em todas essas técnicas de ensino, o aluno vê-se envolvido, com grande participação, o que para eles é inovador, agradável e por certo favorece a aprendizagem. Aula expositiva nem pensar.

Outros aspectos inovadores (diferentes, incomuns, interessantes, curiosos), sem a participação direta do aluno, mas como sendo algo preparado pelo professor na área tecnológica (filmes e programas de computação), foram também citados (23). O último aspecto referido, digno de nota, foram as visitas programadas (7).

Falta de criatividade

Também bem sabemos quantos de nossos professores da graduação demonstraram criatividade e práticas inovadoras em suas aulas. Professores verdadeiramente criativos e inovadores de nossos círculos não são muitos.

Deixe-me aproveitar a deixa para colocar minha opinião sobre as pessoas e a falta de criatividade.

Assim como na população, temos os formadores de opinião e os demais, que aderem à opinião dos primeiros. Na tecnologia, na arte, na ciência, na literatura, na educação, aderimos ao que foi criado por outrem.

Somos todos muito consumidores. Desejamos ter um arsenal de coisas materiais, mas consumimos também músicas, técnicas, frases, ideias e programas criados pelos outros. Reproduzimos o que lemos, o que aprendemos, o que cantamos.

Na aula, o professor reproduz a técnica, o experimento, o programa de computador, o filme, frases e ideias e até, pasmem, o estilo daquele que admira!

E a criação (própria)? Conheço leitores compulsivos que nunca escreveram uma linha, experimentadores que nunca formularam uma hipótese de trabalho científico e oradores grandiloquentes que nunca citaram uma *boutade* que fosse sua.

Conheço também mestres que copiam, repetem, reproduzem o que é de outros. Confundem inspiração com imitação. Não são inventivos, engenhosos nem querem ser. Falta-lhes espontaneidade; falta-lhes capacidade criadora.

Mas, falta mesmo?

Ou será que seu grande talento fica adormecido? A carência, na verdade, é de vontade, ânimo, motivação para libertar seu talento latente; talvez seja isso. E no caso do profissional-professor talvez falte um pouco mais de devoção à causa da educação, dedicação ao labor e atenção ao público, para que seu fogo criador incendeie o ambiente.

Nós mesmos e nossos colegas de escola somos verdadeiramente criativos e inovadores? Ou somos simplesmente repetidores e rotineiros?

É até natural que sejamos rotineiros – "existem rotinas necessárias, e nem tudo é criação." Mas, estar "aberto para a criação é condição de possibilidade de uma vida significativa. (...) Criar ou não criar é a diferença, é a questão" (KAUARK & MUNIZ, 2008).

ALENCAR (2009) também nos alerta que "não basta ensinar o que é conhecido. É também necessário preparar o aluno para questionar, refletir, mudar e criar".

Estar "aberto para a criação" é uma disposição íntima regada de intenção e vontade. É estar aberto para a intuição e a inspiração, seguidas da reflexão, todas elas precursoras da criação.

Intuição, inspiração, reflexão: criação/inovação

Este conjunto de atitudes deve ser cultivado. Somos seres racionais e, antes disso, seres pensantes. Somos o *Homo imaginarius* de Edgar Morin que, de modo empírico ou não, pensa, projeta, planeja, inventa, cria. "A criação brota da união entre as profundezas obscuras psicoafetivas e a chama viva da consciência" (MORIN, 2001).

Temos todos de dar boas chances à inspiração. Ela nasce espontânea e instintivamente a partir da intuição. A pausa, a quietude, o isolamento a favorecem.

> Meus bons momentos de inspiração surgem dos refolhos da mente, durante as caminhadas solitárias no início da manhã e no recolhimento noturno de fim de dia, sempre longe dos ruídos da vida. Para mim é hora da ideação e as ideias realmente brotam. Como sou dado à escrita, penso nos textos que estou escrevendo.
>
> À noite, se a insônia sobrevém, penso mais ainda. O ruim disso é que, dos belos pensamentos que ruminei, só conservo fragmentos no dia seguinte. Preciso procurar na gaveta meu gravador de sons, comprar pilhas e dormir e caminhar com ele.

No caso do pensamento voltado para as aulas, é preciso que se diga, somente intuição e inspiração não bastam. É necessário acrescentar a reflexão sobre a prática docente. Esta precisa apoiar-se em fundamentos pedagógicos teóricos porque não basta saber fazer (saberes práticos), mas também saber justificar as ações desenvolvidas apoiado em uma reflexão sobre os fundamentos da docência. Reflexão a partir dos conhecimentos teóricos sobre o que efetivamente se faz.

É o contrário de um executante, que cumpre diretrizes, ou um técnico que realiza, mas não reflexiona. A ação, neste caso, é mais instrumental e menos intelectual. Não há geração de ideias.

> O que foi dito no último parágrafo infelizmente existe. Há universidades que ignoram a autonomia do professor e obrigam-no a seguir normas detalhadas diretivas de sua prática. Chegam ao cúmulo de enviarem provas escritas a serem aplicadas por esses professores não emancipados que se sujeitam. Tratam o profissional docente como um técnico pronto a obedecer a determinações superiores. Ferem profundamente o princípio da autonomia. E criam autômatos.

Felizmente para nós existe uma parcela de pessoas ativas e criativas, de grande fecundidade, que nos legam suas teorias e invenções e garantem o nosso progresso.

> Termino com um exemplo corriqueiro de criatividade (na realidade, uma sacada bem-humorada) que ouvi do Dr. Mario Sergio Portella, em recente palestra. Moças escolares adolescentes, querendo reafirmar sua feminilidade e mostrar-se adultas, pintavam exageradamente seus lábios, durante o intervalo das aulas. Antes do retorno à classe removiam o batom pressionando os lábios contra um espelho do banheiro. O funcionário, cansado de limpar toda a sujeira das marcas dos beijos, queixou-se à diretora. Esta, depois de muito pedir e exigir, sem sucesso, às alunas que não mais lambuzassem o espelho, teve a ideia de chamá-las para mostrar como era feita a limpeza. O funcionário pegou um pano, molhou-o na água do... vaso sanitário e... "limpou" tudo, demoradamente. Depois dessa demonstração, as moças nunca mais beijaram o espelho.

34. Reflexões sobre Educação em geral (dentro e fora da sala de aula)

O papel do professor nas estratégias de educação em massa

Reconheço a Educação como patrimônio da humanidade e vejo nos professores seus mais lídimos representantes, uma fonte de possibilidades mal-usada. A ciência da educação e o trabalho dos professores não precisam ser, obrigatoriamente, adstritos à escola. É certo que a sociedade frequentemente se utiliza de técnicas pedagógicas, planejamentos e avaliações. Porém, muito mais poderia ser implementado com a ajuda de peritos em educação.

A todo o momento o povo refere-se, e com razão, à falta de educação como a grande barreira para o progresso da nação. População mal-educada realmente entrava o desenvolvimento porque a educação é base para todas as ações e empreendimentos.

Partindo então do pressuposto de que quem entende de educação é o professor, por que não pedir a ele o apoio pedagógico necessário para esses empreendimentos? Por que os governos (municipal, estadual, federal), as ONGs, os meios de comunicação, as empresas particulares etc. não solicitam assessoria pedagógica para seus projetos (ou até para idealizar os projetos)? Por que o trabalho dos especialistas em educação fica circunscrito ao espaço escolar e não se estende à prática social? Por que a universidade não é requisitada pela sociedade?

Quando se trata de erigir um edifício público ou construir uma obra de arte ou ainda urbanizar uma área da cidade, é comum criar-se concursos para arquitetos e premiar e escolher o melhor projeto para depois tocá-lo. Na área da Educação, esse tipo de concurso não costuma ser realizado.

> Tomemos, por exemplo, a patente destruição de telefones públicos, os chamados orelhões. Quanto esforço já foi despendido para coibir essa prática. Quanta campanha já foi veiculada pela mídia, sem o esperado sucesso! Será que um trabalho pedagógico apropriado, que atingisse mais e melhor cada cidadão, não traria resultado mais positivo?
> Os 10 milhões de veículos que circulam pela cidade de São Paulo deixam o trânsito caótico. Os responsáveis pela fiscalização estão ali para multar e recriminar. Não há nenhum trabalho educativo, só punitivo. E a situação está piorando com a entrada em circulação de 800 novos veículos por dia! Campanhas assaz educativas, nada!

Não está na hora de o professor entrar firme e mostrar como é que se ensina?

Os projetos educativos voltados para a população em geral deveriam ser mais adequados. As campanhas de dimensões nacionais são iniciadas com ampla divulgação através dos meios de comunicação. Depois são repetidos comunicados técnicos e fica tudo por aí. Os comunicados ou informações não são trabalhados, acompanhados, nem avaliados.

Campanhas de menor alcance (de pequenos municípios, por exemplo) em primeiro lugar quase não são realizadas e quando são não contam com assessoria pedagógica. Exibir em *outdors* frases de efeito como "Cidade limpa não é a que mais se limpa; é a que menos se suja", apesar de ser uma providência legítima e que dá algum (pouco) resultado, não terá nunca o alcance de um projeto educativo embasado em um planejamento técnico. Simples apelo como este, visando à mudança de comportamento do cidadão, não vincula conhecimento, reflexão ou consciência.

De acordo com PIMENTA et al. (2003), "Conhecimento não se reduz a informação. Esta é um primeiro estágio daquele. Conhecer implica um segundo estágio, o de trabalhar com as informações. O terceiro estágio implica a inteligência, a consciência ou a sabedoria. Inteligência tem a ver com a arte de vincular conhecimento de maneira útil e pertinente, isto é, de produzir novas formas de progresso e desenvolvimento; consciência e sabedoria envolvem reflexão, isto é, capacidade de produzir novas formas de existência, de humanização".

Que pena que os governantes e legisladores não acreditem nos professores! Eles se acham preparados para propor seus projetos de cunho educativo, sem a reflexão promovida pela pedagogia. A propósito, AQUINO (2006) denuncia que "Educadores nunca estão presentes no debate sobre políticas direcionadas à educação. E as autoridades em educação não são do campo pedagógico".

É verdadeiramente uma pena!

A razão de incrementar a Educação no País

Não é apenas a educação em massa que mostra insuficiência. Vejamos a situação em que se encontra a educação escolar em nosso país, revelada por alguns dados, que passo a apresentar. Não vou fazer comparações com índices educacionais da Argentina, Chile e Uruguai para não nos sentirmos diminuídos. Porém, é forçoso citar alguns números depreciativos.

Comecemos pelos 24 milhões de analfabetos totais e continuemos com algo pior: três quartas partes da população adulta são de analfabetos funcionais, isto é, aqueles que na leitura não têm habilidade de compreensão! Recente estudo reduz para pouco mais de 13% os alfabetizados completos, ou seja, aqueles que têm uma leitura discernente, uma vez que conseguem entender, fazer relacionamentos e inferências, comentar e avaliar.

De acordo com o Pisa (*Program for International Students Assessment*), que avalia o ensino de países do Primeiro Mundo e de alguns países emergentes, as crianças que vêm da elite brasileira entendem menos o que está escrito no papel do que os filhos de operários em países da Europa.

Estes e outros dados, que patenteiam nossas deficiências educacionais, levaram a revista Exame de 27/09/2006, através do artigo "O preço da ignorância", de Alexa Salomão (págs. 20-26), a mostrar que... "a baixa qualidade do ensino tornou-se numa ameaça à competitividade das empresas e uma trava ao crescimento do país, (...) além de afetar a distribuição de renda e o crescimento pessoal dos indivíduos". Se o brasileiro estudasse mais tempo, sua renda seria maior e, se permanecesse 12 anos na escola, a renda nacional dobraria.

Salomão considera ainda que o emprego do século XXI requer habilidades mentais, tais como raciocínio rápido, capacidade de interpretação e de análise da informação. Por exemplo, "utilizando equipamentos idênticos, as linhas de montagem no Brasil produzem nove celulares por hora, e as da Coreia, 15".

A propósito, o brasileiro estuda em média cinco anos, e o coreano, 11.

É por este motivo que muitas empresas permanecem com vagas não preenchidas, meses a fio: falta de trabalhadores qualificados.

Na mesma linha, a revista Veja de 30/08/2006, através do artigo "A opção pelo subdesenvolvimento", de Gustavo Ioschpe (págs. 104-105), afiança que "os trabalhadores brasileiros não ganham pouco por ser vítimas de uma elite branca e má, mas por ser pouco produtivos. São assim porque a escola falhou com eles".

Mas não é apenas na produtividade que a educação influi; é também na desigualdade de renda, condição esta que irá alimentar a violência. Segundo Ioschpe, pesquisadores norte-americanos concluíram que haverá maior redução da criminalidade se houver maior investimento na expansão da escola secundária do que na força policial. "Um ano adicional de escolaridade traria uma diminuição de 30% de homicídios e agressões, 20% de roubo de veículos e 6% de furto de domicílios".

Desse modo, fica fácil entender que simplesmente abrir postos de trabalho ou combater diretamente a violência é ação sobre o efeito e não sobre a causa. Dar atenção à educação significa operar indiretamente no desemprego, na violência e na produtividade.

Mas, vamos aos últimos dados sobre a educação brasileira, para fazer uma ponte até as salas de aula das universidades. De cada 30 milhões de pessoas que ingressam no 1º grau nas escolas, menos de dois milhões chegam ao ensino superior. Não é de estranhar, portanto, que apenas 10,4% dos jovens entre 18 e 24 anos estejam na faculdade.

Paro por aqui. Até parece que essas considerações serviram para destilar minha sensação de derrotismo! Nada disso. Na verdade, sou muito mais otimista do que pessimista. Simplesmente achei necessário partir de alguns dados que refletem a conjuntura concreta, e ao mesmo tempo brutal, da atualidade brasileira, para fazer conjeturas sobre o ensino no País dentro da realidade, sem fugir do contexto.

Voltando ao espaço escolar

Baldeando para a sala de aula, advirto que esse percentual de 10,4% poderia ser maior se a população fosse menos pobre e pudesse arcar com os custos de um estudo universitário. Mas também poderia ser menor se fosse considerado que muitos ingressantes, mal preparados pelo ensino fundamental e médio, somente estão dentro de uma faculdade devido à fraqueza de nossos vestibulares.

Ainda como aspectos negativos da educação, aponto dois fenômenos que se repetem e crescem ano a ano: a repetência e a evasão escolar. São fatos bem conhecidos e seus índices são sabidamente elevados. Só de pensar que "... a cada hora 31 estudantes brasileiros desistem de estudar", fico sinceramente consternado.

A repetência (e a dependência) muitas vezes leva à evasão. Outro motivo da evasão é o preço das mensalidades, insuportável para muitas famílias. Todavia, há que se considerar outra causa: a inesperada falta de afinidade ou de interesse pelo conteúdo abraçado.

Fora da sala de aula, há outra forma de evasão, que é o abandono da especialidade. Este fenômeno merece alguns comentários, porque dados recentes a seu respeito são expressivos e surpreendentes.

Deu na Folha de São Paulo, de 11/9/06, que 53% dos formados atuam em uma área que pouco ou nada tem a ver com o curso dentro do qual se preparou para a vida profissional. É a abdicação da especialidade.

O estudo foi feito pelo Instituto de Pesquisa Observatório Universitário, comparando dados do IBGE, de 2000, e relacionando 22 cursos universitários para se ter uma ideia de como trabalham hoje os formados nesses cursos.

Na área médica, há maior correspondência entre o curso realizado e a profissão desempenhada: 84% em Enfermagem, 75% em Medicina, 71% em Odontologia.

Em alguns outros cursos, a correlação é menor: Pedagogia 56%; Letras 54%; Direito 51%; Administração 46%; Educação Física 46%; Psicologia 45%.

Finalmente, os três últimos arrolados na reportagem: Biologia 9%; Ciências Econômicas 9%; Geografia 1%.

> Aqui vão os comentários. Meu neto mais velho fez o curso de Geografia (o último colocado do *ranking*), na USP/São Paulo, e a irmã dele é vestibulanda em Biologia (penúltima colocada).
>
> São netos de um avô que não é bobo e filhos de um casal de intelectuais, que instigam frequentes discussões sobre formação profissional. O pai, professor universitário que é, os estimula a escolherem carreiras abertas, que ofereçam uma formação ao mesmo tempo genérica (não específica em relação às profissões) e sólida. Assevera ele que, a partir da graduação, o dote científico do diplomado lhe permitirá iniciar programas de além-graduação diversos e buscar uma especialidade que mais lhe convenha.
>
> Dessa forma, a pessoa deixa de escolher precocemente (muitas vezes mal) a sua profissão, o que poderia levá-la à frustração e, consequentemente, à evasão ou à repetência.

Com uma graduação em carreira aberta, poderá escolher com mais segurança, e não aos 16 ou 17 anos de idade, quando está preocupado com o vestibular.

A Geografia, apesar de ser uma profissão regulamentada, proporciona uma formação básica que admite incursões nas áreas de geografia física, que corresponde ao meio ambiente (biogeografia, pedologia, climatologia etc.), geografia humana (geografia política, econômica, urbana, planejamento urbano e ambiental etc.), geociências (geomorfologia, geologia etc.), além de geoprocessamento e cartografia, aplicáveis em todas as áreas mencionadas. A Biologia, da mesma forma, possibilita a continuidade da formação em vários campos do saber ou várias especialidades. No caso do meu neto, hoje ele faz o mestrado em "meio ambiente", ligado ao curso de Arquitetura, na mesma USP.

"Cada vez é mais importante um diploma de um curso superior e, cada vez, é menos importante qual seja esse diploma" (KAUARK & MUNIZ, 2008).

Veja agora como esta ponderação coincide com a apreciação de 178 profissionais reunidos em Paris, tidos como formadores de opinião no plano internacional, que em 1998 respondiam sobre o que se esperava do trabalhador do século XXI. Das respostas, vou destacar alguns itens que têm relação com o que acabo de expor: "necessidade de trabalhadores com alto nível de conhecimento em várias áreas"; "... virar um especialista e também um generalista (...) a mensagem é: faça de tudo"; "ser mais generalista"; "compreender o todo de forma integrada"; "... submeter-se ao aprendizado permanente"; "ter cultura geral".

Passando do indivíduo para a sociedade

Mas, além da preocupação com a própria pessoa, é preciso também mergulhar de cabeça nos desígnios da sociedade. A sociedade quer a renovação da civilização, tendo como figura central o homem. A promoção do homem e de seu bem-estar é a meta. Nos tempos de Juscelino foi cunhada a frase: "a meta é o homem". Na realidade, nunca deveria deixar de ser.

Conta-se que um repórter, que havia sido encarregado pela direção de seu jornal a escrever um artigo sobre os males do mundo, tentou iniciar sua tarefa, mas era a todo o momento impedido por sua pequena filha, que exigia atenção para si. Para ganhar quietude, ele propôs à filhinha a montagem de um quebra-cabeça que improvisou na hora, cortando em muitos pedaços uma folha colorida que reproduzia o mapa-múndi. Julgando ser poupado por um bom tempo, voltou ao trabalho, mas eis que logo foi interrompido novamente.

– Pronto papai; terminei.

– Mas como? Já?

E ao conferir a remontagem da página, notou que estava tudo certo.

– Como conseguiu fazer tão rápido, perguntou?

– Foi fácil, papai. Percebi que do outro lado da folha despedaçada havia a figura de um homem. Então eu consertei o homem e o mundo ficou perfeito.

Não é preciso dizer que o ocorrido serviu de mote para um belo artigo sobre os males do mundo, mas tendo um homem novo, educado, no centro de um universo renovado.

Eu tenho grande esperança que o homem se transforme verdadeiramente no centro das atenções e que ele passe, em breve tempo, a habitar o planeta com mais segurança, saúde, conforto, oportunidades e com menos desigualdade social. Não me convence a concepção de que o mundo sempre foi assim e que assim sempre será. Que sempre haverá o deseducado, o miserável, ao lado dos iluminados, dos privilegiados. Que sempre haverá corruptos e corruptores triunfando e dando vida longa à corrupção. Tenho esperança que não.

Prever para breve uma melhor qualidade de vida para o homem é utopia? Nada disso; é algo não apenas possível, mas, sobretudo, factível. Depende de nós!

Depender de nós não significa somente desejar ardentemente ou ficar esperando, com muita esperança, que aconteça. Mais que isso, significa cada um fazer a sua parte. Trabalhar para que aconteça.

Dessa maneira, o desejo e a esperança, aparentemente utópicos, cristalizam-se com ação. Planejamento e ação. Aliás, utopia conjuga-se mesmo é como o verbo "esperançar". Utopia em grego significa: "aquilo que ainda não teve lugar".

É isso. Esperança: acalente-a. Utopia: sonhe e aguarde.

35. O ensino universitário do futuro

> "O ensino, como a justiça, como a administração, prospera e vive muito mais realmente da verdade e moralidade, com que se pratica, do que das grandes inovações e belas reformas que se lhe consagrem".
>
> Rui Barbosa

PARTE I: MORALIDADE E CONDIÇÕES BÁSICAS COMO FATORES IMPEDITIVOS DO AVANÇO DO ENSINO

A frase em epígrafe foi escrita em 1910, período em que Rui Barbosa fazia reiteradas críticas ao ensino superior e suas reformas. Segundo ele, as mudanças, subordinadas aos homens de governo, eram efêmeras e anódinas. Para piorar, as más nomeações de professores (profissionais despreparados selecionados por meio de favorecimentos) determinavam a má qualidade do ensino. Dizia ele: "Uma cadeira mal preenchida é o argolão inicial, de onde parte uma cadeia incalculável de males. O mau professor gera os maus alunos; os maus alunos empobrecem as profissões intelectuais..." e assim vai.

Problemas morais

"Verdade e moralidade" não pareciam ser os valores abraçados pela sociedade da época nem passaram a ser um século depois, como é notório. Continuam próximos os tempos em que a imoralidade reina. Muitas (serão somente algumas?) de nossas provas de seleção docente prosseguem tendo o mesmo viés de beneficiar apaniguados. Ademais, professores sobem na vida por apadrinhamento e outros burlam a dedicação exclusiva. No tocante ao ensino, apesar de algum progresso, decisões e mudanças têm sido questionadas e requerem reequacionamento.

Parêntese. Lamento ter de escrever sobre isso e é com imensa tristeza que o faço. Mas, uma análise prospectiva do ensino não pode contemplar apenas o lado técnico/cognitivo. Precisa invadir também o afetivo/social, aquele relacionado com atitudes, princípios e valores.

Tomei conhecimento, com muita irritação, de casos escabrosos recentes sucedidos em várias faculdades, relativos à manipulação de resultados de provas de seleção para contratação docente, dentre eles alguns demasiadamente obscenos. A par disso, dentro da carreira docente, são pródigos os concursos de resultados arranjados por alguns protagonistas e seus beneficiários. Em razão da constância desses acontecimentos indecorosos, julgo que este assunto deva fazer parte do texto.

É surpreendente que ocorrências imorais, como essas, sejam frequentes dentro da Universidade, que é formada por indivíduos intelectualizados e supostamente éticos. São, no entanto, casos reais e numerosos que devem ser considerados fatores que influenciam o diagnóstico da educação superior no País. Concebendo que esses concursos "melados" persistam ou até mesmo aumentem, obviamente poderão comprometer o tão almejado ensino de vanguarda. Voltemos às palavras de Rui: "Uma cadeira mal preenchida é o argolão inicial, de onde parte uma cadeia incalculável de males". Professores não qualificados, ingressados pela portas dos fundos, irão piorar a massa crítica e contaminar os corpos docentes. A perigosa contaminação irá alastrar-se por todo o processo educacional, a partir desses indivíduos desregrados. Como eles conseguirão trabalhar o coração dos estudantes, oferecendo lições e exemplos voltados para o sentimento, a emoção, a moral e o comportamento ético? Como aquele professor de Ética (citado pelo Prof. Cipriano Luchesi em palestra de 1/8/2003), que foi preso como estelionatário, podia dar aulas de regras de boa conduta se durante a vida praticava o estelionato?! Fica, dessa maneira, comprometido o lado afetivo da educação. Em decorrência, se um aspecto da educação é afetado, toda ela será afetada.

Fecha parêntese. Assim sendo, o País de privilégios e corporativismo há muito tempo convive com esses problemas morais e também, como foi mencionado no início, com problemas de base no ensino.

Um pouco mais sobre problemas morais

Se eu fosse escrever sobre o futuro da atuação do Congresso Nacional (Senado Federal + Câmara dos Deputados), no lugar do futuro da Educação, forçosamente teria de considerar os reiterados casos vergonhosos protagonizados por seus membros, que maculam demasiadamente a imagem da casa.

Neste dia em que escrevo, um membro da Câmara e seu filho são procurados pela Interpol em 181 países (o Brasil não está no meio), com ordem de prisão. Aqui, ambos foram processados pelo Ministério Público por crimes contra a administração pública, "lavagem" de dinheiro, evasão de divisas etc. Um membro do Senado, frequente habituê de páginas de jornal dedicadas a denúncias da mesma gravidade, tem hoje seu filho como companheiro das mesmas páginas, acusado do desvio de elevada quantia de dinheiro para o exterior, cuja origem se desconhece. Todos eles, pais e filhos, continuam vivendo no fausto, impune e tranquilamente, e possivelmente zombando de nós. Em troca, apesar da tristeza que isso me provoca, cito por deboche a piada (costume irônico brasileiro para marcar essas ocasiões) do José Simão, que ambos os pais deveriam ser presos por "formação de família".

Aí está. Com esses dois exemplos, entre muitos outros, é o caso de perguntar: qual é o futuro do Congresso? Tem estofo para realizar trabalhos isentos de corrupção e de más intenções? Tem potencial para passar de um mundo aético para um mundo ético em prazo curto? Como se pode vaticinar para o Congresso boa conduta, que é alicerce de uma atuação prestadora de serviços dignos?

Traçando uma analogia, é o caso de perguntar: você consultaria e confiaria em um médico de grande competência técnica, mas de péssimo caráter?

Assim como o comportamento e a envergadura dos congressistas determinam ou não a probidade e a sensatez dos trabalhos e, por consequência, influenciam a opinião pública, também o comportamento e a competência dos educadores irão influir na qualidade da educação do futuro e na condição da opinião pública. Não há como dissociar a capacidade técnica da moral.

Posto isso, vamos a problemas e prioridades de base específicos da educação.

Problemas de base

São fartos. Países que não têm ou que já tiveram e superaram problemas como esses podem projetar mais facilmente grandes avanços na Educação.

> Uma analogia. Na cidade onde moro, a parcela mais culta e exigente da população pleiteia um museu de ciências, um bosque público, uma casa de espetáculos, coisas assim. Mas não pode ser atendida porque toda a urbe convive com inúmeras falhas na infraestrutura, que precisam ser logo corrigidas. A prioridade ainda se volta para calçamento, limpeza pública, esgoto, atendimento básico em saúde, loteamentos sem infraestrutura. Em cidades mais adiantadas, os problemas básicos já foram suplantados e lá se pode pretender avanço mais apurado.

As prioridades na Educação também são de base: se ultrapassarmos *in totum* a fase do ditado, da técnica exclusiva de aula expositiva, da apostila, da indisciplina, do "trabalho" para melhorar nota, da improvisação no lugar do planejamento e de outras práticas indecentes, já será um progresso.

Se Canadá e Suécia podem se dar ao luxo de implantar metodologia de ponta na educação, é porque não têm problemas basilares que devam ser resolvidos antes do grande refinamento.

Por isso mesmo, importar desses países métodos avançados em educação para aplicação imediata é uma pretensão equivocada.

Prioridades de base

Bem que eu gostaria de prever melhorias significativas para a Educação, em um belo futuro próximo, mas minha razão esbarra em alguns fatos que me impedem de acreditar que isto possa acontecer. Um desses fatos já foi citado no começo (moralidade). Vou continuar citando o outro (prioridades de base).

O Brasil é um País bizarro. Seus contrastes são enormes. Enquanto em alguns grotões os hospitais são escassos e deficientes, em certas capitais a população rica conta com hospitais de Primeiro Mundo. Ao lado do admirável enriquecimento científico e tecnológico atual, em muitos lugares ainda é desenvolvido um ensino anacrônico. O panorama universitário também é bipolar: em um polo se agrupam as grandes universidades e no outro temos um exagero de escolas carentes. Muitos professores acompanham o progresso vertiginoso das tecnologias digitais e as dominam, além de dominarem também os saberes didáticos, enquanto muitos outros nem são iniciados nessa tecnologia ("analfabytes"), assim como não possuem formação pedagógica mínima.

Seguindo o mesmo raciocínio, temos hoje dois tipos de alunos. O primeiro é aquele que se prepara anos a fio para disputar, com dezenas de outros, uma vaga em cursos concorridos de universidades públicas. O segundo não disputa – o número de vagas no processo seletivo é maior que as vagas oferecidas pelo curso –, mas realiza um exame pró-forma e torna-se universitário automaticamente. Supõe-se, para o primeiro (25% do total), dedicação integral em um curso árduo, caracterizado por sólida formação teórica, com a ajuda de professores com perfil mediador e pesquisador. O segundo (75% do total) tem sua formação voltada para os anseios do mercado de trabalho, ensino puramente reprodutivo e professores horistas. Depois de formados, ambos terão as mesmas prerrogativas no mercado de trabalho, com um diploma qualquer, não importa a origem! Contraste de mãos dadas com a incongruência.

Para SANTOS (2005a), o século XXI deve iniciar uma reforma para distinguir entre o que é realmente universidade e simplesmente ensino superior: "a esmagadora maioria das universidades privadas e mesmo parte das universidades públicas não são universidades porque lhes falta a pesquisa e a pós-graduação (...) o seu licenciamento deve estar sujeito à existência de programas de pós-graduação, pesquisa e extensão sujeitos a frequente e exigente monitorização". Segundo o autor, esta definição irá proteger a universidade da "concorrência predatória" e a sociedade de uma "prática de consumo fraudulento".

Todavia, há nisso tudo um lado bom que começa a aflorar. O sistema educativo, que era um ensino de elite, determinado pela competência, agora abre as portas das IES privadas, sobretudo as "não tradicionais", em seus cursos, principalmente noturnos, para uma massa de diplomados no ensino médio da escola pública. Se, por um lado, a qualidade e a massificação são questionadas, por outro, festeja-se a inclusão desses novos alunos egressos das classes sociais D e próximas, que nas relações sociais vigentes são logo dados como excluídos, mas que nos dias atuais começam a ter acesso à universidade. Realmente, é um passo a favor da democratização do ensino superior, ao reduzir a desigualdade de oportunidades. Deseja-se que todos consigam concluir os cursos que escolheram.

Primeiras medidas

Ensino do futuro, para mim, tem de considerar essas disparidades e realizar esforços para atenuá-las. Atenuar, neste caso, é melhorar as condições da escola e de seu aluno deficiente. É imperativo diminuir a desigualdade, ou seja, a diferença de qualidade no ensino superior.

Também inconformados com esse desnivelamento, GRECO (2002) indica "medidas pedagógicas para o enfrentamento de carências" nas escolas fracas e MACHADO (2009) propõe "procurar aumentar o número das escolas que já funcionam bem, buscando compreender as razões de seu desempenho, para fazer com que outras pudessem aprender com elas".

Por certo, o que não pode é o ensino de má qualidade conviver com o de boa qualidade. Obviamente, não é o caso de pretender rebaixar o nível do bom ensino (nivelar por baixo). O ideal seria se este último convivesse com um ensino de ótima qualidade. O bom ensino seria básico e o ótimo consistiria na meta de excelência atingida pelas universidades mais capazes. Segundo DEMO (2007), "o que interessa para a sociedade não é a salvação dos medíocres, para que todos também o sejam, mas a emergência da excelência".

É urgente também combater o outro fator que irá comprometer a evolução do ensino que, como já foi dito, é a continuação ou o incremento da prática espúria e sem-vergonha de admissão de docentes apaniguados por meio de concursos fajutos. Quando não há exigência de concurso, como na maioria das instituições particulares, pode ocorrer também o perigo do convite malfeito a profissionais não qualificados, seguido da contratação. O leitor já entendeu que a qualificação a que me refiro não é apenas técnica, mas também ética. Esses apaniguados, de passado sujo por que aderiram à imoralidade, não têm envergadura ética para educar.

Advirto então, neste subcapítulo "Primeiras medidas", que os cursos de formação de professores devem optar pela imediata inclusão, em seu conteúdo programático, de temas voltados para a valorização da moral e o combate às práticas ilícitas. É a resolução de proporcionar ao futuro professor formação equilibrada e integral, qual seja, metodológica e moral. Técnica e moralidade são análogas às duas asas da ave que sem uma delas não voa.

Talvez o leitor não esperasse por este início que abordou, insistentemente, a carência da moralidade e prioridades de base e estivesse aguardando um enfoque mais técnico das possíveis metodologias de vanguarda do ensino do futuro. Pois vamos a ele na Parte II.

PARTE II: ENFOQUE METODOLÓGICO

Até este ponto, redigi um julgamento amargo e também um vaticínio pouco animador. Que o leitor me perdoe a franqueza, mas é a minha visão. A partir de agora, entro ainda no tema ensino do futuro, do ponto de vista metodológico, comentando detalhes sobre mudanças técnicas necessárias para os anos vindouros, baseado nas predições de vários especialistas. Mas, para melhor entendimento dos assuntos, farei um novo parêntese para apresentar um histórico dos paradigmas educacionais, encarados como tendências e opções do passado e do presente. A partir dessa cronologia, será mais fácil entender o que se pode esperar do ensino universitário em nosso país.

Paradigmas educacionais

Farei um resumo da sequência dos paradigmas educacionais expressos na ótima obra da Profª Marilda Behrens, cuja leitura recomendo a todos os que desejarem conhecer mais sobre o assunto (BEHRENS, 2005). Para ser fiel ao texto original, apropriei-me de vários termos da autora e se, mesmo assim, houver imprecisões estas ficam por conta deste escriba. Houve a tentativa de ordenar os paradigmas cronologicamente, não obstante a realidade mostrar bastante interposição. Começo pelo início do século XX.

O **paradigma cartesiano-newtoniano** tem seu ensino fragmentado, caracterizado pelas especializações. É mecanicista, que reproduz ou copia o conhecimento. É também distinguido pela separação de mente e matéria, de sentimental e racional, ignorando assim o indivíduo.

O **paradigma conservador** é também caracterizado pela reprodução do conhecimento, mas que valoriza a renovação de atitudes, valores e crenças. Pode ser separado de acordo com as abordagens pedagógicas a seguir. A *abordagem tradicional*, em que o professor apresenta o conteúdo pronto, acabado e inquestionável e o aluno, receptivo e passivo, o repete e reproduz. A *abordagem escolanovista* propõe o ensino centrado no aluno, em que o professor deve ser um facilitador da aprendizagem, aconselhando e orientando. O aluno, por iniciativa própria, aprende pela descoberta e é estimulado para isto. A *abordagem tecnicista*, fundamentada no positivismo, rejeita o subjetivismo e adota a racionalidade, a eficiência e a produtividade. O professor tecnicista transmite e reproduz conhecimentos, utilizando sistemas instrucionais eficientes e o aluno, um espectador, segue à risca os manuais e instruções.

Mais novo, surge o **paradigma emergente ou inovador**, em que o mundo é concebido holisticamente, como um todo, e não com suas partes dissociadas e o homem é um ser indiviso de corpo e alma. O professor envolve o aluno no processo educativo e o estimula a reflexão, ação, curiosidade, crítica, autonomia. Suas divisões ou correntes podem ser chamadas de *abordagem sistêmica* (visão holística que supera o saber fragmentado), em que o professor é consciente de sua participação na escola, mas também no mundo, preocupado que é com a coletividade e com o futuro da humanidade. O aluno é considerado um ser original, único e indiviso, que vive em um mundo de relações. Sua metodologia propõe projetos criativos e transformadores, que nunca deixam de lado a visão global, a ética, a visão de totalidade e de integração e da solidariedade, justiça e paz. Na *abordagem progressista* o aluno é considerado dentro de um meio ao mesmo tempo social, político, cultural e econômico, que influi e é influenciado por esse meio e que irá construir sua própria história. O professor progressista dialoga com o aluno, envolvendo-o como um parceiro na educação. A escola é libertadora, democrática e crítica, como quer Paulo Freire, representante máximo dessa corrente no Brasil. A *abordagem do ensino com pesquisa* surge em uma época de acelerado desenvolvimento global científico e tecnológico, que revolucionou os meios de comunicação e influenciou a escola. Propõe a construção do conhecimento por parte do aluno, tendo o professor como mediador e orientador. Estes dois participantes de projetos de pesquisa que miram a formação educativa trabalham em conjunto, cada um dentro de suas responsabilidades.

Depois desse novo parêntese, para apresentar os paradigmas educacionais, parece ser fácil escolher o emprego do sistema de ensino mais adequado, no todo ou em partes, com a certeza que com ele a educação logo melhoraria. Mas não é assim. É necessário refletir demoradamente sobre todas as possibilidades. Sobre o ensino universitário do futuro há, na literatura atual, perspectivas diversas. Comecemos por...

Predições belas e otimistas

O texto mais recente que li sobre o assunto em tela é a reportagem assinada por Rodolfo C. Bonventti, na revista "Ensino superior" (ano 12, nº 134, São Paulo: Edit. Segmento, Nov/2009). Entrevistas com seis educadores apontam uma antevisão de "aulas mais interativas", que se transformarão em "momentos de pesquisa, reflexão e elaboração de conhecimento". O ensino "será produtivo" e servirá para "interpretar os problemas e a interagir com os textos". O estudante terá um "novo perfil" e para ele o "conteúdo deve ficar mais atraente", sem "o rigor e o formalismo educacional" ("chega de aprender na exaustão!"). As instituições procurarão "cada vez mais profissionais que sejam capazes de auxiliar na produção da aprendizagem, que sejam verdadeiros facilitadores". O professor "deverá ser capaz de dinamizar a inteligência do grupo, ser comunicador por excelência, investigador do conhecimento e instigador do desenvolvimento da aprendizagem", com "bom perfil orientador e capacidade de compartilhar conhecimento, ou seja, o que deixa o aluno caminhar sozinho". Seu perfil inclui a capacidade de "estabelecer diálogo crítico com o mundo".

Veja só, fala-se muito em uma educação moderna de alta categoria. Parece haver consenso, de acordo com um discurso padronizado de muitos, que a educação do futuro logo será de grande qualidade. Um exemplo, PASSOS (2009) realizou uma enquete com docentes de cursos superiores de faculdades privadas da Bahia e 94% deles disseram acreditar que "a construção do conhecimento dá-se através da prática de pesquisa, e que ensinar e aprender só ocorrem significativamente quando decorrem de uma postura investigativa de trabalho" (...) "pesquisa significa diálogo crítico e criativo com a realidade, culminando com a elaboração própria do conhecimento..."

Está aí, professor, o que de si é aguardado! Nada menos que o paradigma emergente com suas abordagens inovadoras. Será que você dá conta disso?

Comentários sobre as predições

Passando aos comentários, vejo aí mais uma dicotomia. As lindas previsões para daqui a pouco (será que logo chegaremos lá?) e a realidade de um ensino mais ou menos improdutivo para uma educação capenga (até quando?).

Concordo que o aluno será cada vez mais digital e menos dialógico; mais exigente, menos acomodado; mais "indisciplinado" (inconformado), menos "disciplinado" (conformado). Muda o perfil do aluno, muda o perfil do professor. O novo perfil deste, traçado nas belas predições acima, tem a ver com uma nova maneira de ensinar ajustada ao tempo presente. Ora, o ensino é conduzido pelo professor; é ele quem vai determinar futuras mudanças. O professor é o principal responsável pela pedagogia do futuro.

No caso da opinião dos professores da Bahia, eles podem até acreditar sinceramente no que disseram, mas a realidade de hoje dificulta, ou melhor, impede o uso dessa metodologia para breve. Ensino pela pesquisa, como prega o Prof. Pedro Demo em seus ótimos livros, pontualmente o temos aqui e ali e com sucesso, mas, para virar um fato generalizado, somente em um futuro distante. Sabe-se lá quando.

Para que ele exista será preciso que o professor, nas próprias palavras de DEMO (2007), tenha uma formação esmerada, em que é "desafiado a construir elaboração própria, exercer produtividade constante, buscar atualização infinita, aprender a aprender, saber pensar".

Uma suposição do que será o ensino universitário neste século XXI é arriscada. Acho pueril vaticinar que tal fato ocorrerá até 2020 ou que tal metodologia será posta em prática daqui a 20 anos. A antevisão da segunda metade do século, ainda muito distante, é mais temerária ainda.

A verdade é que, com todos os problemas de base da pátria amada, ninguém pode afiançar que serão logo superados e uma fase áurea surgirá. Ou então que ficaremos patinando na atual fase por um longo tempo. Não dá para pressagiar. Por isso mesmo é que o julgamento futuro que propus fazer restringe-se às próximas duas ou talvez três décadas. Quanto às conjecturas dos entrevistados, resta a pergunta: é como será ou como deverá ser?

Previsão ou proposição?

Se a simples previsão dos especialistas assume um caráter de proposição (caminho a ser seguido), que alerta para uma necessidade, deixa de ser adivinhação para ser uma fonte de recomendações úteis. É assim que considerei o texto preditivo acima e assim que entendo as sugestões dos autores do próximo item.

Na minha visão, o professor irá ganhando o novo perfil aos poucos. Trabalho no ensino superior há quase 50 anos (em vários cursos da área da saúde de dez faculdades entre públicas e particulares) e duvido que nos próximos, digamos, 30 anos essas previsões dos colegas sejam cumpridas. Depois de tudo o que sopesei até agora, não vejo como prenunciar para breve a verdadeira educação que, legitimamente, postula-se e ambiciona.

Apreciação semelhante é a de PLACCO & SARMENTO (2008), que pode ser resumida com as palavras das próprias autoras: "O ensino, ao longo dos anos, continua centrado nos professores; é privilegiado o estilo tradicional de educação, com ensino verbalístico, para a classe inteira, (...) Esse é o modelo ainda hoje dominante na prática dos educadores, 'temperado', poderíamos acrescentar, por alguns 'modernismos', como trabalhos em grupo ou pesquisas em casa. No entanto, existem profissionais que têm, embutidos em sua prática, alguns elementos que norteiam o caminho de uma outra concepção de ensino/aprendizagem, o que nos permite a esperança de 'uma luz no fim do túnel'".

Também concordo que pontualmente teremos a almejada educação em alguns locais. De resto, continuará sendo aquilo de sempre, com algumas pequenas mudanças para melhor.

Explico: a natureza não dá saltos – ao contrário, o progresso é conquistado palmo a palmo. Da mesma forma, em toda a extensão de nosso país, o ensino inicial é reconhecidamente deficiente e o ensino universitário tem falhas; consequentemente, não se pode esperar uma transformação do tipo "por decreto", um salto repentino de qualidade. Imagine só esta redação do artigo da Lei: "O ensino superior deixa de ser transmissivo e reprodutivo para dar lugar a um ensino dinâmico, criativo, problematizador e... blá, blá, blá...

PASSOS (2009), da mesma forma, preocupada com os níveis e padrões do ensino superior, não assinala perspectivas impossíveis como a "crença num salvador ou numa teoria miraculosa da educação para o ensino superior". Acredita, igualmente, em "um fator dinâmico de ação, uma fonte permanente de práticas e teorias que se fundam na dinâmica das ações do fazer pedagógico..." para uma gradual transformação.

No final das contas, é até bom que as modificações sejam lentas e gradativas porque assim são bem assimiladas e perduram; é uma questão de consolidação.

Talvez o maior salto se dê (continuará se dando) no campo das tecnologias pedagógicas *on line*. O Brasil já tem a capacidade de desenvolver e utilizar essas tecnologias voltadas ao ensino superior, sem depender dos "exportadores de mercadorias universitárias", como chama SANTOS (2005a) a esses fornecedores estrangeiros que estão vendendo seus serviços tecnológicos educacionais a países periféricos.

O que mais se espera do professor do futuro

Poderia relacionar grande série de autores, com compreensões distintas sobre o trabalho docente que irá influenciar o ensino no futuro. Para não exagerar, cito apenas três.

Começo com a expectativa de LA TAILLE (1996) em relação ao novo professor: "A sociedade não requer mais aquele sujeito reto, parado, coerente, previsível, controlado, comedido, estável, persistente, organizado, uno, indivisível... Requer, ao contrário, um sujeito plástico, flexível, criativo, fragmentado, múltiplo, difuso, impulsivo, intempestivo, incontrolável e aventureiro. Um sujeito que possa transitar de um lugar a outro, de um sentimento a outro, de um produto a outro, migrando também internamente, percorrendo todos os seus espaços interiores, alargando o máximo possível suas possibilidades afetivas, cognitivas e executivas, acelerando ao extremo o ritmo de seu funcionamento".

Segundo ENRICONE (2008), citando alguns autores, os professores no ensino superior do futuro enfrentarão alguns desafios como estes: "desenvolver as possibilidades de aprender com as novas tecnologias; adotar metodologias que contribuam para a dimensão socializadora do ensino; aproveitar as possibilidades da interdisciplinaridade; distinguir conhecimento reprodutivo do conhecimento que é dinâmica reconstrutiva complexa não linear (Demo); relacionar ciência e tecnologia às necessidades da sociedade; estimular a autoavaliação do aluno a partir da própria autoavaliação (Enricone); desenvolver a inteligência emocional – autoconhecimento, administração das emoções e a arte de relacionamento (Goleman); promover a construção do conhecimento de forma autopoiética (Demo); criar estratégias de sala de aula que promovam experiências significativas; planejar demonstrações criativas de conceitos a serem aprendidos; estabelecer um clima prazeroso, sem tensões (Assmann)."

KAUARK & MUNIZ (2008) asseveram que "o novo desafio para os educadores da sociedade do conhecimento é ser criativo na preparação e na execução das aulas e, para isto, não basta ser só dedicado e ter interesse pelo aprendizado do aluno. Hoje o professor-educador deve ter a habilidade de articular, liderar, convencer e desenvolver talentos nos alunos na efetivação do ensino de qualidade".

Enriquecendo as sugestões anteriores

O professor é o elemento capital da universidade e as mudanças para o futuro estão em suas mãos. Os teóricos, os pensadores, os autores de livros, os conferencistas, os formadores de mentes semeiam ideias e delineiam novos caminhos para a Pedagogia. O professor atualizado sopesa o que foi apresentado como novo e adere ou não para conduzir seu ensino. Adesão imediata ao novo não significa ser atualizado, acompanhar a entrada no futuro.

A meu ver, mais importante que isso é tomar a iniciativa de estar sempre utilizando uma "metodologia que estimule o espírito investigador, o confronto de ideias, (...) a crítica e a autonomia..." e provocar a "curiosidade do aluno, sua participação e sua crítica", conforme dizem GRILLO & MATTEI (2005).

Para enriquecer mais, acrescento a afirmação de ALENCAR (2009) de que a educação atual é voltada para o "não pensar" – as informações do passado chegam prontas – e ignora que os alunos enfrentarão no futuro desafios e problemas e, para tanto, necessitarão "de uma capacidade de pensar mais desenvolvida."

"A sala de aula, portanto, não é apenas o cenário da docência, ou da discência. É o cenário do encontro e das múltiplas possibilidades que professores e alunos têm de fazer dele um tempo de aprendizagem, de trocas, de descobertas e de experimentação" (CUNHA, 2005).

Mas, para isso, é de se perguntar que tipo de profissional e de faculdade queremos para o futuro e começar logo a prepará-los. Sim, o futuro já começou e quem vai trabalhar nele precisa receber a formação a partir de agora. E a escola também deve começar a se adaptar desde já. IMBERNÓN (2009a), em sua perspectiva de futuro, traça o perfil do mestre a ser preparado: "Trata-se de formar um professor como um profissional prático-reflexivo que se defronta com situações de incerteza, contextualizadas e únicas, que recorre à investigação como uma forma de decidir e de intervir praticamente em tais situações, que faz emergir novos discursos teóricos e concepções alternativas de formação".

Em resumo, e concluindo

Com todos os problemas de base que temos na educação, suplantá-los abrirá caminhos para a implantação de novas e mais eficazes formas de aprendizagem. Mas, isto se dará aos poucos e de maneira cautelosa. Em um horizonte visível, as mudanças não serão muito significativas, a não ser no campo da tecnologia educacional. "Construção do conhecimento" continuará sendo algo distante. É o preço que paga um País de contrastes e disparidades.

As próximas décadas deverão ser marcadas pela ofensiva aos grandes problemas educacionais de base e pela diminuição das grandes diferenças no ótimo ensino das grandes (expressando qualidade) universidades e o ensino carente de outras tantas. Outra marca será o uso das novas tecnologias como instrumentos pedagógicos (é possível que até as bibliotecas digitalizadas trocarão parte de seu acervo de livros por memória virtual).

O professor da época vindoura (professor-educador), como componente mais vital da universidade, irá pouco a pouco ganhando um novo perfil. Será mais flexível, criativo e executará um ensino mais ativo e expressivo. Fará esforços para desenvolver talentos nos alunos e uma capacidade de pensar mais desenvolvida. Como sua mudança será lenta e progressiva, terá tempo para incorporar e consolidar bem as novas atitudes. Mas, o futuro está aí na porta e esse tal novo professor precisaria receber nova formação, em consonância com o que se deseja, a partir de agora! É isso o que está acontecendo?

Os teóricos e os pesquisadores continuarão a apresentar concepções de um novo ensino e o professor-educador meditará sobre o que será apresentado para utilizar ou não em sua metodologia. Certamente optará pela "metodologia que estimule o espírito investigador, o confronto de ideias, (...) a crítica e a autonomia..." e que provoque a "curiosidade do aluno, sua participação e sua crítica".

Um fator que irá comprometer a evolução do ensino é a continuação ou o incremento da prática espúria e sem-vergonha de admissão de docentes apaniguados por meio de concursos arranjados. Quando não há exigência de concurso, como na maioria das instituições particulares, pode ocorrer também o perigo do convite a profissionais não qualificados, seguido da contratação. A qualificação a que me refiro não é apenas técnica, mas também ética. Esses apaniguados, de passado sujo porque aderiram à imoralidade, não têm envergadura ética para educar.

36. Perguntas que incomodam

O ensino no Brasil

1. Por que, em sua estrutura, o ensino médio é, até onde eu sei, basicamente fragmentado, passivo, verbalista e transmissivo?
2. Por que, em sua estrutura, o ensino superior propõe ser basicamente integrador, ativo, inovador, dialógico e reflexivo?
3. Em relação às perguntas 1 e 2, por que há essa dicotomia e contradição entre as formas de ensinar e hábitos de estudo do aluno, que apenas muda de ciclo escolar?
4. Por que é esperado que o aluno universitário "construa seu próprio conhecimento" se ele nunca teve essa experiência antes?

   Obstante a isso, SILVA (2004) estima que, com "apoio e preparo", o aluno universitário adapta-se a esse novo contexto. De minha parte, mantenho a impressão que por serem os ciclos de estudo estanques e não sequentes, iniciar um novo, desconhecido e surpreendente tipo de estudo na graduação requer muito esforço e adaptação e nem sempre se chega ao resultado esperado.

5. Daí, por que então não mudar o tipo de ensino no nível médio? Por que não fazer vigorar também a educação ativa proposta na questão 2?
6. Seria o caso de indicar essa educação ativa aos cursinhos pré-universitários? Em todos estes casos, só aula expositiva não basta.

Aula expositiva

7. Por que os autores de livros e os especialistas em educação insistem em afirmar que os alunos não devem permanecer como seres passivos e receptivos se, na realidade, eles permanecem como seres passivos e receptivos? Trocando em miúdos, no discurso o aluno deve ser ativo ou ter grande atividade mental, que constrói seu próprio conhecimento, e na prática isto raramente acontece. Por que o professor, que leu os livros e ouviu dos especialistas, não lhe dá essa chance e essa orientação? Por quê?
8. Por que a aula expositiva é criticada por "todos", mas é a técnica didática mais utilizada por "todos"? Além de criticada tem sido combatida e muitas são as alternativas apresentadas a ela, mas continua a constituir a rotina pedagógica de sempre.

Neste livro, é citada uma referência à aula expositiva, em tom de zombaria, encontrada no livro de GIL (2005), como um processo em que os "fatos são transmitidos das fichas do professor para o caderno do aluno sem passar pela mente de nenhum dos dois".

9. Por que a tão criticada aula expositiva, tida como ineficiente, é a única prova didática exigida nos concursos e nas provas de seleção docente, pelo menos até onde eu sei, nas áreas biológicas e da saúde?
10. Por que o trabalho do docente é classificado, depois de ter sido avaliado, sem se levar em conta o trabalho docente?

Explico: nas faculdades estaduais paulistas e possivelmente nas federais e demais estaduais a produtividade do docente é medida pelas realizações científicas. Algum desempenho nas áreas administrativa e de extensão à comunidade é vagamente contabilizado. O exercício docente talvez vá para o "caixa dois", porque não é computado.

Cursos universitários

11. Por que os alunos dizem que os cursos superiores seriam de alta qualidade se os melhores professores fossem selecionados para integrarem seus corpos docentes?
12. Por que os professores dizem que os cursos superiores seriam de alta qualidade se os alunos realmente mais aptos e competentes se matriculassem neles?
13. Por que os alunos das faculdades públicas tiram notas altas no Enade e os cursos são considerados melhores que os das faculdades privadas? O motivo é por que os professores são melhores, com condições melhores de trabalho e com salários melhores, o que faz sua atuação melhor? Ou é por que os alunos são selecionados em um vestibular difícil, por que têm formação básica mais aprimorada, boa experiência de estudo e tempo para estudar?
14. Se houvesse a troca de professores dos cursos privados por professores dos cursos oficiais governamentais, o nível de ensino passaria a ser mais elevado? Se houvesse a troca de alunos dos cursos privados por alunos dos cursos oficiais governamentais, o nível de aprendizagem passaria a ser mais elevado? Qual dos dois? Todos os dois? Nenhum dos dois? Por quê?

Professores universitários

15. Por que o entusiasmo não é um predicado dos professores em geral? Não me refiro àquele "entusiasmo" de palco, banal, fingido, que fica submetido às regras de um espetáculo. Também não àquele "entusiasmo" estudado, vociferado, cheio de coreografia, verborragia e gritaria, com frases de efeito, elementos de suspense e emoção barata de alguns oradores. Refiro-me ao entusiasmo legítimo de quem gosta do que faz e que faz com amor, que vibra com seu trabalho, que se apaixona e se doa pela causa (no caso, a educação).

Em 2009, assisti a um filme-documentário argentino sobre a história do tango, chamado "Café dos maestros". Nele, um protagonista enfatiza o envolvimento que o intérprete da música deve ter, até sentir uma espécie de *arrebatamiento en el pecho* e que se não sentir é melhor *hacer otra cosa*. Penso que em relação ao desempenho do professor na sala de aula deve ocorrer algo similar. Se não há um grande envolvimento a ponto de mexer com suas emoções, se nas primeiras aulas do ano o coração não bate acelerado, se não há expectativa de um trabalho com ótimos resultados, então é melhor ir fazer outra coisa.

16. Por que muitos professores que vivem somente da educação e não para a educação adoram pensar na aposentadoria e se imaginarem de pijama num doce faz-nada?

É uma aspiração de o *Homo brasiliensis* deixar-se impregnar pela cultura do ócio, da diversão, do sentimento comum da falsa alegria. Isto me faz lembrar aqueles sonhadores que apostam (e perdem) nas inúmeras loterias brasileiras (País onde o jogo de azar é proibido!), pretendendo riqueza e inatividade. Esta esperança faz parte da cultura vigente em boa parte do País e não se coaduna com trabalho, realização e produção.

17. Por que muitos professores, tipo sabe-tudo, aceitam assumir aulas de outras áreas que não a sua, isto é, fora de seu campo específico e de sua experiência?

Diálogo possível:

– Sr. Diretor, me arrume umas aulas.
– Ah, só se for de Genética.
– Só tem de Genética!? Tá bom, dou um jeito.

18. Por que alguns professores burlam o tempo integral? Mas, o que é pior? A burla do tempo integral (professores com dedicação exclusiva que fazem vida alternativa por fora) ou a burla integral do tempo (professores que matam o tempo e não fazem nada dentro da faculdade)?

19. É comum escutarmos por aí que o brasileiro é arguto, atilado, dá jeito em tudo, inventa coisas do nada e sua criatividade até tem nome: "jeitinho brasileiro". Sendo assim, a parcela docente deste nosso povo deve ser igualmente perspicaz e criativa? Por que então cerca de 60% de alunos do último ano de cursos da área da saúde, que informaram que mais de 70% de seus professores são criativos/inovadores/transformadores, não conseguiram se lembrar (salvo uma minoria) de nenhuma demonstração de mudança, criatividade ou inovação ocorrida em sala de aula?

Esta pergunta é baseada no questionário do Capítulo 33 e, ainda que algumas mudanças ou ações criativas tenham sido lembradas, a maioria dos respondentes deixou em branco o espaço para resposta do item 8, que previa descrever as criações e inovações. Fica, portanto, a dualidade inovador/conservador a ser resolvida.

20. Por que o professor com longa permanência no cargo ou com muito tempo de serviço é chamado de "experiente", mesmo que seja um mandrião, que te-

nha realizado pouco e que sua vida profissional tenha sido rotineira, previsível, pautada pela constante reprodução de suas próprias aulas? Por que não distinguir como "experiente" o professor renovador, criativo, conhecedor de muitas técnicas, que vivenciou muitas situações novas, que formou bons discípulos para a vida, mesmo que não seja veterano como educador? A experiência do chamado professor experiente será verdadeiramente respeitada se ele tiver consciência de sua experiência. Somente experiência expressa tempo de serviço.

Essa noção de "consciência da experiência" não é minha. Aprendi em uma das minhas leituras, que nem me lembro qual. Incorporei a imagem a ponto de apropriá-la de alguém. Acho natural, este livro está cheio disso. Não é plágio, é assimilação. Isabel Allende diz que plágio é copiar de um só; copiar de muitos são "referências bibliográficas".

21. Por que professores são conhecidos como bons professores? Por que ensinam bem ou por que formam bons profissionais? Qual dos dois em primeiro lugar?

Esta pergunta foi inspirada na obra da Profª Délcia Enricone (ENRICONE, 2008) que se preocupa em saber "até onde chega nosso trabalho (...) e nossa responsabilidade como docentes e onde começa a responsabilidade dos estudantes".

Grupos de estudo

22. Por que os grupos informais de estudos pedagógicos, de trocas de ideias e de experiências, que debatem questões ligadas à educação, enfim, de pessoas interessadas em apoio mútuo para aprimorar seu ensino, são sempre professores universitários e nunca (até onde eu sei) do ensino médio e/ou fundamental? Será que essa cultura de cooperação entre colegas não chegou até estes últimos? Será que não estão motivados a adotar essa prática ou é por que grupos de apoio pedagógico são tradicionalmente incomuns nesse meio ou ainda por que tiveram formação pedagógica na graduação e se acham suficientes?

Por que esses grupos informais que estudam em equipe, visando compartilhar seus saberes, não são mais numerosos? Como beneficiam os docentes, por que não são montados em todas as faculdades? Por que não se reúnem para cuidar da competência, tanto quanto se reúnem para zelar pelo salário? (DEMO, 2007)

23. Por que os novos professores não se dispõem a aprender a ensinar de modo diferente de como foram ensinados por seus antigos mestres? Por que fica somente no discurso o juízo de que o novo deve ser diferente do antigo, com nova cultura, novos meios de comunicação e de ensino? Por que repetir o que o velho fazia? Onde está a autenticidade; por que não arriscar e mudar?

Até este ponto eu machuquei alguém, fui antiético, inconveniente ou injusto? Espero que não. Se alguém acha que sim, defendo-me dizendo que essas indagações são sinceras, por serem frutos de algumas incoerências que minha percepção, muito particular, vislumbra em nosso ensino em geral. E mais: a intenção é inquietar, trazer os problemas à tona, a fim de provocar discussões que possam achar o caminho do avanço.

Especialistas em Educação

24. Por certo os especialistas em Educação têm melhores condições de realizar abordagens pedagógicas com mais categoria, devido à sua formação que privilegia o conhecimento específico do tema. Porém, por que os demais professores simplesmente se omitem e ficam aguardando preceitos pedagógicos irretorquíveis, direcionados de cima para baixo, a partir de donos do saber que teriam sempre a última palavra?

    Se assim sempre fosse, exímios educadores não diplomados seriam impedidos de nos brindar com suas importantes obras de cunho pedagógico, tal como mencionei na Apresentação desta edição.

    Quanto a mim, esta obra não viria à luz. Afinal, leciono desde março de 1962 e penso que tenho o direito de me dirigir aos mais novos para narrar um pouco das minhas ideias e das experiências bem-sucedidas.

25. Por que na literatura pedagógica brasileira as citações bibliográficas são de longe predominantemente nacionais? São raras as menções a autores estrangeiros, quando muito, textos traduzidos ou citados por meio de outros autores.

    Eu próprio estou seguindo esta tendência neste livro – não sou diferente da maioria. Interessante é que nos meus escritos científicos as citações bibliográficas são quase todas internacionais. Por que, na curiosa comparação entre a literatura científica e a pedagógica, a primeira é dona de uma literatura mais internacionalizada e as citações bibliográficas são muito mais abrangentes, incluindo artigos e livros sobre as ciências de todas as partes do mundo com uma prodigalidade impressionante? Veja agora, a contradição expressa na pergunta seguinte.

26. Se "os modelos de ensino devem ter uma conexão com o contexto social em que as escolas estão inseridas e não terão se os modelos forem importados de outras realidades sociais e educacionais desvinculadas do nosso contexto, (...) das condições de trabalho dos professores brasileiros e da vida dos nossos estudantes de segundo mundo", por que a insistência no modismo de assimilar uma multiplicidade de termos e técnicas com origem nos EUA?

    Se por um lado isto é coerente com a tendência geral de importar a cultura daquele país, por outro lado é hora de quebrar essa histórica situação de dependência.

27. Por que alguns autores de livros sobre Educação utilizam um palavreado complexo, que dificultam a compreensão?

    Por exemplo, preferem dizer intencionalidade e não intenção; conhecimento é trocado por cognitivo e cognitivo por cognoscitivo; compreensão dá lugar a intelecção e a teoria da ciência ou a natureza do conhecimento é sempre epistemologia. Fazem-me lembrar de uma pessoa, que ficou conhecida por sua retórica e palavreado pomposo, que nunca dava beijos e abraços e sim ósculos e amplexos e quando via uma borboleta dizia: "que linda falena!".

28. Por que alguns autores reeditam seus livros sem, entretanto, rever, corrigir, ajustar, renovar, ampliar, atualizar a edição seguinte? Uma simples reimpressão não é uma nova edição.

    Dias atrás eu lia uma obra do final do século passado, republicada recentemente como edição de novo número, que mencionava os retroprojetores e os filmes de 16 mm como se fossem de uso atual e citava exemplos antigos, que não cabiam mais no contexto.

29. Por que o Brasil, que tem excelentes teóricos da Educação, doutos representantes das correntes pedagógicas, proeminentes escritores (com publicações admiráveis), centros de excelência em educação, que constantemente repensam e reelaboram temas pedagógicos, tem seu ensino (não universitário, é verdade) classificado internacionalmente como um dos piores?
30. Os professores da área pedagógica ensinam melhor que os professores das outras áreas? E seus alunos são melhores e mais bem preparados que os de outros cursos?
31. Por que os especialistas em Educação (ou mesmo professores em geral) nunca são chamados para opinar sobre ou para resolver assuntos educacionais tratados pelos governos, como seria lógico?

    Nas questões 25 a 27, os textos não encerram ironia, nem explícita nem subjacentemente. As observações aí expressas são ocorrências que me intrigam. Em algumas denoto contradição. Na 30, que é muito inquietante, realmente ignoro e gostaria de ter uma resposta. Na última (31), já mencionada no Capítulo 34, reconheço o absurdo, mas não sei qual é a razão de as matérias sobre educação serem tratadas por técnicos não educadores dos governos municipais, estaduais e federal.

Projeto pedagógico

32. Por que o projeto pedagógico, que deve ser uma decisão (construção) coletiva, não é uma decisão (construção) coletiva? O projeto pedagógico de cada curso, que supostamente deve ser elaborado em conjunto pelos professores (e até alunos) do curso, raramente o é. No lugar disso, sua construção é uma cópia-adaptação de outros projetos pedagógicos ou é então estabelecido por uma pequena comissão ou ainda unicamente pelo coordenador do curso.

    Eu sempre me sinto muito à vontade em assembleias marcadas com o fito de tomar decisões que interessam à coletividade. Gosto de poder me expressar livremente e ofertar minha colaboração nas alegres e amistosas reuniões de corpo docente. Não sei por que essa resistência em reunir os professores e realizar o belo trabalho grupal de elaboração do projeto do próprio curso.

33. Por que as IES destacam e valorizam, em seus projetos pedagógicos, a tríade ensino-pesquisa-extensão, conjugados e indissociáveis e não cumprem esse preceito? Mais especificamente, por que ensino e pesquisa têm "que ser umbilicalmente ligados" e não o são?

34. Se o projeto pedagógico tem seu componente político (projeto político-pedagógico); se o ensino não deixa de ser uma ação política; se os professores têm seu compromisso ideológico e não devem buscar neutralidade nesta dimensão durante sua ação docente; se o ensino deve estar compromissado com a transformação social, então por que são poucos os professores que incorporam estes aspectos em sua atuação? Por que todos os professores têm na sua prática uma abordagem técnica, muitos abordam a dimensão humana ou afetiva e somente poucos ou alguns têm a sua prática comprometida com a realidade político-social?

E agora, os alunos

35. Por que os alunos (alguns professores também) faltam às aulas nos dias de chuva?

    Certa vez, nos EUA, comentei com os colegas professores de disciplina que naquele dia deveria haver grande abstenção, porque estava chovendo. Eles simplesmente não entenderam o que eu queria dizer e pediram que me explicasse melhor. Não lhes passava pela cabeça que o mau tempo pudesse influir no comparecimento dos alunos às aulas e acharam estranho que assim fosse no Brasil.

36. Por que alunos colam (quem nunca colou que atire a primeira pedra)? Veja que está escrito alunos e não os alunos, o que significa alguns alunos. Quais são as motivações e as razões de colar nas avaliações? Não merecem ser analisadas e debatidas?
37. Por que a maioria dos alunos quer aprender, mas não quer estudar? Rejeita o conteúdo das disciplinas e sua apropriação, por quê? Por que sua apropriação lhe dá trabalho e não prazer? Por que não se identifica com o estudo e o esforço, mas se identifica com a facilidade e com a vulgaridade que levam à inconsequência e são incompatíveis com o aprendizado? Por que há alunos que não querem nada com nada? Que fazer neste caso?
38. Por que alunos de cursos de má reputação, já entram nas aulas a contragosto e costumam ter mau rendimento escolar e são mais suscetíveis à repetência e à deserção escolar? E por que alunos de cursos de boa reputação se predispõem a participar dos cursos de forma mais zelosa e interessada?
39. Por que alunos não leem nas férias?

    No recomeço das aulas, depois das férias escolares, sempre pergunto a meus alunos se leram algo. Algum romance talvez, uma biografia, um livro de poesia ou outro tipo de literatura. Até bibliografia escolar vale. Invariavelmente obtenho resposta positiva apenas de uma parcela mínima de alunos. Tenho muita vontade de perguntar também aos professores se eles leem, mas não ouso.

40. Por que alunos jogam lixo (papel amassado, copo plástico, invólucro de balas) no chão?

Eu vivo me abaixando para catar esses dejetos e transferi-los para a cesta de lixo, a fim de ensinar pelo exemplo. Uma vez um aluno arrancou uma folha do caderno espiral e para deixá-la sem rebarbas destacou todas as pontinhas de papel da margem da folha e, claro, jogou tudo no chão. Como eu sou meio chato, fiz uma pausa na aula, fui até o local e catei rebarba por rebarba. Juntei tudo na mão e dei o destino correto. Foi demorado, sujei a calça no joelho, saí com dores lombares, mas nunca mais vi uma rebarbinha de caderno espiral no chão da sala de aula.

41. Por que alunos (funcionários e professores também?) depredam o patrimônio público durante algumas greves em que estão envolvidos?

Críticas ao espaço físico

42. Por que as cantinas das faculdades não oferecem lanches saudáveis? Por que a maioria dos alimentos são frituras, enroladinhos de embutidos e outros petiscos gordurosos?
43. Por que as salas dos diretores são os locais mais lindos, chiques e limpos das faculdades e por que os banheiros de uso geral (público) são os locais de menos limpeza e manutenção das faculdades?

Infelizmente tenho a acrescentar minha decepção em encontrar banheiros de professores igualmente sujos em algumas faculdades. Não tanto por falta de limpeza, mas pelo mau uso. A biografia de Alfred Hitchcock traz esta preciosidade: "sempre que saio de um banheiro público, deixo-o um pouco mais limpo do que estava quando entrei".

44. Por que as salas de aula são feias e geometricamente mal traçadas? Por que não são mais largas e menos profundas, com poucas fileiras de carteiras, para que o professor fique mais próximo de todos os alunos?
45. Por que nas salas de espera de clínicas de atendimento, de cursos que oferecem tratamento de saúde à comunidade, não há material educativo que beneficie os pacientes?

Partindo do pressuposto que devemos aproveitar todas as oportunidades de educar as pessoas, essas salas deveriam ser equipadas com frases, cartazes, mapas seriados (*flip charts*), livros, DVDs, *folders* de cunho educativo. Já vi salas dessa natureza providas de aparelhos de televisão aberta, mostrando programas populares não educativos, em vez de mostrar vídeos com informações e orientações sobre saúde, bem-estar, prevenção, dietas, bons hábitos, meio ambiente etc. A tendência não é informar e educar; é só passar o tempo e manter o pessoal agrupado.

46. Por que as repúblicas dos alunos (e das alunas!) são mal arrumadas? Quando possuem espaço para jardim por que não cuidam dele? Por que também não deixam limpinhos seus locais de trabalho nos laboratórios da faculdade?

Será que irão se preocupar com arrumação, ordem e limpeza de suas futuras casas, escritórios, clínicas e consultórios? Não vá me dizer que o professor não tem nada com isso!

47. Veja bem o teor da pergunta que vai ler agora: "de" (algumas, várias) e não "das" (todas, a grande maioria). Por que no entorno de faculdades proliferam bares, choperias e lanchonetes?

Outros papéis da universidade

48. Por que os cursos superiores não têm real preocupação com o desenvolvimento do aluno no campo dos princípios e valores? Por que seu coração não é também trabalhado, efetivamente? Por que algumas faculdades ensinam a disciplina "Ética", mas seus membros não agem e não se relacionam eticamente?
49. Por que faculdades não desenvolvem atividades culturais com seu pessoal e também com pessoal de fora, apresentando constantes programações, e por que faculdades não reciclam seu lixo, principalmente papel que é tão usado nos departamentos e nas seções?
50. Por que, nos questionários preparados por faculdades para os alunos avaliarem os docentes, as perguntas são estruturadas (objetivas, tipo sim e não, múltipla escolha) e as não estruturadas (respostas livres para uma avaliação de qualidade) quase não são empregadas? Será por que são mais fáceis e rápidas de tabular?
51. Por que algumas dessas perguntas objetivas são irrisórias, pois se relacionam com o componente burocrático do ensino, tais como horários, atrasos, prazos, uniformes, entrega de notas e de provas, declaração dos objetivos da disciplina no primeiro dia de aula, preenchimento de diário de classe. Pior ainda: por que as respostas a esse tipo de pergunta têm o mesmo valor (peso) das respostas sobre o verdadeiro trabalho do professor?

    Analisando um desses questionários, concluí que o professor admirável, que ensina bem e favorece o verdadeiro aprendizado do aluno, será mal avaliado se não cumprir integralmente as normas burocráticas da escola, aquelas que os medíocres não deixam de cumprir por julgarem ser de primeira relevância. Concluí também que o aluno que responde a testes não tem oportunidade de fazer livremente seus comentários ou desabafos. Estes demandam tempo para serem computados, porém a espontaneidade da expressão certamente encerrará um juízo de qualidade sem amarras.

Novos valores

52. Por que a TV por vezes dá demonstrações de que é contra o trabalho e, consequentemente, deduzo eu, contra algo que dá trabalho, que é o estudo?

    Um dia, conhecido apresentador de televisão perguntou a um candidato que se ganhasse enorme prêmio em dinheiro que estava em jogo, o que mais faria além de parar de trabalhar (sic) e viver numa boa. Assim, aprendemos com a TV que trabalhar é castigo, condenação. Por extensão, pode-se deduzir que se empenhar no estudo, que requer esforço e perseverança, também não é viver numa boa. Na hora da previsão do tempo uma tal emissora faz a apologia do ócio ao vender a imagem de que sol e calor sempre são boas coisas porque combinam com praia e diversão. É o chamado tempo bom! Tempo chuvoso, que favorece o recolhimento, além de alimentar a vegetação e beneficiar a colheita, é tempo ruim. O frio, que dá disposição para o trabalho e para o estudo, serve somente para atrapalhar.

53. Por que o homem contemporâneo é admirado pela sua beleza, sucesso e dinheiro (não importa que seja bronco e preguiçoso) muito, muito mais do que por sua postura de retidão, sua intelectualidade e por serviços prestados à sociedade?

Na esteira da TV, surge na internet a página do meu provedor, por exemplo, com uma ou outra notícia importante de interesse nacional e um monte de besteirol: notícias sobre futebol, sobre a vida de artistas e modelos, BBB e Fazenda, fotos de homens fortes e de gente bonita e rica (às vezes relação dos mais ricos do País ou do mundo), das mulheres semipeladas de sempre e outras amenidades. Um cientista importante nunca aparecerá nessa página. Estudo, trabalho e sabedoria não são reverenciados. A ordem do dia é trocar o esforço para a obtenção do conhecimento pelo esforço da malhação para a obtenção de um belo corpo ou então as horas de estudo por horas no salão de beleza e palestras e cursos por festas e recepções. Inculto, o indivíduo troca também Machado de Assis por livrinhos de autoajuda e viagens à Europa por viagens à Disneylândia. Assim, é mais fácil se tornar um ídolo, um rei do novo tempo. Principalmente se for jovem. A escola passa a ser uma associação de jovens, "o templo da juventude e não o templo do saber", como diz AQUINO (1996). Os valores e princípios são outros. Perderam força e mudaram. Representantes do ócio e da preguiça, que deveriam ser a escória e resíduo da sociedade, são reverenciados no lugar de pensadores e realizadores. Chega-se ao cúmulo de ridicularizar as cabeças pensantes e orgulhar-se de não ter instrução. Tente lembrar-se de alguém que manifesta orgulho de não ter estudado...

54. Por que o aluno que não sabe nada já não se envergonha da sua ignorância? Por que alunos e ex-alunos (alguns arrogantes, mas bem-sucedidos na vida) menosprezam a escola e os professores e orgulham-se de terem se evadido dela?

Afinal de contas essa postura coaduna-se com o caráter cultural clássico brasileiro, que é assim resumido por DEMO (2007). "O país ainda insiste em vender a imagem de 'engraçadinho', seja no 'jeitinho', que de modo geral não passa de ignorância do prepotente, seja na pretensa alegria de viver (carnaval, farra), que facilmente descamba para a impertinência do bobo alegre, seja na decantada convivência de raças, que encobre desacertos fundamentais, seja na liberdade extrema de costumes, que tende a escamotear rigidezes espoliativas, seja na megalomania do 'maior do mundo', que já é apenas saudade. Grande mesmo, astronomicamente grande, é a desigualdade social, a concentração da renda, o atraso em educação. Terra do 'faz de conta'..."

55. Mas por que no meio desses caos cultural e científico despontam importantes homens de ciência e cultura, em número elevado, verdadeiro orgulho da nação?

56. Por que dizem que o brasileiro tem um "jeito malandro de ser" e sempre quer "levar vantagem em tudo", se meus alunos deixam seu material escolar e objetos pessoais em suas carteiras e se transferem de lugar durante os intervalos ou nas mudanças de sala, sem que um estranho mexa em seus pertences ou os furtem?
57. Por que nas minhas palestras sobre o conteúdo deste livro deixo exemplares empilhados em dois ou três lugares do auditório para serem comprados e deixo também cédulas de dinheiro para o comprador fazer o próprio troco e nunca fui passado para trás? Realmente, nunca dei falta de livro ou dinheiro nessas ocasiões! Por quê?!

37. Brincando com as palavras

Você, professor, que reconhece a fragilidade do seu conhecimento didático e se sente insatisfeito com o trabalho em sala de aula. Você que chega até mesmo a enjeitar a qualificação de educador e crê não merecê-la, porque julga que seu ensino é **árido** e não promove a aprendizagem para uma verdadeira educação, vamos ponderar um pouco sobre isso.

É preciso que você saia de si mesmo, que se projete. Tentando ajudar, convido-o a fazer comigo uma reflexão por meio de um simples jogo de palavras.

Comecemos com aquele adjetivo lembrado para definir seu ensino: *árido*. O significado de árido relaciona-se mais a terreno seco e infértil. O vocábulo entra também como sinônimo de estéril, insensível, desagradável. No sentido que queremos define algo fastidioso e de difícil compreensão. Semiárido é menos seco e um pouco mais fértil e, por extensão, menos aborrecido e de mais fácil entendimento.

Primeira parte do processo de melhoria do ensino

Coloquemos a nossa palavra *árido* na vertical e a transformemos em um acrônimo (palavra formada pelas letras iniciais de outras – Dicionário UNESP de português contemporâneo, org. por Francisco S. Borba, São Paulo: Edit. UNESP, 2004) e vamos acabar com essa aridez com *ação, reflexão, imaginação, decisão e operacionalização.*

Á ção
R eflexão
I maginação
D ecisão
O peracionalização

A letra A é a primeira do alfabeto e é a primeira do nosso acrônimo. Com ela começamos a agir.

A ção – tem uma intencionalidade: iniciar uma *alteração* no seu ensino. Se ele é falho, precisa ser alterado. Mas a *atuação* nesse sentido depende da sua vontade, a qual, uma vez existindo, o levará a uma demorada *reflexão*.

R eflexão – a ***reflexão*** sobre o que fazer inclui uma *revisão* de todos os itens do seu ensino: objetivos, conteúdo, carga horária, metodologia, avaliação, tudo enfim. Assim revendo, lançando olhos para o passado, você faz uma *retrospec-*

ção por meio da qual analisará o que está certo/errado, o que será mantido ou então trocado, o que é feito com dificuldade, o que os alunos gostam e não gostam, tendo em vista instituir uma *reelaboração* ou *reestruturação* do seu plano de ensino.
Aí entra a fase da *imaginação*, ligada à indispensável *inspiração*, que será elucidada a seguir.

I maginação – detectados os nós, com toda a sua vontade e as suas forças, e baseado no que já conhece e que venha a conhecer sobre educação a poder de leituras e assessoria, você começará uma etapa de atividade cerebral marcada pela *indagação* ou *investigação* do que deve ser reelaborado. Mas, solte-se: deixe a racionalidade de lado e dê chance à *intuição*, alimentada pela ***imaginação***, para promover a *inspiração*, que leva à criatividade. Rosa Montero, em seu livro "A louca da casa", adverte que "o sussurro da criatividade (...) é sempre conquistado na base do esforço (como dizia Picasso, que a inspiração te pegue trabalhando)". Pronto! Você se solta, deixa de lado a racionalidade, reúne ideias e chega assim à etapa preparatória da *incubação*, em que as informações ficam guardadas no inconsciente, cuja sabedoria se denomina *intuição*. A partir daí, como num lampejo, surge a *iluminação*, ou seja, a *inspiração* (KAUARK & MUNIZ, 2008), parte deste processo, que será finalizado com a *implementação*. Mas, antes de implementar reúna tudo o que pensou e que está incubado como sua *indução* (conclusão) do que fazer. E agora é tomar a *decisão* de realmente fazer (ou não fazer, abandonar a ideia).

D ecisão – decidir com firmeza não é fácil. Para tanto, é preciso ter uma carga elevada de *disposição* e *determinação*, a fim de chegar a uma *definição*. Com tudo definido, chega o momento da **decisão**, a partir do qual não pode haver recuo. Uma vez decidida a necessidade e a viabilidade do que fazer, chega a hora da *operacionalização*. A ação criativa somente estará completa ao ser operada.

O peracionalização – você deliberou que seu ensino deve ser reestruturado, definiu a reestruturação a ser executada e decidiu que vai realmente executar o próximo passo, que é a ***operacionalização***. Para isso terá de examinar as alternativas e fará *opção* por algumas delas. É a fase da *organização* ou *ordenação* das opções para proceder à *operacionalização*.

Pronto, já está finalizada a primeira parte do processo. A brincadeira com palavras, essa maneira simplificada de tratar uma questão grave, convém como um meio sutil que incita o despertamento para a questão seguida do enfrentamento, até a descoberta de uma solução para minimizar sua gravidade.

Vamos resumir tudo isso no acrônimo inicial, agora ampliado.

Á ção/atuação: alteração

R eflexão (com retrospecção/revisão): reelaboração

I maginação/inspiração/iluminação (partindo da indagação/investigação), incubação: indução
D ecisão (com disposição e determinação): definição
O peracionalização (a partir de ordenação das opções até a organização final): execução ou operação.

Segunda parte do processo de melhoria do ensino

- Uma vez reorganizado o plano do ensino que você ministra, digamos que a nova organização inclua a ***substituição*** de metodologia e técnicas de ensino. Só isto já representa uma grande modificação.
- Digamos também que resolva acrescentar objetivos educacionais com os quais não havia lidado até então, propondo uma ***extensão*** (expansão) do seu ensino. Por exemplo, objetivos do domínio afetivo para uma educação no campo dos princípios e valores. Outro exemplo é expandir a educação que pretende oferecer aos alunos, com maiores oportunidades no campo da cultura e do meio ambiente (educação ambiental), conforme foi sugerido no Capítulo 27.
- Pode também explorar melhor a área da tecnologia educacional, buscando uma ***modernização*** do ensino. Ao adotar programas de computação voltados para a resolução de problemas e imagens móveis de qualidade, você fará uma modificação dos planos de aula com vistas à modernidade.
- Finalmente tentará mudar a relação professor-aluno, de acordo com o que foi proposto no Capítulo 10, sobre inter-relação pessoal. Melhorando a qualidade do relacionamento, alcançará a verdadeira ***interação*** com a classe, que será um meio propício de aprimorar a aprendizagem e, como consequência, o conhecimento.

Depois destas quatro recomendações, vamos enfileirar as palavras grifadas, escolhidas para ampliar o nosso "acróstico" e sobretudo para melhorar o ensino que, não por acaso, de árido passou a **semiárido**:

S ubstituição
E xtensão
M odernização
I nteração

Isto quer dizer que o terreno árido do começo foi irrigado e adubado e deixou de ser seco e infértil, o que significa, dentro da nossa analogia, que o ensino árido se tornou menos fastidioso e mais fácil de compreender. Mas, como as mudanças rumo à perfeição são lentas e gradativas, ele é ainda semiárido.

Terceira parte do processo de melhoria do ensino

Discorremos sobre ensino ou, como foi proposto, seu ensino. Mas, para que haja ensino é preciso haver aulas. Saímos assim do geral e entramos no especial.

Continuando com as metáforas, vamos às aulas que refletem o conceito que o ensino pode despertar porque são elas as primeiras a serem consideradas e constituem o componente mais vital do ensino. Imaginemos que suas aulas, em particular, ainda sejam *áridas*, apesar de já ter havido aprimoramento no grande todo. Tal como antes, vamos acabar com a aridez das aulas a poder de *atração, renovação, inovação, diversificação, atualização* e *sensibilização*:

Á tração
R enovação
I novação
D iversificação
A tualização
S ensibilização

A tração – no sentido de encantamento, simpatia, tal como o exposto no Capítulo 9 sobre "Aulas bonitas, alegres e entusiásticas", e também no Capítulo 8, "Aulas boas, aulas más". São as aulas que atraem, que agradam, que não cansam.

R enovação – para reconstrução, de não dar a mesma aula sempre. Alternar enfoques, definições, exemplos, sequência. É como trocar os móveis da casa, mudar de cidade, adotar novas atitudes, transformar-se.

I novação – a diferença de inovação para renovação é que o foco é a metodologia, urdindo coisas novas. É a práxis inventiva, autêntica, genuína, com métodos mais agradáveis no processo de estudar e aprender, tão decantados nas páginas deste livro.

D iversificação – mais decantada ainda nas páginas deste livro. É a variação de técnicas tiradas de um leque de opções que você deve ter ou começar a ter. Alternar estratégias de ensino é fugir do ramerrão, esse hábito de fazer sempre o mesmo que, como vimos, também é evitado pela atração, renovação e inovação.

A tualização – assim como você renova suas aulas, deve também atualizar os conceitos, as citações de pesquisas que passam a ser novas pesquisas, os fatos decorrentes dessas pesquisas, os parâmetros, as informações, os exemplos, o material instrucional. É o processo de reciclagem permanente pelo qual deve passar o professor, que lhe proporciona alternativas para evitar repetições desnecessárias.

S ensibilização – no comentário sobre o termo árido, deixei por último o ato de se aproximar do aluno (interação). Neste comentário, fica também em último lugar, mas não como menos importante, o ato humanista de sensibilizar ou incentivar o aluno, promovendo sua motivação ou a autoconscientização em relação ao conhecimento novo. O Capítulo 23, "Motivação", deve ser relido.

Com essas medidas todas suas aulas deixarão de ser *áridas* e com a troca do R pelo T, de *Transformação*, e do D pelo V, de *Valorização*, as aulas se tornarão *Ativas*. Vamos substituir as duas palavras para ver como ficarão suas aulas:

<table>
<tr><td>A tração</td><td>A tração</td></tr>
<tr><td>~~R enovação~~</td><td>T ransformação</td></tr>
<tr><td>I novação</td><td>I novação</td></tr>
<tr><td>~~D iversificação~~</td><td>V alorização</td></tr>
<tr><td>A tualização</td><td>A tualização</td></tr>
<tr><td>S ensibilização</td><td>S ensibilização</td></tr>
</table>

T ransformação – nesta reflexão, cheia de devaneios, que fiz até aqui, a transformação das aulas deixou-as *atraentes (renovadas), inovadas, diversificadas, variadas e atualizadas*, atributos estes que passaram a *sensibilizar* os alunos, despertando sua motivação.

V alorização – e com isso o ensino foi sumamente valorizado. Se alguém quiser dizer que foi salvo da mediocridade, podemos trocar sensibilização por *salvação*, se não for exagero.

Resumo

Professor insatisfeito – ensino árido – ensino semiárido – aulas áridas – aulas ativas – ensino todo renovado – professor realizado (autoestima) – educação.

Parabéns, professor. Consideramos no início aquele seu suposto ensino árido e, com as medidas tomadas, ele se tornou pelo menos semiárido. Com novas medidas, seu ensino em geral melhorou ainda mais. Depois, começamos com suas aulas áridas e chegamos a aulas ativas dentro do total de seu ensino. Destarte, você conseguiu dar mais significação à aprendizagem e se aproximou muito mais da verdadeira educação.

Agora, você é mais educador do que professor e não pode mais recusar esse título. Tá bom?

CONSIDERAÇÕES FINAIS

No capítulo 12, "Aprimorando a aula expositiva", mencionei que a aula tem começo, meio e fim. Quem dá aula deve contar que vai dar a aula, depois dá a aula, para finalmente dizer que deu a aula.

Da mesma forma deve proceder quem escreve um livro: na Introdução expliquei que ia escrever este livro. Justifiquei o porquê, dei uma ideia do conteúdo, esclareci o propósito e identifiquei o público que desejava atingir. A segunda etapa, aquela de escrever o livro, também está cumprida. Cabe agora contar que o livro foi escrito, conforme o planejado. Doravante, qualquer consideração que faço corresponderá a esse arremate. Vamos lá.

Como o leitor pode facilmente perceber não houve a intenção de enfocar Educação e Didática com maior amplitude, ou seja, com um embasamento filosófico, conhecimento este que nem o autor domina. As abordagens enquadraram-se em um ponto de vista mais tecnológico.

A finalidade foi apresentar um livro fundamentalmente objetivo e prático, tal como prática é a tarefa do professor. Ao planejá-lo, vislumbrei principalmente a necessidade de oferecer sugestões do que fazer na sala de aula. Por isso, o livro toma a feição de um manual de procedimentos e volta-se, principalmente, para um especialista em seu campo de conhecimentos que de súbito passa a exercer a docência, sem que domine a área pedagógica. Neste sentido, talvez possa constituir-se na primeira publicação a ser lida dentro da literatura especializada no processo ensino-aprendizagem. A partir de então, outras obras mais profundas, assinadas por verdadeiros especialistas em Educação, devem ser compulsadas. Vá, pois, mais além e contemple seu espírito inquiridor com leituras de maior profundidade.

Insisto que não escrevi para uns poucos iluminados, formadores de professores ou expoentes da educação, mas para o professor comum, como eu. O professor horista de faculdade privada, como eu. Mas também para o de tempo integral de faculdade pública, como já fui. Porém, escrevi principalmente para os menos iniciados que, dentro da realidade universitária carente deste País, vai lidar muito mais com deficiência do que com excelência.

Sim, no geral ainda somos deficientes em educação e para alcançar o nível de boa qualidade temos um longo caminho a percorrer. Seria ingênuo e contraditório pretender atingir rapidamente os chamados "nível de excelência" ou de "qualidade total", em um País que ainda não alcançou, definitivamente, um elevado padrão educacional. Estamos dentro de um lento processo evolutivo que pede longo prazo, muito mais que curto ou médio prazo, para mostrar bons resultados. Pois é, senhor ou senhora docente estreante, a realidade é essa e você está aí para ajudar a mudá-la.

Os assuntos foram divididos em três partes, sendo que a primeira se refere a providências a serem tomadas no pré-ensino, ainda antes da primeira aula. Aproveitei, nessa primeira parte, minha experiência no exercício da docência para fazer uma apreciação sobre as condições e sobre as possibilidades do docente de 3º grau e seu ensino.

A segunda parte corresponde à atuação na sala de aula, baseado na minha própria história profissional. A vivência junto a pequenos grupos de alunos de pós-graduação permitiu-me utilizar uma abundância de técnicas de ensino, que imprimia certo dinamismo à minha docência. Reuni grande parte dessa metodologia de ensino para aplicar também na graduação. Com isso, pude trazer aspectos didáticos com os quais me identifico e que, por serem relevantes, estão sendo oferecidos como opções a serem testadas pelos novos docentes e, porque não, velhos também.

A terceira parte do livro constitui-se de artigos isolados, sem um fio condutor ou sequência coerente, apenas como leitura instigante com a esperança que provoque reflexões. São discursos complementares que costuram os textos e dão-lhe um acabamento. Devido à pertinência, coloquei entre eles alguns recados aos alunos, que os professores também devem ler.

Essas três partes, na linguagem dos cirurgiões, correspondem ao pré-ensino, o transensino e o pós-ensino.

Dos 37 Capítulos, cinco já haviam sido publicados "em outros formatos editoriais". A eles foi dado um tratamento renovador: modificações, atualizações, desdobramentos.

Ao expor pontos de vista sobre o tema ensino-aprendizagem, fico aguardando um retorno sob a forma de críticas ou reparos a este trabalho. Mais que uma permissão, isto é um apelo para tirar defeitos e aperfeiçoar o texto.

e-mail: mcmadeir@terra.com.br
madeira@anatomiafacial.com

REFERÊNCIAS BIBLIOGRÁFICAS

ABRAMOWICZ, Mere. A importância dos grupos de formação reflexiva docente no interior dos cursos universitários. *In*: CASTANHO, Sérgio; CASTANHO, Maria Eugênia (orgs.) *Temas e textos em metodologia do ensino superior*. 4. ed. Campinas: Papirus, 2006.

ABREU, Maria C. de; MASETTO, Marcos T. *O professor universitário em aula*: *prática e princípios teóricos*. 6. ed., São Paulo: MG Ed. Associados, 1987.

ALENCAR, Eunice S. *Como desenvolver o potencial criador*: *um guia para a liberação da criatividade em sala de aula*. 11. ed. Petrópolis: Vozes, 2009.

ALMEIDA, Laurinda R. de. Diretrizes para a formação de professores: uma releitura. *In*: ALMEIDA, Laurinda R. de; PLACCO, Vera M.N. de (orgs.). *As relações interpessoais na formação de professores*. 2. ed. São Paulo: Loyola, 2004.

ALMEIDA, Laurinda R. de; PLACCO, Vera M.N. de (orgs.). *As relações interpessoais na formação de professores*. 2. ed. São Paulo: Loyola, 2004.

AQUINO, Julio G. (org.) *Indisciplina na escola*: *alternativas teóricas e práticas*. São Paulo: Summus, 1996.

AQUINO, Julio. G. *In*: Aliás Debate, suplemento de O Estado de São Paulo, 11/8/2006, pág. H7.

AQUINO, Julio G. *Instantâneos da escola contemporânea*. Campinas: Papirus, 2007.

ARAÚJO, José C.S. Para uma análise das representações sobre as técnicas de ensino. *In*: VEIGA, Ilma P.A. (org.). *Técnicas de ensino*: *por que não?* 15. ed. Campinas: Papirus, 2003.

BATISTA, Nildo A. Formação do professor de medicina: desafios e perspectivas. *In*: MARCONDES, E.; GONÇALVES, E.L. *Educação médica*. São Paulo: Sarvier, 1998.

BATISTA, Nildo A.; BATISTA, Sylvia H.; SEIFFERT, Otília M.L.B.; SONZOGNO, Maria C.; *et al*. A especialização como espaço de formação docente em saúde no Cedess/Unifesp: um enfoque problematizador. *In*: BATISTA, Nildo A.; BATISTA, Sylvia H. *Docência em saúde*: *temas e experiências*. São Paulo: Edit. Senac, 2004.

BORDENAVE, Juan D.; PEREIRA, Adair M. *Estratégias de ensino-aprendizagem*. 18. ed. Petrópolis: Vozes, 1998.

BRITTO, D.T.S.; SIQUEIRA, V.H.F. Resgatando a saúde como eixo de formação de profissional de saúde: uma proposta para a formação didático-pedagógica dos docentes, 1993 (mimeo). *Apud*: BATISTA (1998).

BEHRENS, Marilda A. *O paradigma emergente e a prática pedagógica*. Petrópolis: Vozes, 2005.

BUEB, Bernhard. *Elogio à disciplina*. Porto Alegre: Artmed, 2008.

CAMPOS, Casimiro de M. *Saberes docentes e autonomia dos professores*. Petrópolis: Vozes, 2007.

CARLINI, Alda L. Procedimentos de ensino: escolher e decidir. *In*: SCARPATO, Marta (org.). *Os procedimentos de ensino fazem a aula acontecer*. 2ª reimpressão. São Paulo: Avercamp, 2008.

CASTANHO, Maria Eugênia. Sobre professores marcantes. *In*: CASTANHO, Sérgio; CASTANHO, Maria Eugênia (orgs.) *Temas e textos em metodologia do ensino superior*. 4. ed. Campinas: Papirus, 2006.

CASTANHO, Maria E. Pesquisa em pedagogia universitária. *In*: CUNHA, Maria I. da (org.) *Reflexões e práticas em pedagogia universitária*. Campinas: Papirus, 2007.

CINTRA, José C.A. Data-show + PowerPoint = lousa + giz? *In*: KUIRI, Nídia P., SILVA, Antônio N. R. da. *O ensino no campus USP São Carlos*: *inovações e inovadores*. São Carlos: CETEPE-EESC-USP, 2006.

CRUZ RIZZOLO, Roelf J.; MADEIRA, Miguel C. *Anatomia facial com fundamentos de anatomia geral*. 3. ed. São Paulo: Sarvier, 2009.

CRUZ RIZZOLO, Roelf J.; MADEIRA, Miguel C. *Site* www.anatomiafacial.com, *link*: Aprendendo anatomia (Reflexões sobre educação universitária), 2008.

CUNHA, Maria I. da. *O bom professor e sua prática*. 6ª reimpressão. Campinas: Papirus, 1997.

CUNHA, Maria I. da. Sala de aula: espaço de inovações e formação docente. *In*: ENRICONE, Délcia; GRILLO, Marlene. *Educação superior*: *vivências e visão de futuro*. Porto Alegre: EDIPUCRS, 2005.

DEMO, Pedro. *Educação e conhecimento*. 3. ed. Petrópolis: Vozes, 2002.

DEMO, Pedro. *Universidade, aprendizagem e avaliação*. Porto Alegre: Mediação, 2004.

DEMO, Pedro. *Desafios modernos da educação*. 14. ed. Petrópolis: Vozes, 2007.

DE SORDI, Mara R.L. Avaliação da aprendizagem universitária em tempos de mudança: a inovação ao alcance do educador comprometido. *In*: VEIGA, Ilma P.A.; CASTANHO, Maria E.L.M. *Pedagogia universitária*: *a aula em foco*. 5. ed. Campinas: Papirus, 2007.

ENRICONE, Délcia. A dimensão pedagógica da prática docente futura. *In*: ENRICONE, Délcia (org.). *A docência na educação superior*: *sete olhares*. Porto Alegre: EDIPUCRS, 2008.

FARIA, Wilson de. *O sistema Keller em curso de Odontologia*. Didática (publicação avulsa nº 18), Campus de Marília, Unesp, 1980.

FARIA, Wilson de. *Teorias de ensino e planejamento pedagógico*. São Paulo: EPU, 1987.

FRANCO, Francisco C. O coordenador pedagógico e o professor iniciante. *In*: BRUNO, Eliane B.G.; ALMEIDA, Laurinda R. de; CHRISTOV, Luzia H. da S. *O coordenador pedagógico e a formação docente*. 8. ed. São Paulo: Loyola, 2007.

FREIRE, Paulo. *Pedagogia da autonomia. Saberes necessários à prática educativa*. 20. ed., São Paulo: Paz e Terra, 2001.

FRITZEN, Silvino J. *Exercícios práticos de dinâmica de grupo*. Vol. I., 33. ed. Petrópolis: Vozes, 2002.

FUNEC – Fundação de Educação e Cultura de Santa Fé do Sul, SP. Núcleo Multidisciplinar de Pesquisa e Extensão. Unidade Extensão Universitária – Políticas Públicas, 2005.

GIANCATERINO, Roberto. *Escola, professor, aluno*: *os participantes do processo educacional*. São Paulo: Madras, 2007.

GIL, Antonio C. *Metodologia do ensino superior*. 4. ed. São Paulo: Atlas, 2005.

GIL, Antonio C. *Didática do ensino superior*. 3ª reimpressão. São Paulo: Atlas, 2008.

GODOY, Arilda S. *Didática para o ensino superior*. São Paulo: Iglu, 1988.

GORDAN, Pedro A. Currículos inovadores: o desafio da inserção docente. *In*: BATISTA, Nildo A.; BATISTA, Sylvia H. *Docência em saúde: temas e experiências*. São Paulo: Edit. Senac, 2004.

GRECO, Milton. *Educação superior para a construção de projetos de vida*. São Paulo: Edit. Salesiana, 2002.

GRILLO, Marlene C.; MATTEI, Patrícia. Saberes docentes, identidade profissional e docência. *In*: ENRICONE, Délcia; GRILLO, Marlene C. *Educação superior: vivências e visão de futuro*. Porto Alegre: EDIPUCRS, 2005.

GRONLUND, Norman E. *Responsabilidade pelos resultados da aprendizagem*. (Série Cadernos da educação), São Paulo: Livraria Pioneira, 1979.

GUIMARÃES, Ana A.; VILLELA, Fábio C.B. O professor-coordenador e as atividades de início de ano. *In*: BRUNO, Eliane B.G.; ALMEIDA, Laurinda R. de; CHRISTOV, Luzia H. da S. *O coordenador pedagógico e a formação docente*. 8. ed. São Paulo: Loyola, 2007.

HAYDT, Regina C. C. *Curso de didática geral*. 8. ed. São Paulo: Ática, 2007.

IMBERNÓN, Francisco. *Formação docente e profissional*. 7. ed. São Paulo: Cortez, 2009a.

IMBERNÓN, Francisco. *Formação permanente do professorado: novas tendências*. São Paulo: Cortez, 2009b.

JORGE, Alessandra. Terror do professor, cola é mantida entre estudantes. Vale Paraibano (jornal). São José dos Campos, SP, domingo 13/01/2005. Disponível em: www.ita.br/online/2005/itanamidia05/nov2005/vale13nov051.htm

KAUARK, Fabiana; MUNIZ, Iana. *Motivação no ensino e na aprendizagem: competências e criatividade na prática pedagógica*. Rio de Janeiro: Wak Edit., 2008.

KENSKI, Vani M. Novas tecnologias na educação presencial e a distância I. *In*: BARBOSA, Raquel L.L. (org.) *Formação de educadores: desafios e perspectivas*. São Paulo: Edit. UNESP, 2003.

KRASILCHIK, Myriam. Planejamento educacional: estruturando o currículo. *In*: MARCONDES, E.; GONÇALVES, E.L. *Educação médica*. São Paulo: Sarvier, 1998.

LA TAILLE, Y. de. A indisciplina e o sentimento de vergonha. *In*: AQUINO, Julio G. (org.). *Indisciplina na escola: alternativas teóricas e práticas*. São Paulo: Summus, 1996.

LIBÂNEO, José C. *Didática*. 16ª reimpressão. São Paulo: Cortez, 1998.

LOPES, Antonia, O. Aula expositiva: superando o tradicional. *In*: VEIGA, Ilma, P.A. (org.). *Técnicas de ensino: por que não?* 15. ed. Campinas: Papirus, 2003.

LOWMAN, Joseph. *Dominando as técnicas de ensino*. 2. ed. São Paulo: Atlas, 2007.

MACHADO, Eliana A. Ensino noturno: um estudo sobre metodologia de ensino vista como elemento articulador da aprendizagem de alunos trabalhadores. Dissertação de mestrado – UFSC, SC, 2000. *Apud*: PIMENTA, Selma G.; ANASTASIOU, Lea das G.C. *Docência no ensino superior*. 2. ed. São Paulo: Cortez, 2005.

MACHADO, Nilson J. *Educação e autoridade*. Petrópolis: Vozes, 2008.

MACHADO, Nilson J. *Educação: competência e qualidade*. São Paulo: Escrituras Editora, 2009.

MADEIRA, Miguel C. *Anatomia da face*. 7. ed. São Paulo: Sarvier, 2010.

MADEIRA, Miguel C.; CRUZ-RIZZOLO, Roelf J. *Anatomia do dente*. 6. ed. São Paulo, Sarvier, 2010.

MADEIRA, Miguel C. Processo ensino-aprendizagem. *In*: PERRI DE CARVALHO, A. C.; KRIGER, Léo. *Educação odontológica*. São Paulo: Artes Médicas, 2006.

MAGER, Robert F.; BEACH, Kenneth M. Jr. *O planejamento do ensino profissional*. 2. ed., Porto Alegre: Edit. Globo, 1979.

MARTINS, Silvane A. de F. Na trilha do texto: o professor iniciante. *In*: ARAUJO, Doracina A. de C. (org.). *Pesquisa em educação: concepções, trajetórias e memórias*. Campo Grande: Edit. Uniderp, 2006.

MARTINS, Vicente. Escola, "cola" e aprendizagem. Disponível em: www.eduquenet.net/escolaecola.htm. Acessado em 16/03/2006.

MASETTO, Marcos T. Professor universitário: um profissional da educação na atividade docente. In: MASETTO, Marcos T. (org.). *Docência na universidade*. Campinas: Papirus, 1998.

MASETTO, Marcos T. Professor universitário: um profissional da educação na atividade docente. *In*: MASETTO, Marcos T. *Competência pedagógica do professor universitário*. São Paulo: Summus, 2003.

MEIRIEU, Philippe. *Carta a um jovem professor*. 1ª reimpressão. Porto Alegre: Artmed, 2008.

MINICUCCI, Agostinho. *Dinâmica de grupo: manual de técnicas*. 3. ed. São Paulo: Atlas, 1977.

MORAES, Maria C. *O paradigma educacional emergente*. 5. ed. Campinas: Papirus, 2000.

MORAIS, Regis de. *O que é ensinar*. 2ª reimpressão. São Paulo: EPU, 1986.

MORIN, Edgar. *Terra-Pátria*. 3. ed. Porto Alegre: Ed. Sulina, 2000.

MORIN, Edgar. *Os sete saberes necessários à educação do futuro*. 4. ed. São Paulo: Cortez, 2001.

NOSSA, Valcemiro. Formação do professor de ensino superior, 2005. Disponível em: http://www.univercidade.br/html/cursos/graduacao/ciencontab/dload/formacaodeprofessor.pdf

PASSOS, Miriam B. de A. *Professores do ensino superior: práticas e desafios*. Porto Alegre: Mediação, 2009.

PATRÍCIO, Patrícia. *São deuses os professores?* 2. ed. Campinas: Papirus, 2005.

PEDRO-SILVA, Nelson. Ética, (in)disciplina e relação professor-aluno. *In*: LA TAILLE, Yves de; JUSTO, José S.; PEDRO-SILVA, Nelson. *Indisciplina/disciplina: ética, moral e ação do professor*. 2. ed. Porto Alegre: Mediação, 2006.

PERRI DE CARVALHO, A.C. *Educação & saúde em odontologia*. São Paulo: Livraria Santos, 1995.

PERRI DE CARVALHO, A.C.; KRIGER, Léo (orgs.). *Educação odontológica*. São Paulo: Artes Médicas, 2006.

PIMENTA, Selma G.; ANASTASIOU, Lea das G.C. *Docência no ensino superior*. 2. ed. São Paulo: Cortez, 2005.

PIMENTA, Selma G.; ANASTASIOU, Lea das G.C.; CAVALLET, Valdo J. Docência no ensino superior: construindo caminhos. *In*: BARBOSA, Raquel L.L. (org.). *Formação de educadores: desafios e perspectivas*. São Paulo: Edit. UNESP, 2003.

PLACCO, Vera M.N. de S.; SARMENTO, Maristela L. de M. Outro jeito de dar aulas: orientação de estudos. *In*: *O coordenador pedagógico e a educação continuada*. 11. ed. São Paulo: Loyola, 2008.

PREDEBON, José. *Criatividade para renovar aulas*. São Paulo: Quark Press Edit., 2009.

RALDI, Denise P.; MALHEIROS, Cláudia F.; FRÓIS, Íris M.; LAGE-MARQUES, José L. *O papel do professor no contexto educacional sob o ponto de vista dos alunos*. Revista da ABENO, 2003; 3: 15-23.

RAMOS-DE-OLIVEIRA, Newton. Educação e emancipação. *In*: BARBOSA, Raquel L.L. (org.). *Formação de educadores: desafios e perspectivas*. São Paulo: Edit. UNESP, 2003.

RIOS, Terezinha A. *Compreender e ensinar: por uma docência de melhor qualidade*. 7. ed. São Paulo: Cortez, 2008.

ROSA, Sanny S. da. *Construtivismo e mudança*. 6. ed. São Paulo: Cortez, 1998.

SANT'ANNA, Flávia M. *Microensino e habilidades técnicas do professor*. São Paulo: McGraw-Hill do Brasil, 1981.

SANT'ANNA, Ilza M.; MENEGOLLA, Maximiliano. *Didática: aprender a ensinar*. 7. ed. São Paulo: Loyola, 2002.

SANTOS, Boaventura de S. *A universidade no século XXI: para uma reforma democrática e emancipatória da universidade*. 2. ed. São Paulo: Cortez, 2005a.

SANTOS, R. C. de F. Características do bom professor: a visão docente. Trabalho de Conclusão de Curso de Especialização. UNIVAG – Centro Universitário de Várzea Grande – MT, 2005b.

SANTOS, Carlos A.G. dos. Pressupostos teóricos da didática. In: CANDAU, Vera M. (org.). *A didática em questão*. 27. ed. Petrópolis: Vozes, 2007.

SAVIANI, D. *Ensino público e algumas falas sobre universidade*. 3. ed. São Paulo: Cortez, 1986.

SILVA, Irani F. Dicotomia básico-profissional no ensino superior em saúde: dilemas e perspectivas. *In*: BATISTA, Nildo A.; BATISTA, Sylvia H. *Docência em saúde: temas e experiências*. São Paulo: Edit. Senac, 2004.

VEIGA, Ilma. P.A. Na sala de aula: o estudo dirigido. *In*: VEIGA, Ilma P.A. (org.). *Técnicas de ensino: por que não?* 15. ed. Campinas: Papirus, 2003a.

VEIGA, Ilma P.A. O seminário como técnica de ensino socializado. *In*: VEIGA, Ilma P.A. *Técnicas de ensino: por que não?* 15. ed., Campinas: Papirus, 2003b.

ZABALA, Antoni. *A prática educativa: como ensinar*. 1ª reimpressão. Porto Alegre: Artmed, 2008.